SHIYONG ZHUANKE
HULI YU GUANLI

实用专科护理与管理

主编 顾宇丹 黄任娥 王丹丹 等

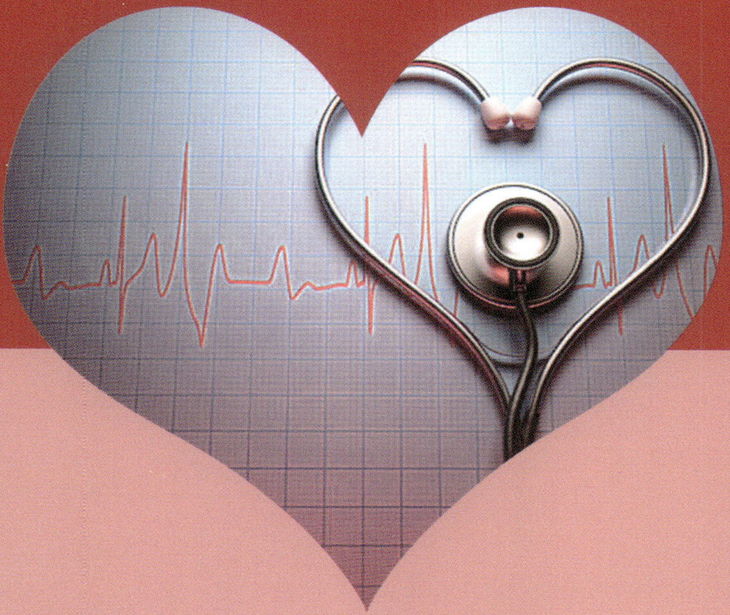

河南大学出版社
HENAN UNIVERSITY PRESS
·郑州·

图书在版编目（CIP）数据

实用专科护理与管理 / 顾宇丹等主编 . — 郑州 : 河南大学出版社 , 2019.11
ISBN 978-7-5649-4038-6

Ⅰ . ①实… Ⅱ . ①顾… Ⅲ . ①护理学 Ⅳ . ① R47

中国版本图书馆 CIP 数据核字 (2019) 第 268839 号

责任编辑： 阮林要　李亚涛
责任校对： 孙增科
封面设计： 卓弘文化

出版发行： 河南大学出版社
地址：郑州市郑东新区商务外环中华大厦 2401 号
邮编：450046
电话：0371-86059750（高等教育与职业教育出版分社）
0371-86059701（营销部）
网址：www.hupress.com
印　　刷： 北京虎彩文化传播有限公司
版　　次： 2019 年 11 月第 1 版
印　　次： 2019 年 11 月第 1 次印刷
开　　本： 880mm × 1230mm　1/16
印　　张： 11.5
字　　数： 373 千字
定　　价： 69.00 元

编 委 会

主 编 顾宇丹 黄任娥 王丹丹 唐 蕊
鲁 杨 丁 霞 隋 艳 孙胜红

副主编 郑迎香 魏雅娟 刘燕芳 苏艳齐 亚理娜
吴 平 张春燕 洪如会 陈晓霞 索 茜

编 委 （按姓氏笔画排序）

丁 霞 安徽省第二人民医院
万君兰 武汉市第一医院
王小波 郑州市第二人民医院
王丹丹 深圳市龙岗中心医院（深圳市第九人民医院）
仇海怡 佛山市第一人民医院
孙胜红 安徽医科大学第一附属医院
亚理娜 深圳市宝安区人民医院
刘 慧 武汉市第一医院
刘燕芳 广东省第二人民医院
吴 平 重庆市开州区人民医院
张 兰 武汉市第一医院
张礼梅 武汉市第一医院
张春燕 重庆市开州区人民医院
苏艳齐 佛山市第一人民医院
陈晓霞 河南省洛阳正骨医院（河南省骨科医院）
庞志明 佛山市第一人民医院
郑迎香 深圳市龙华区人民医院
洪如会 重庆市开州区妇幼保健院
倪 云 武汉市第一医院
索 茜 漯河市中心医院
顾宇丹 南通大学附属医院
唐 蕊 深圳市龙华区中心医院
黄任娥 东莞市人民医院
隋 艳 中国人民解放军陆军第 80 集团军医院
梁嘉媚 佛山市第一人民医院
鲁 杨 广州市番禺区中心医院
魏雅娟 佛山市第一人民医院

前言

现代护理学是研究如何诊断和处理人类对存在的或潜在的健康问题反应的一门科学。随着科学技术的飞速发展和医学科学的不断进步，护理学科发生了根本性的变化，人们对护理治疗的要求也越来越高。护理学的相关基础理论以及更多人性化的护理方法技术层出不穷，鉴于护理学近年来的发展，为更好地提高临床护理人员的护理水平，服务于患者，我们特组织相关人员编写了此书。

本书包含了专科护理基础、护理技术与操作、呼吸系统疾病护理、消化系统疾病护理、内分泌科疾病护理、神经外科疾病护理、普外科疾病护理、骨科疾病护理、产科疾病护理、儿科疾病护理，五官科疾病护理、护理与管理等内容。而本书的编者，从事本专业多年，具有丰富的临床经验和深厚的理论功底，在编写过程中，借鉴了诸多护理相关临床书籍与资料文献，内容新颖，涵盖广泛，重点突出，具有科学性、完整性、实用性等特点，适用于广大医护工作者和即将从事医护的学者。

本书内容虽力求做到写作方式与文笔风格一致，但由于编写人员较多，因此书中难免存在疏漏之处，特别是现代医学发展迅速，科学技术日新月异，本书阐述的某些观点、理论可能需要更新完善，望广大读者提出宝贵意见，以便再版时修正。

编　者

2019 年 11 月

目录

第一章

专科护理基础

第一节　手卫生

1. 一般洗手　洗去污垢、皮屑及暂存细菌，降低院内感染率。

2. 外科手消毒

（1）清除指甲、手、前臂的污物和暂居菌。

（2）将常居菌减少到最低程度。

（3）抑制微生物的快速再生。

一、用物

洗手液，流动水，一次性纸巾。外科手消毒时备洗手液，无菌手刷，无菌巾。

二、评估

（1）了解手部污染程度。

（2）了解操作范围、目的。

（3）了解手部皮肤及指甲情况。

三、操作要点

1. 一般洗手

（1）取下手表，必要时将衣袖卷过手肘。

（2）打开水龙头，淋湿双手，取适量洗手液于掌心，用力搓摩交搓双手掌心；右手掌心覆盖左手背十指交叉，反之亦然；双手掌心相对十指交叉；指背迭于另一手掌心，十指相扣；右手握左手大拇指旋转搓摩，反之亦然；右手五指并拢贴于左手掌心正反向旋转搓摩，反之亦然。必要时搓摩腕部，然后在水流下彻底冲洗干净双手。用防治手部再污染的方法关闭水龙头，用一次性纸巾擦手。

（3）注意指尖、指缝、指关节等处，冲洗时间不少于 15 s；冲洗时肘部应高于手掌位置，让水从指尖处流下。

2. 外科洗手

（1）修剪指甲，清除指甲下的污垢。

（2）按一般洗手法要求洗手，包括前臂、上臂下 1/3，使用流动水冲洗干净，用无菌巾擦干。

（3）如采用揉搓法可取适量手消液，按六步洗手法揉搓双手、前臂、上臂下 1/3，至消毒剂干燥。

（4）如需刷手，刷洗顺序为指尖、手指、指缝、手掌、手背、手腕、前臂、上臂下 1/3，刷洗 3 遍，时间不少于 5 min。

（5）冲洗时，让水由指尖流向手臂，用无菌巾擦干双手及上臂。

（6）手消毒后，将双手悬空举在胸前。

四、注意事项

（1）洗手前应摘掉戒指等首饰，指甲长者应做修剪，并去除指甲下的污垢。

（2）洗手时注意清洗指尖、指缝和关节等部位。

（3）保持手指朝上，将双手悬空举在胸前，使水由指尖流向肘部，避免倒流。

（4）使用后的海绵、刷子等，应一用一消毒。

第二节　保护性约束方法

一、目的

主要是限制患者躯体及四肢活动，预防患者自伤、拔管或伤及他人，以保证患者在医院期间的治疗和护理安全。在约束前必须征得患者或亲属的知情同意，签署相关文件后方可约束患者。

二、用物

棉垫，约束带，床档。

三、评估

（1）患者病情、年龄、意识状态、沟通能力、对治疗护理的反应。

（2）患者肢体活动度。

（3）患者及家属对使用保护用具的理解和合作程度。

（4）患者约束部位皮肤色泽、温度及完整性等。

（5）需要使用保护具的种类和时间。

四、操作要点

（1）携物品至病床旁，核对并解释。

（2）取得家属及患者的配合，调整患者适宜体位。

（3）肢体约束暴露患者的腕部或踝部，用棉垫包裹手腕或踝部，宽绷带打成双套结，将双套结套于手腕或踝部棉垫外稍拉紧（使之不脱出，以不影响血液循环为宜），将带子系于床缘上，如用制作好的约束带固定时，应松紧适宜，固定牢固。

（4）肩部约束：暴露患者的双肩，将患者双侧腋下垫棉垫，将保护带（大单）置于患者双肩下，双侧分别穿过患者的腋下，在背部交叉后分别固定在床头，为患者盖好被子。

（5）全身约束：将大单折成自患儿肩部至踝部的长度，将患儿放于中间，用靠近护士一侧的大单紧紧包裹同侧患儿的手足至对侧，自患儿腋窝下掖于身下，再将大单的另一侧包裹手臂及身体后，紧掖于靠护士一侧身下，如患者过分活动可用绷带系紧。

（6）患者体位舒适，肢体处于功能位并保护患者安全，整理床单位。

五、注意事项

（1）使用约束带时，约束带下应垫衬垫，固定须松紧适宜，其松紧度以能伸入 1 ～ 2 手指为宜，保持功能位。

（2）注意每 15 ～ 30 min 观察 1 次受约束部位的血液循环，包括皮肤的颜色、温度、活动及感觉等。

（3）每 2 h 定时松解 1 次，并改变患者的姿势及给予受约束的肢体运动，必要时进行局部按摩，促进血液循环。

第三节　无菌技术

一、目的

保持无菌物品和无菌区域不被污染，防止病原微生物侵入或传播给他人。

二、用物

无菌钳及镊子罐，无菌治疗巾，无菌手套，无菌容器，无菌溶液，治疗盘，污物碗。

三、评估

操作环境：操作台宽阔、清洁、干燥，治疗室光线明亮，在 30 min 内无打扫。

四、操作要点

1. 无菌持物钳

（1）核对无菌钳包有无破损及消毒日期。

（2）打开无菌钳包。

（3）取出镊子罐立于治疗台面上。

（4）标明打开日期及时间。

2. 取无菌治疗巾及铺无菌盘

（1）检查无菌包及包皮有无破损，核对灭菌日期。

（2）检查治疗盘是否清洁、干燥。

（3）无菌治疗巾包应放在清洁、干燥、平坦宽敞处。

（4）打开无菌治疗巾包，取出治疗巾并铺于无菌盘中，应在清洁、干燥、平坦宽敞处操作。

3. 取无菌溶液

（1）核对及检查所用溶液瓶签、名称、浓度、有效期，瓶子有无裂缝，检查溶液有无沉淀、浑浊及变色。

（2）按要求打开溶液瓶，取无菌溶液，无污染。

（3）倒无菌溶液置入无菌容器内，将治疗巾盖好，注明开瓶时间。

4. 戴无菌手套

（1）取下手表，洗手。

（2）核对手套包上的号码和灭菌日期。

（3）按要求戴手套，将手套的翻转处套在工作服衣袖外边。

（4）脱手套方法正确。

五、注意事项

（1）治疗盘必须清洁干燥，无菌巾避免潮湿。

（2）铺巾时不可触及无菌面，覆盖无菌巾时对准边缘，一次盖好，避免污染。

（3）无菌盘有效期时间为 4 h。

（4）取无菌持物钳时不可触及容器口边缘及溶液以上的容器内壁。使用时应保持钳端向下，不可倒转向上，用后立即放入容器中。如到远处夹取物品时，无菌持物钳应连同容器一并搬移，就地取出使用。无菌持物钳只能用于夹取无菌物品，不能用于换药和消毒皮肤。

（5）不可将无菌物品或非无菌物品伸入到无菌溶液瓶内蘸取或直接接触瓶口倒液。

（6）倒出的无菌溶液不可倒回瓶内。

（7）未戴手套的手不可触及手套外面，戴手套的手则不可触及未戴手套的手及手套的里面。
（8）手套破裂或污染，立即更换。

第四节　铺床法

一、目的

更换污染的床单、被褥，以保持床铺清洁、干燥，患者舒适。

二、用物

清洁大单（床套）、中单、被套、枕套、床刷套上湿布套或扫床湿毛巾。

三、评估

（1）评估患者病情、意识状态、合作程度、自理程度、皮肤情况及管路情况。
（2）评估床单位安全、方便、整洁程度。

四、操作要点

1. 备用床和暂空床
（1）移开床旁桌椅于适宜位置，将铺床用物放于床旁椅上。
（2）从床头至床尾铺平床褥后，铺上床单或床罩。
（3）将棉胎或毛毯套入被套内。
（4）被套两侧内折后与床内沿平齐，尾端内折后与床垫尾端平齐。
（5）暂空床的盖被上端内折 1/4，再扇形三折于床尾并使之平齐。
（6）套枕套，将枕头平放于床头正中。
（7）移回床旁桌、椅。
2. 麻醉床
（1）同“备用床和暂空床”步骤的（1）、（2）。
（2）根据患者手术麻醉情况和手术部位铺床单。
（3）盖被放置应方便患者搬运。
（4）套枕套后，将枕头平放于床头正中。
（5）移回床旁桌、椅。
（6）处理用物。
3. 卧床患者更换被单
（1）与患者沟通，取得配合。
（2）移开床旁桌、椅。
（3）将枕头及患者移向对侧，使患者侧卧。
（4）松开近侧各层床单，将其上卷于中线处塞于患者身下，清扫整理近侧床褥；依次铺近侧各层床单。
（5）将患者及枕头移至近侧，患者侧卧。
（6）松开对侧各层床单，将其内卷取出，同法清扫和铺单。
（7）患者平卧，更换清洁被套及枕套。
（8）移回床旁桌、椅。
（9）根据病情协助患者取舒适体位。
（10）处理用物。

五、注意事项

（1）密切观察约束部位皮肤颜色、温度，必要时进行按摩，促进血液循环，以保证患者的安全和舒适。

（2）保护性约束用具只能短期使用，并定时松解约束带及防止约束性伤害，协助患者翻身。

（3）记录使用保护性约束用具的原因、时间、约束部位皮肤状况、解除约束的时间并做好交接班。

（4）使用时肢体处于功能位置；约束带下垫衬垫，松紧适宜。

第五节　移动患者

一、目的

运送由于病情或治疗要求身体不能自行移动的患者。

二、用物

平车及被服。

三、评估

（1）病情、意识状态。

（2）体重、躯体活动能力、皮肤情况。

（3）了解评估有无约束、各种管路情况，身体有无移动障碍。

（4）患者移动的目的，活动耐力及合作程度。

四、操作要点

（1）携物至病床旁，核对并解释，取得患者的配合，妥善固定好患者身上的导管、输液管等。

（2）搬运患者：移开床旁桌、椅，松开盖被，协助患者穿好衣服、移至床边。

（3）挪动法：将平车紧靠床边，大轮端靠床头，轮闸制动。协助患者按上半身、臀部、下肢的顺序依次向平车挪动，让患者头部卧于大轮端。将平车推至床尾，使平车头端与床尾呈钝角，轮闸制动。

（4）一人法：协助患者屈膝，一臂自患者腋下伸至对侧肩部外侧，一臂伸入患者大腿下，嘱患者双臂交叉于搬运者颈后，移步转身轻放平车。

（5）两人法：两人站在床的同侧，一名护士一手托患者颈肩部，另一手托腰部；另一名护士一手托臀部，另一手托膝部，使患者身体向搬运者倾斜，同时移步，合力抬起，患者轻放平车上。

（6）三人法：一名护士一手托头、颈、肩，另一手托胸背部；另一名护士一手托腰部，另一手托臀部；第三名护士一手托腋窝，另一手托小腿部，使患者身体向搬运者倾斜，合力抬起患者轻放平车上。

（7）四人法：将平车紧靠床边（大轮端靠床头），患者腰、臀下铺中单，一名护士托患者头、颈肩部；另一名护士托双腿；另两名护士分别站于床及平车两侧，紧握中单四角，合力抬起患者轻放平车上。

（8）“过床易”使用法：适用于不能自行活动的患者，将平车与床平行并紧靠床边，平车与床的平面处于同一水平，固定平车和床。护士分别站于平车与床的两侧并抵住，站于床侧护士协助患者向床侧翻身，将“过床易”平放在患者身下 1/3 或 1/4 处，向斜上方 45° 轻推患者；站于车侧护士，向斜上方 45° 轻拉协助患者移向平车，待患者上平车后，协助患者向床侧翻身，将“过床易”从患者身下取出。

（9）妥善安置各种管路，为患者盖好盖被。

（10）观察输液畅通情况。

五、注意事项

（1）搬运患者时动作轻稳，协调一致，确保患者安全舒适。

（2）尽量使患者靠近搬运者，以达到节力。

（3）将患者头部置于平车的大轮端，以减轻颠簸与不适。

（4）推车时车速适宜。护士站于患者头侧以观察病情，下坡时应使患者头部在高处一端。

（5）对骨折患者应在平车上垫木板，并固定好骨折部位再搬运。

（6）在搬运患者过程中保证输液和引流的通畅。

第六节 住院患者清洁护理方法

（一）全身沐浴

1. 目的

（1）清除皮肤污垢，保持皮肤清洁，使患者舒适。

（2）增强皮肤血液循环及排泄功能，预防皮肤感染及褥疮发生。

（3）观察和了解患者的一般情况，满足身心需要。

2. 用物 脸盆、肥皂、面巾、浴巾、大毛巾、清洁衣裤及拖鞋等。

3. 操作要点

（1）观察患者一般情况，决定能否入浴。

（2）调节浴室温度至 22℃～24℃，水温以 40℃左右为宜。

（3）携物送患者入浴室。交代注意事项，如调节水温方法、呼叫铃的应用、注意安全、贵重物品保管等。

（4）对体弱患者给予必要协助，避免患者过劳。

（5）浴室不可锁门，可在门外挂牌示意，以便护士随时观察，避免意外。

（6）注意患者入浴时间，若时间过久应予询问。

（7）沐浴后，观察患者一般情况，必要时做记录。

4. 注意事项

（1）空腹或饱餐后避免沐浴。7 个月以上孕妇禁盆浴，衰弱、创伤及心脏病需卧床休息的患者不宜自行沐浴。

（2）防止患者受冻、烫伤、跌滑、眩晕等意外情况发生，一旦发生异常及时处理。

（3）视患者情况指导患者选择盆浴或沐浴。

（二）床上擦浴

1. 目的 同全身沐浴。

2. 用物 护理车上备：热水壶、污水桶、毛巾、清洁衣裤、50% 酒精、便器及爽身粉，必要时备小剪刀、屏风，以及患者自己的面巾、肥皂（沐浴液）、梳子、脸盆。

3. 操作要点

（1）向患者解释，关闭门窗，用屏风遮挡患者。室温在 24℃左右。

（2）按需给便器。

（3）根据病情放平床头及床尾，松床头，盖被。

（4）备水，水温一般 50℃左右。试温，以患者耐受度及季节调温。

（5）将擦洗毛巾折叠成手套形，浴巾铺于擦洗部位下面，擦洗顺序为眼、鼻、耳、脸、上肢、双手、胸腹、背部、下肢、会阴部，手脚可直接浸泡在盆内清洗。

（6）擦洗方法

①先用擦上肥皂的湿毛巾擦洗。

②清洁湿毛巾擦净肥皂。

③拧干毛巾后再次擦洗。

④用大毛巾边按摩边擦干。

（7）骨隆凸处擦洗后用 50% 酒精按摩。

（8）必要时梳发、剪指甲、换清洁衣裤。

4. 注意事项

（1）注意保暖，每次只暴露正在擦洗的部位，并防止不必要的暴露及湿污床单。

（2）擦洗动作平稳有力，以刺激循环并减少瘙痒感。

（3）体贴患者，保护患者自尊；减少翻动次数，不要使患者过度疲劳。

（4）仔细擦净颈部、耳后、腋窝、腹股沟皮肤褶皱处。

（5）擦洗过程中，及时更换热水及清水。保持水温适宜。

（6）注意观察患者情况，出现不适，立即停止擦洗，及时给予处理。

（7）皮肤有异常应予记录，并采取相应措施。

（8）护士注意节力。擦浴时使患者移近护士，减少不必要的劳动；并避免不必要的走动。

（三）足浴

1. 目的

（1）促进末梢循环，保持局部皮肤清洁，预防褥疮。

（2）使患者舒适，易于入睡。

（3）促进炎症吸收，治疗局部疾患。

2. 用物　足盆内盛热水（42℃左右），小毛巾、大毛巾各 1 条，橡皮单，50% 酒精，必要时备肥皂。

3. 操作要点

（1）向患者解释以取得合作，患者仰卧屈膝。

（2）脚下垫橡皮单、大毛巾，放上足盆。水温适合，防烫伤。

（3）双足浸泡片刻后擦洗，酌情用肥皂。勿溅湿床单。

（4）用大毛巾擦干双足，必要时内外踝用 50% 酒精按摩。

（四）床上洗头

1. 目的　清除污秽，增进头发血液循环。预防头部寄生虫及皮肤感染。

2. 用物　马蹄型垫或洗头器、橡皮单、毛巾、浴巾、别针、污水桶、纱布或眼罩、棉球、洗发液、梳子、热水、脸盆。有条件者可备电吹风、洗头车，更便于操作。

3. 操作要点

（1）调节室温，以 24℃左右为宜。

（2）向患者解释，移开床旁桌椅。

（3）帮助患者头靠近床边，屈膝仰卧。肩下置橡皮单，解开衣领，颈部围毛巾，并用别针固定。

（4）马蹄形垫用塑料布包裹后置于颈后，开口朝下，塑料布另一头形成槽，下部接污水桶。

（5）用棉球塞两耳，纱布或眼罩遮住双眼。

（6）试水温后湿润头发，使用洗发液从发际向头部揉搓，用梳子梳理除去脱发，放于污物袋。

（7）用热水冲洗头发，直到洗净为止。

（8）擦干头发及面部，撤去用物。

4. 注意事项

（1）注意保暖，时间不宜过长，洗发后及时擦干头发以防着凉。

（2）注意保护被褥、衣服清洁干燥，勿使水流入患者眼、耳内。

（3）注意水温，防止烫伤。

（4）注意观察病情变化。

（5）不宜给衰弱患者洗发。

第二章

护理技术与操作

第一节　口服给药法

药物经口服后，经胃肠道吸收后，可发挥局部或全身治疗的作用。

一、摆药

（一）药物准备类型

1. 中心药房摆药　目前国内不少医院均设有中心药站，一般设在医院内距离各病区适中的地方，负责全院各病区患者的日间用药。

病区护士每日上午在医生查房后把药盘、长期医嘱单送至中心药站，由药站专人处理医嘱，并进行摆药、核对。口服药每日 3 次量，注射药物按一日总量备齐。然后由病区护士当面核对无误后，取回病区，按规定时间发药。发药前须经另一人核对。

各病区另设一药柜，备有少量常用药、贵重药、针剂等，作为临时应急用。所备的药物须有固定基数，用后及时补充，交接班时按数点清。

2. 病区摆药　由病区护士在病区负责准备自己病区患者所需的药品。

（二）用物

药柜（内有各种药品）、药盘（发药车）、小药卡、药杯、量杯（10 ~ 20 mL）、滴管、药匙、纱布或小毛巾、小水壶（内盛温开水）、服药单。

（三）操作方法

1. 准备　洗净双手，戴口罩，备齐用物，依床号顺序将小药卡（床号、姓名）插于药盘上，并放好药杯。

2. 按服药单摆药　一个患者的药摆好后，再摆第 2 个患者的药，先摆固体药再摆水剂药。

（1）固体药（片、丸、胶囊）：左手持药瓶（标签在外），右手掌心及小指夹住瓶盖，拇指、示指和中指持药匙取药，不可用手取药。

（2）水剂：先将药水摇匀，左手持量杯，拇指指在所需刻度，使之与视线处于同一水平，右手持药瓶，标签向上，然后缓缓倒出所需药液。应以药液低面的刻度为准。同时有几种水剂时，应分别倒入不同药杯内。更换药液时，应用温开水冲洗量杯。倒毕，瓶口用湿纱布或小毛巾擦净，然后放回原处。

3. 其他　如下所述。

（1）药液不足 1 mL 须用滴管吸取计量，1 mL = 15 滴。为使药量准确，应滴入已盛好少许冷开水药杯内，或直接滴于面包上或饼干上服用。

（2）患者的个人专用药，应注明床号、姓名、药名、剂量、时间，以防差错。专用药不可借给他人用。

（3）摆完药后，应根据服药单查对 1 次，再由第 2 人核对无误后，方可发药。如需磨碎的药，可用乳钵研碎。用清洁巾盖好药盘待发。清洗滴管、乳钵等，清理药柜。

二、发药

（一）用物

温开水、服药单、发药车。

（二）操作方法

1. 准备　发药前先了解患者情况，暂不能服药者，应作交班。

2. 发药查对，督促服药　按规定时间，携服药单送药到患者处，核对服药单及床头牌的床号、姓名，并询问患者姓名，回答与服药本一致后再发药，待患者服下后方可离开。

3. 根据不同药物的特性正确给药　如下所述。

（1）抗生素、磺胺类药物应准时给药，以保持药物在血液中的有效浓度。

（2）健胃、助消化药物宜在饭前或饭间服。对胃黏膜有刺激的药宜在饭后服。

（3）对呼吸道黏膜有安抚作用的保护性镇咳药，服后不宜立即饮水，以免稀释药液降低药效。

（4）某些由肾排出的药物，如磺胺类，尿少时可析出结晶，引起肾小管堵塞，故应鼓励多饮水。

（5）对牙齿有腐蚀作用和使牙齿染色的药物，如铁剂，可用饮水管吸取，服后漱口。

（6）服用强心苷类药物应先测脉率、心率及节律，若脉率低于60次/分针或节律不齐时不可服用。

（7）有配伍禁忌的药物，不宜在短时间内先后服用，如呋喃妥因与碳酸氢钠溶液等碱性药液。

（8）催眠药应就寝前服用。

发药完毕，再次与服药单核对一遍，看有无遗漏或差错。药杯集中处理。清洁药盘放回原处。需要时做好记录。

（三）注意事项

（1）严格遵守“三查七”对制度（操作前、中、后查，核对床号、姓名、药名、浓度、剂量、方法、时间），防止发生差错。

（2）老、弱、小儿及危重患者应协助服药，鼻饲者应先注入少量温开水，后将药物研碎、溶解后由胃管注入，再注入少量温开水冲洗胃管。更换或停止药物，应及时告诉患者。若患者提出疑问，应重新核对清楚后再给患者服下。

（3）发药后，要密切观察服药后效果及有无不良反应，若有反应，应及时与医生联系，给予必要的处理。

第二节　注射给药法

注射给药是将无菌药液或生物制品用无菌注射器注入体内，达到预防、诊断、治疗目的的方法。

一、药液吸取法

1. 从安瓿内吸取药液　将药液集中到安瓿体部，用消毒液消毒安瓿颈部及砂轮，在安瓿颈部划一踞痕，重新消毒安瓿颈部，拭去碎屑，掰断安瓿。将针尖斜面向下放入安瓿内的液面下，手持活塞柄抽动活塞吸取所需药量。抽吸毕将针头套上空安瓿或针帽备用。

2. 从密封瓶内吸取药液　除去铝盖的中央部分并消毒密封瓶的瓶塞，待干。往瓶内注入与所需药液等量空气（以增加瓶内压力，避免瓶内负压，无法吸取），倒转密封瓶及注射器，使针尖斜面在药液面下，轻拉活塞柄吸取药液至所需量，再以示指固定针栓，拔出针头，套上针帽备用。

若密闭瓶或安瓿内系粉剂或结晶时，应先注入所需量的溶剂，使药物溶化，然后吸取药液。黏稠药液如油剂可先加温（遇热变质的药物除外），或将药瓶用双手搓后再抽吸，混悬液应摇匀后再抽吸。

3. 注射器内空气驱出术　一手指固定于针栓上，拇指、中指扶持注射器，针头垂直向上，一手抽动活塞柄吸入少量空气，然后摆动针筒，并使气泡聚集于针头口，稍推动活塞将气泡驱出。若针头偏于一侧，则驱气时应使针头朝上倾斜，使气泡集中于针头根部，如上法驱出气泡。

二、皮内注射法

皮内注射法是将少量药液注入表皮与真皮之间的方法。

（一）目的

（1）各种药物过敏试验。

（2）预防接种。

（3）局部麻醉。

（二）用物

（1）注射盘或治疗盘内盛2%碘酊、75%乙醇、无菌镊、砂轮、无菌棉签、开瓶器、弯盘。

（2）1 mL注射器、$4^1/_2$号针头，药液按医嘱。药物过敏试验还需备急救药盒。

（三）注射部位

（1）药物过敏试验在前臂掌侧中、下段。

（2）预防接种常选三角肌下缘。

（四）操作方法

（1）评估：了解患者的病情、合作程度、对皮内注射的认识水平和心理反应，过敏试验还需了解患者的“三史”（过敏史、用药史、家族史）；介绍皮内注射的目的、过程，取得患者配合；评估注射部位组织状态（皮肤颜色、有无皮疹、感染及皮肤划痕阳性）。

（2）准备用物：按医嘱查对后抽好药液，放入铺有无菌巾的治疗盘内，携物品至患者处，再次核对。

（3）助患者取坐位或卧位，选择注射部位，以75%乙醇消毒皮肤、待干。乙醇过敏者用生理盐水清洁皮肤。

（4）排尽注射器内空气，示指和拇指绷紧注射部位皮肤，右手持注射器，针尖斜面向上，与皮肤呈5°。刺入皮内，放平注射器，平行将针尖斜面全部进入皮内，左手拇指固定针栓，右手快速推注药液0.1 mL。也可右手持注射器左手推注药液，使局部可见半球形隆起的皮丘，皮肤变白，毛孔变大。

（5）注射毕，快速拔出针头，核对后交代患者注意事项。

（6）清理用物，按时观察结果并正确记录。

（五）注意事项

（1）忌用碘酊消毒皮肤，并避免用力反复涂擦。

（2）注射后不可用力按揉，以免影响结果观察。

三、皮下注射法

皮下注射法是将少量药液注入皮下组织的方法。

（一）目的

（1）需迅速达到药效和不能或不宜口服时采用。

（2）局部供药，如局部麻醉用药。

（3）预防接种，如各种疫苗的预防接种。

（二）用物

注射盘，1 ~ 2 mL注射器，5 ~ 6号针头，药液按医嘱准备。

（三）注射部位

上臂三角肌下缘、上臂外侧、股外侧、腹部、后背、前臂内侧中段。

（四）操作方法

（1）评估患者的病情、合作程度、对皮下注射的认识水平和心理反应；介绍皮下注射的目的、过程，取得患者配合；评估注射部位组织状态。

（2）准备用物，并按医嘱查对后抽好药液，放入铺有无菌巾的治疗盘内，携物品至患者处，再次核对。

（3）助患者取坐位或卧位，选择注射部位，皮肤做常规消毒（2% 碘酊以注射点为中心，呈螺旋形向外涂擦，直径在 5 cm 以上，待干，然后用 75% 乙醇以同法脱碘 2 次，待干）或安尔碘消毒。

（4）持注射器排尽空气。

（5）左手示指与拇指绷紧皮肤，右手持注射器、示指固定针栓，针尖斜面向上，与支肤呈 30° ～ 40° ，过瘦者可捏起注射部位皮肤，快速刺入针头 2/3，左手抽动活塞观察无回血后缓缓推注药液。

（6）推完药液，用干棉签放于针刺处，快速拔出针后，轻轻按压。

（7）核对后助患者取舒适卧位，整理床单位，清理用物，必要时记录。

（五）注意事项

（1）持针时，右手示指固定针栓，切勿触及针梗，以免污染。

（2）针头刺入角度不宜超过 45° ，以免刺入肌层。

（3）对皮肤有刺激作用的药物，一般不作皮下注射。

（4）少于 1 mL 药液时，必须用 1 mL 注射器，以保证注入药量准确无误。

（5）需经常做皮下注射者，应建立轮流交替注射部位的计划，以达到在有限的注射部位吸收最大药量的效果。

四、肌内注射法

肌内注射法是将少量药液注入肌肉组织的方法。

（一）目的

（1）给予需在一定时间内产生药效，而不能或不宜口服的药物。

（2）药物不宜或不能静脉注射，要求比皮下注射更迅速发生疗效时采用。

（3）注射刺激性较强或药量较大的药物。

（二）用物

注射盘、2 ～ 5 mL 注射器，6 ～ 7 号针头，药液按医嘱准备。

（三）注射部位

一般选择肌肉较丰厚、离大神经和血管较远的部位，其中以臀大肌、臀中肌、臀小肌最为常用，其次为股外侧肌及上臂三角肌。

1. 臀大肌内注射射区定位法　如下所述。

（1）十字法：从臀裂顶点向左或向右侧画一水平线，然后从该侧髂嵴最高点做一垂直线，将臀部分为 4 个象限，选其外上象限并避开内角（内角定位：髂后上棘至大转子连线）即为注射区。

（2）连线法：取髂前上棘和尾骨连线的外上 1/3 处为注射部位。

2. 臀中肌、臀小肌内注射射区定位法　如下所述。

（1）构角法：以示指尖与中指尖分别置于髂前上棘和髂嵴下缘处，由髂嵴、示指、中指所构成的三角区内为注射部位。

（2）三指法：髂前上棘外侧三横指处（以患者的手指宽度为标准）。

（3）股外侧肌内注射射区定位法：在大腿中段外侧，膝上 10 cm，髋关节下 10 cm 处，宽约 7.5 cm。此处大血管、神经干很少通过，范围较大，适用于多次注射或 2 岁以下婴幼儿注射。

（4）上臂三角肌内注射射区定位法：上臂外侧、肩峰下 2 ～ 3 横指处。此处肌肉不如臀部丰厚，只能做小剂量注射。

（四）患者体位

为使患者的注射部位肌肉松弛，应尽量使患者体位舒适。

（1）侧卧位下腿稍屈膝，上腿伸直。

（2）俯卧位足尖相对，足跟分开。

（3）仰卧位适用于病情危重不能翻身的患者。

（4）坐位时座位稍高，便于操作。非注射侧臀部坐于座位上，注射侧腿伸直。一般多为门诊患者所取。

（五）操作方法

（1）评估患者的病情、合作程度、对肌内注射的认识水平和心理反应；介绍肌内注射的目的、过程，取得患者配合；评估注射部位组织状态。

（2）准备用物，并按医嘱查对后抽好药液，放入铺有无菌巾的治疗盘内，携物品至患者处，再次核对。

（3）协助患者取合适卧位，选择注射部位，常规消毒或安尔碘消毒注射部位皮肤。

（4）排气，左手拇指、示指分开并绷紧皮肤，右手执笔式持注射器，中指固定针栓，用前臂带动腕部的力量，将针头迅速垂直刺入肌内，一般刺入 2.5 ~ 3 cm，过瘦者或小儿酌减，固定针头。

（5）松左手，抽动活塞，观察无回血后，缓慢推药液。如有回血，酌情处理，可拔出或进针少许再试抽，无回血方可推药。推药同时注意观察患者的表情及反应。

（6）注射毕，用干棉签放于针刺处，快速拔针并按压。

（7）核对后协助患者穿好衣裤，安置舒适卧位，整理床单位。清理用物，必要时做记录。

（六）Z 径路注射法和留置气泡技术

1. Z 径路注射法　注射前以左手示指、中指和环指使待注射部位皮肤及皮下组织朝同一方向侧移（皮肤侧移 1 ~ 2 cm），绷紧固定局部皮肤，维持到拔针后，迅速松开左手，此时位移的皮肤和皮下组织位置复原，原先垂直的针刺通道随即变成 Z 形，该方法可将药液封闭在肌肉组织内而不易回渗，利于吸收，减少硬结的发生，尤其适用于老年人等特殊人群，以及刺激性大、难吸收药物的肌内注射。

2. 留置气泡技术　该方法为用注射器抽吸适量药液后，再吸入 0.2 ~ 0.3 mL 的空气。注射时，气泡在上，当全部药液注入后，再注入空气。其方法优点：将药物全部注入肌肉组织而不留在注射器无效腔中（每种注射器的无效腔量不一，范围从 0.07 ~ 0.3 mL），以保证药量的准确；同时可防止拔针时，药液渗入皮下组织引起刺激，产生疼痛，并可将药液限制在注射肌肉局部而利于组织的吸收。

（七）注意事项

（1）切勿将针梗全部刺入，以防从根部衔接处折断。万一折断，应保持局部与肢体不动，速用止血钳夹住断端取出。若全部埋入肌肉内，即请外科医生诊治。

（2）臀部注射，部位要选择正确，偏内下方易伤及神经、血管，偏外上方易刺及髋骨，引起剧痛及断针。

（3）推药液时必须固定针栓，推速要慢，同时注意患者的表情及反应。如系油剂药液更应持牢针栓，以防用力过大针栓与乳头脱开，药液外溢；若为混悬剂，进针前要摇匀药液，进针后持牢针栓，快速推药，以免药液沉淀造成堵塞或因用力过猛使药液外溢。

（4）需长期注射者，应经常更换注射部位，并用细长针头，以避免或减少硬结的发生。若一旦发生硬结，可采用理疗、热敷或外敷活血化瘀的中药如蒲公英、金黄散等。

（5）2 岁以下婴幼儿不宜在臀大肌处注射，因幼儿尚未能独立行走，其臀部肌肉一般发育不好，有可能伤及坐骨神经，应选臀中肌、臀小肌或股外侧肌内注射。

（6）两种药液同时注射又无配伍禁忌时，常采用分层注射法。当第一针药液注射完，随即拧下针筒，接上第二副注射器，并将针头拔出少许后向另一方向刺入，试抽无回血后，即可缓慢推药。

五、静脉注射法

（一）目的

（1）药物不宜口服、皮下或肌内注射时，需要迅速发生疗效者。

（2）做诊断性检查，由静脉注入药物，如肝、肾、胆囊等检查需注射造影剂或染料等。

（二）用物

注射盘、注射器（根据药量准备）、7 ~ 9 号针头或头皮针头、止血带、胶布，药液按医嘱准备。

（三）注射部位

1. 四肢浅静脉　肘部的贵要静脉、正中静脉、头静脉；腕部、手背及踝部或足背浅静脉等。

2. 小儿头皮静脉　额静脉、颞静脉等。

3. 股静脉　位于股三角区股鞘内，股神经和股动脉内侧。

（四）操作方法

1. 四肢浅表静脉注射术　如下所述。

（1）评估患者的病情、合作程度、对静脉注射的认识水平和心理反应；介绍静脉注射的目的、过程，取得患者配合；评估注射部位组织状态。

（2）准备用物，并按医嘱查对后抽好药液，放入铺有无菌巾的治疗盘内，携物品至患者处，再次核对。

（3）选静脉，在注射部位上方 6 cm 处扎止血带，止血带末端向上。皮肤常规消毒或安尔碘消毒，同时嘱患者握拳，使静脉显露，备胶布 2 ～ 3 条。

（4）注射器接上头皮针头，排尽空气，在注射部位下方，绷紧静脉下端皮肤并使其固定。右手持针头使其针尖斜面向上，与皮肤呈 15° ～ 30° ，由静脉上方或侧方刺入皮下，再沿静脉走向刺入静脉，见回血后将针头与静脉的角度调整好，顺静脉走向推进 0.5 ～ 1 cm 后固定。

（5）松止血带，嘱患者松拳，用胶布固定针头。若采血标本者，则止血带不放松，直接抽取血标本所需量，也不必胶布固定。

（6）推完药液，以干棉签放于穿刺点上方，快速拔出针头后按压片刻，无出血为止。

（7）核对后安置患者舒适卧位，整理床单位。清理用物，必要时做记录。

2. 股静脉注射术　常用于急救时加压输液、输血或采集血标本。

（1）评估、查对、备药同四肢浅表静脉注射。

（2）患者仰卧，下肢伸直略外展（小儿应有人协助固定），局部常规消毒或安尔碘消毒皮肤，同时消毒术者左手示指和中指。

（3）于股三角区扪股动脉搏动最明显处，予以固定。

（4）右手持注射器，排尽空气，在腹股沟韧带下一横指、股动脉搏动内侧 0.5 cm 垂直或呈 45° 刺入，抽动活塞见暗红色回血，提示已进入股静脉，固定针头，根据需要推注药液或采集血标本。

（5）注射或采血毕，拔出针头，用无菌纱布加压止血 3 ～ 5 min，以防出血或形成血肿。

（6）核对后安置患者舒适卧位，整理床单位。清理用物，必要时做记录，血标本则及时送检。

（五）注意事项

（1）严格执行无菌操作原则，防止感染。

（2）穿刺时务必沉着，切勿乱刺。一旦出现血肿，应立即拔出，按压局部，另选它处注射。

（3）注射时应选粗直、弹性好、不易滑动而易固定的静脉，并避开关节及静脉瓣。

（4）需长期静脉给药者，为保护静脉，应有计划地由小到大，由远心端到近心端选血管进行注射。

（5）对组织有强烈刺激的药物，最好用一副等渗生理盐水注射器先行试穿，证实针头确在血管内后，再换注射器推药。在推注过程中，应试抽有无回血，检查针梗是否仍在血管内，经常听取患者的主诉，观察局部体征，如局部疼痛、肿胀或无回血时，表示针梗脱出静脉，应立即拔出，更换部位重新注射，以免药液外溢而致组织坏死。

（6）药液推注的速度，根据患者的年龄、病情及药物的性质而定，并随时听取患者的主诉和观察病情变化，以便调节。

（7）股静脉穿刺时，若抽出鲜红色血，提示穿入股动脉，应立即拔出针头，压迫穿刺点 5 ～ 10 min，直至无出血为止。一旦穿刺失败，切勿再穿刺，以免引起血肿，有出血倾向的患者，忌用此法。

（六）特殊患者静脉穿刺法

1. 肥胖患者　静脉较深，不明显，但较固定不滑动，可摸准后再行穿刺。

2. 消瘦患者　皮下脂肪少，静脉较滑动，穿刺时须固定静脉上下端。

3. 水肿患者 可按静脉走向的解剖位置，用手指压迫局部，以暂时驱散皮下水分，显露静脉后再穿刺。

4. 脱水患者 静脉塌陷，可局部热敷、按摩，待血管扩张显露后再穿刺。

六、动脉注射法

（一）目的

（1）采集动脉血标本。

（2）施行某些特殊检查，注入造影剂如脑血管检查。

（3）施行某些治疗，如注射抗癌药物作区域性化疗。

（4）抢救重度休克，经动脉加压输液，以迅速增加有效血容量。

（二）用物

（1）注射盘、注射器（按需准备）7 ~ 9 号针头、无菌纱布、无菌手套、药液按医嘱准备。

（2）若采集血标本需另备标本容器、无菌软塞，必要时还需备酒精灯和火柴。一些检查或造影根据需要准备用物和药液。

（三）注射部位

选择动脉搏动最明显处穿刺。采集血标本常用桡动脉、股动脉。区域性化疗时，应根据患者治疗需要选择，一般头面部疾病选用颈总动脉，上肢疾病选用锁骨下动脉或肱动脉，下肢疾病选用股动脉。

（四）操作方法

（1）评估患者的病情、合作程度、对动脉注射的认识水平和心理反应；介绍动脉注射的目的、过程，取得患者配合；评估注射部位组织状态。

（2）准备用物，并按医嘱查对后抽好药液，放入铺有无菌巾的治疗盘内，携物品至患者处，再次核对。

（3）选择注射部位，协助患者取适当卧位，消毒局部皮肤，待干。

（4）戴手套或消毒左手示指和中指，在已消毒范围内摸到欲穿刺动脉的搏动最明显处，固定于两指之间。

（5）右手持注射器，在两指间垂直或与动脉走向呈 40° 刺入动脉，见有鲜红色回血，右手固定穿刺针的方向及深度，左手以最快的速度注入药液或采血。

（6）操作完毕，迅速拔出针头，局部加压止血 5 ~ 10 min。

（7）核对后安置患者舒适卧位，整理床单位。清理用物，必要时做记录，如有血标本则及时送检。

（五）注意事项

（1）采血标本时，需先用 1 ∶ 500 的肝素稀释液湿润注射器管腔。

（2）采血进行血气分析时，针头拔出后立即刺入软塞以隔绝空气，并用手搓动注射器使血液与抗凝剂混匀，避免凝血。

第三节 外周静脉通路的建立与维护

一、外周留置针的置入

（1）经双人核对医嘱，对患者进行评估，告知患者用药的要求，征得同意后，开始评估血管，血管选择应首选粗直弹性好的前臂静脉，注意避开关节。

（2）按六步法洗手、戴口罩。按静脉输液进行物品准备，包括利器盒、6 cm × 7 cm 透明贴膜、无菌贴膜、清洁手套，22 ~ 24G 留置针，要注意观察准备用物的质量有效期。

（3）将用物推至床边，经医患双向核对、协助患者取舒适体位。再次选择前臂显露好，容易固定的静脉。

（4）核对液体后，开始排气排液，连接头皮针时，要将头皮针针尖插入留置针肝素帽前端，进行垂直排气，待肝素帽液体注满后再将头皮针全部刺入，回挂于输液架，准备无菌透明敷料。

（5）用含碘消毒剂，以穿刺点为中心进行螺旋式、由内向外皮肤消毒 3 次，消毒范围应大于固定敷料尺寸。

（6）将止血带扎于穿刺点上方 10 cm 处。戴清洁手套。再次排气，双向核对，调松套管及针芯。

（7）穿刺时，将针头斜面向上，一手的拇指、示指夹住两翼，以血管上方 15° ～ 30° 进针，见到回血后，压低穿刺角度，再往前进 0.2 cm，注意进针速度要慢，一手将软管全部送入，拔出针芯，要注意勿将已抽出的针芯，再次插入套管内。

（8）穿刺后要及时松止血带、松拳、松调节器。

（9）以穿刺点为中心，无张力方法粘贴透明敷料，要保证穿刺点在敷料中央。脱手套，在粘贴条上注明穿刺的时间和姓名，然后覆盖于白色隔离塞，脱去手套，用输液贴以 U 形方法固定延长管。

（10）调节滴速，填写输液卡。核对并告知患者注意事项。

二、外周静脉留置针封管

（1）按六步法洗手、戴口罩。

（2）准备治疗盘：无菌盘内备有 3 ～ 4 mL 肝素稀释液、无菌透明敷料（贴膜）、棉签、含碘消毒液、弯盘。

（3）显露穿刺部位，关闭调节器。

（4）分离头皮针与输液导管后，用肝素稀释液以脉冲式方法冲管，当剩至 1 mL 时，快速注入，夹闭留置针，拔出针头。用输液贴以 U 形方法固定延长管。

（5）整理床单位，取下输液软袋及导管按要求进行处理。

三、外周静脉留置针置管后再次输液

（1）经双人核对医嘱后，按照六步法洗手、戴口罩。准备用物，包括 75% 乙醇、小纱布、输液贴、头皮针、输入液体、弯盘。

（2）查对床号姓名，对患者说明操作目的、观察穿刺局部，查对液体与治疗单，排气排液。

（3）揭开无菌透明敷料、反垫于肝素帽下，用 75% 乙醇棉球（棉片）摩擦消毒接口持续 10 s（来回摩擦 10 遍）。

（4）再次排气排液后，将头皮针插入肝素帽内，打开留置针及输液调节器，无菌透明敷料固定肝素帽，头皮针导管。

（5）调节滴速，填写输液卡。整理好患者衣被，整理用物并做好观察记录。

四、外周静脉留置针拔管

（1）按六步法洗手后，准备治疗盘，内装：棉签、无菌透明敷料、含碘消毒液、弯盘。

（2）显露穿刺部位，去除固定肝素帽的无菌透明敷料，轻轻地将透明敷料边缘搓起，以零角度揭开敷料，用含碘消毒液消毒穿刺点 2 遍。

（3）用干棉签按压局部，拔出留置针，无渗血后用输液贴覆盖穿刺点。

（4）整理床单位并做好拔管记录。

第四节 中心静脉通路的建立与维护

一、中心静脉穿刺置管术

中心静脉置管术是监测中心静脉压（CVP）及建立有效输液给药途径的方法，主要是经颈内静脉或锁骨下静脉穿刺，将静脉导管插到上腔静脉，用于危重患者抢救、休克患者、大手术患者、静脉内营养、周围静脉穿刺困难、需要长期输液及需经静脉输入高渗溶液或强酸强碱类药物者。局部皮肤破损、感染，有出血倾向者是其禁忌症。

（一）锁骨下静脉穿刺

锁骨下静脉是腋静脉的延续，起于第一肋骨的外侧缘，成年人长 3 ～ 4 cm。

1. 选择穿刺点　锁骨上路、锁骨下路。后者临床常用。

2. 穿刺部位　为锁骨下方胸壁，该处较为平坦，可进行满意的消毒准备，穿刺导管易于固定，敷料不易跨越关节，易于清洁和更换；不影响患者颈部和上肢的活动，利于置管后护理。

3. 置管操作步骤　以右侧锁骨下路穿刺点为例。

（1）穿刺点为锁骨与第一肋骨相交处，即锁骨中 1/3 段与外 1/3 交界处，锁骨下缘 1 ～ 2 cm 处，也可由锁骨中点附近进行穿刺。

（2）体位：平卧位，去枕、头后仰，头转向穿刺对侧，必要时肩后垫高，头低位 15° ～ 30°，以提高静脉压使静脉充盈。

（3）严格遵循无菌操作原则，局部皮肤常规消毒后铺无菌巾。

（4）局部麻醉后用注射器细针做试探性穿刺，使针头与皮肤呈 30° ～ 45° 向内向上穿刺，针头保持朝向胸骨上窝的方向，紧靠锁骨内下缘徐徐推进，可避免穿破胸膜及肺组织，边进针边抽动针筒使管内形成负压，一般进针 4 cm 可抽到回血。若进针 4 ～ 5 cm 仍见不到回血，不要再向前推进以免误伤锁骨下动脉，应慢慢向后退针并边退边抽回血，在撤针过程中仍无回血，可将针尖撤至皮下后改变进针方向，使针尖指向甲状软骨，以同样的方法徐徐进针。

（5）试穿确定锁骨下静脉的位置后，即可换用导针穿刺置管，导针穿刺方向与试探性穿刺相同，一旦进入锁骨下静脉位置，即可抽得大量回血，此时再轻轻推进 0.1 ～ 0.2 cm，使导针的整个斜面在静脉腔内，并保持斜面向下，以利导管或导丝推进。

（6）让患者吸气后屏气，取下注射器，以一只手固定导针并以手指轻抵针尾插孔，以免发生气栓或失血，将导管或导丝自导针尾部插孔缓缓送入，使管腔达上腔静脉，退出导针。如用导丝，则将导管引入中心静脉后再退出导丝。

（7）抽吸与导管相连接的注射器，如回血通畅说明管端位于静脉内。

（8）取下输液器，将导管与输液器连接，先滴入少量等渗液体。

（9）妥善固定导管，无菌透明敷料覆盖穿刺部位。

（10）导管放置后需常规行 X 线检查，以确定导管的位置。插管深度，左侧不宜超过 15 cm，右侧不宜超过 12 cm，已能进入上腔静脉为宜。

（二）颈内静脉穿刺

颈内静脉起源于颅底，上部位于胸锁乳突肌的前缘内侧；中部位于胸锁乳突肌锁骨头前缘的下面和颈总动脉的后外侧；下行至胸锁关节处与锁骨下静脉汇合成无名静脉，继续下行与对侧的无名静脉汇合成上腔静脉进入右心房。

1. 选择穿刺点部位　颈内静脉穿刺的进针点和方向，根据颈内静脉与胸锁乳突肌的关系，分为前路、中路、后路 3 种。

2. 置管操作步骤　如下所述。

（1）以右侧颈内中路穿刺点为例，确定穿刺点位置，锁骨与胸锁乳突肌的锁骨头和胸骨头所形成的三角区的顶点，颈内静脉正好位于此三角区的中心位置，该点距锁骨上缘 3 ~ 5 cm。

（2）体位：患者平卧，去枕，头后仰，头转向穿刺对侧，必要时肩后垫一薄枕，头低位 15° ~ 30° 使颈部充分外展。

（3）严格遵循无菌操作原则，局部皮肤常规消毒后铺无菌巾。

（4）局部麻醉后用注射器细针做试探性穿刺，使针头与皮肤呈 30° ，与中线平行直接指向足端。进针深度一般为 3.5 ~ 4.5 cm，以进针深度不超过锁骨为宜。边进针边抽回血，抽到静脉血即表示针尖位于颈内静脉。如穿入较深，针已对穿颈静脉，则可慢慢退出，边退针边回抽，抽到静脉血后，减少穿刺针与额平面的角度（约 30° ）。

（5）确定颈内静脉的位置后，即可换用导针穿刺置管，导针穿刺方向与试探性穿刺相同。当导针针尖到达颈静脉时旋转取下注射器，从穿刺针内插入引导钢丝，插入时不能遇到阻力。有阻力时应调整穿刺位置，包括角度、斜面方向和深浅等。插入导丝后退出穿刺针，压迫穿刺点同时擦净钢丝上的血迹。需要静脉扩张器的导管，可插入静脉扩张器扩张皮下或静脉。将导管套在引导钢丝外面，导管尖端接近穿刺点，引导钢丝必须伸出导管尾端，用手抓住，右手将导管与钢丝一起部分插入，待导管进入颈静脉后，边退钢丝、边插导管。一般成年人从穿刺点到上腔静脉右心房开口处约 10 cm，退出钢丝。

（6）抽吸与导管相连接的注射器，如回血通畅说明管端位于静脉内。

（7）用生理盐水冲洗导管后即可接上输液器或 CVP 测压装置进行输液或测压。

（8）妥善固定导管，用无菌透明敷料（贴膜）覆盖穿刺部位。

二、外周静脉置入中心静脉导管

外周静脉置入中心静脉导管，是指经外周静脉穿刺置入的中心静脉导管，其导管尖端的最佳位置在上腔静脉的下 1/3 处，临床上常用于 7 d 以上的中期和长期静脉输液治疗，或需要静脉输注高渗性、有刺激性药物的患者，导管留置时间可长达 1 年。

（一）置管操作步骤

（1）操作前，要先经双人核对医嘱。再对患者进行穿刺前的解释工作，得到患者的理解和配合。

（2）对患者的穿刺部位静脉和全身情况进行评估。血管选择的标准：在患者肘关节处，取粗而直，静脉瓣少的贵要静脉、正中静脉或头静脉，要注意避开穿刺周围有皮肤红肿、硬结、皮疹和感染的情况。当血管选择好以后，要再次向患者告知穿刺时可能发生的情况，以及穿刺配合事项，经同意，签署知情同意书。

（3）操作前，要按照六步法进行洗手、戴口罩。准备用物，具体包括：治疗盘内装有 75% 乙醇、含碘消毒液、生理盐水 100 mL、利多卡因 1 支。治疗盘外装有三向瓣膜 PICC 穿刺导管套件 1 个、PICC 穿刺包（穿刺包内装有测量尺、无菌衣、无粉手套 2 副、棉球 6 个、镊子 2 ~ 3 把、止血带、大单 1 条、治疗巾 2 块、洞巾 1 块、20 mL 空针 2 副、5 mL 空针 1 副、1 mL 空针 1 副、大纱布 3 块、小纱布 2 块。剪刀、10 cm × 12 cm 无菌透明敷料 1 张）、免洗手消毒液。

（4）查对患者床号与姓名，嘱患者身体移向对侧床边，打开 PICC 穿刺包，手臂外展与身体呈 90° ，拉开患者袖管，测量置管的长度与臂围，具体测量方法是：从穿刺点沿静脉走行，到右胸锁关节，再向下至第 3 肋间，为置入导管的长度。接着，在肘横纹上 10 cm 处，绕上臂一圈，测出臂围值，做好测量的记录。

（5）戴无菌手套，取出无菌巾垫于穿刺手臂下方，助手协助倒消毒液。消毒皮肤要求是先用乙醇棉球，以穿刺点为中心，进行螺旋式摩擦消毒，范围为直径 ≥ 10 cm，当去除皮肤油脂后，再用碘剂以同样的方法，顺时针方向与逆时针方向分别交叉，重复两次进行消毒。建立无菌屏障。铺治疗巾，将止血带放于手臂下方，为扩大无菌区域，还应铺垫大单，铺洞巾。

（6）穿无菌衣、更换无粉手套，先抽取 20 mL 生理盐水 2 次，再用 2 mL，最后用 1 mL 注射器抽取利多卡因 0.5 mL。打开 PICC 穿刺导管套件。用生理盐水预冲导管，用拇指和示指轻轻揉搓瓣膜，以确定导管的完整性。再分别预冲连接器、减压套筒、肝素帽和导管外部，最后，将导管浸入生理盐水中充分润滑导管，以减少对血管的刺激。打开穿刺针，去除活塞，将穿刺针连接 5 mL 注射器。

（7）扎止血带，并嘱患者握拳，在穿刺点下方，皮下注射利多卡因呈皮球状，进行局部麻醉。静脉穿刺时，一手固定皮肤，另一手持针以进针角度呈 15° ～ 30° 的方向进行穿刺。见到回血后，保持穿刺针与血管的平行，继续向前推进 1 ～ 2 mm，然后，保持针芯位置，将插管鞘单独向前推进，要注意避免推进钢针，造成血管壁的穿透。

（8）松开止血带，嘱患者松拳，以左手拇指与示指固定插管鞘，中指压住插管鞘末端处血管，防止出血，接着，从插管鞘内撤出穿刺针。一手固定插管鞘，另一手将导管自插管鞘内缓慢、匀速地推进 2 cm 长。当插入 20 cm 左右时，嘱患者头侧向穿刺方，转头并低头，以确保穿刺导管的通畅。在送管过程中，左手的中指要轻压血管鞘末端，以防出血。当导管置入预定的长度时，在插管鞘远端，用纱布加压止血并固定导管。将插管鞘从血管内撤出，连接注射器抽回血，冲洗导管。双手分离导管与导丝衔接处，一手按压穿刺点并固定导管，另一手将导丝以每次 3 ～ 5 cm 均匀的速度轻轻抽出，然后撤出插管鞘。当确认预定的置入长度后，在体外预留 5 ～ 6 cm，以便于安装连接器。

（9）修剪导管长度，注意勿剪除毛茬，安装连接器。先将减压套筒套到导管上，将导管连接到连接器翼形部分的金属柄上，使导管完全平整地套住金属柄，再将翼形部分的倒钩和减压套筒上的沟槽对齐锁定，最后，轻轻牵拉导管以确保连接器和导管完全锁定。用生理盐水，以脉冲式方法进行冲管，当推至所剩 1 mL 液体时，迅速推入生理盐水，连接肝素帽。

（10）导管的固定，将距离穿刺点 0.5 ～ 1 cm 处的导管安装在固定翼的槽沟内。在穿刺点上方，放置一块小纱布吸收渗血，使导管呈弧形，用胶带固定接头，撤出洞巾，再用无菌透明敷料固定导管，要注意无菌透明敷料下缘与胶带下缘平齐。用第 2 条胶带，以蝶形交叉固定于贴膜上，用第 3 条胶带，压在第 2 条胶带上，将签有穿刺时间与患者姓名胶带固定于第 3 条胶带上。用小纱布或输液贴，包裹导管末端，固定在皮肤上。为保护导管以防渗血，用弹力管状绷带加压包扎穿刺处。

（11）向患者交代注意事项。整理用物并洗手。摄胸部 X 线片，以确定导管末端的位置，应在上腔静脉下 1/3 处。

（12）最后在病历上填写置管情况并签名。

（二）PICC 置管后输液

（1）输液前，要先进行双人核对医嘱和治疗单，按照六步洗手法进行洗手、戴口罩。准备治疗盘，盘内装有：乙醇棉片、无菌贴膜、已经连有头皮针的含 20 mL 生理盐水的注射器、预输入的液体、弯盘、治疗单，以及免洗手消毒液。

（2）进入病房先查对床号姓名，并与患者说明操作目的，观察穿刺部位，必要时测量臂围。

（3）查对液体与治疗单，常规排气、排液。揭开输液无菌透明敷料反垫于肝素帽下。用 75% 乙醇棉球，擦拭消毒接口约 10 s。再接入头皮针，抽回血，确定导管在血管腔内后，以脉冲式方法冲洗导管，当推至所剩液体为 1 mL 时，快速推入。

（4）分离注射器，连接输液导管，松调节器。最后，用无菌透明敷料固定肝素帽和头皮针，固定完毕后，整理患者衣被，调节滴数，交代注意事项并做好记录。

（三）PICC 冲洗与正压封管

为了预防导管堵塞，保持长期使用，给药前、后，使用血液制品，静脉采血后应冲管。休疗期应每周冲洗 1 次并正压封管。

（1）用六步洗手法洗手、戴口罩。

（2）准备治疗盘，内装贴膜、含 10 ～ 20 mL 生理盐水注射器 1 副、弯盘。

（3）经查对床号姓名，观察穿刺部位，关闭输液调节器。

（4）揭开输液无菌透明敷料反垫于肝素帽下分离输液导管与头皮针，接 10 ～ 20 mL 生理盐水注射器，以脉冲式方法冲洗导管。推至最后 1 mL 时，进行正压封管。具体方法是：将头皮针尖斜面退至肝素帽末端，待生理盐水全部推入后，拔出头皮针，用无菌透明敷料固定肝素帽。

（5）整理患者衣被，做好观察记录。

（四）PICC 维护操作

为保证外周中心静脉导管的正常使用，应保证每天对患者进行消毒维护。

（1）要按六步洗手法进行洗手、戴口罩。

（2）准备用物：治疗盘内装有石油烷、免洗手消毒液、棉签、皮尺、胶布、肝素帽、头皮针连接预冲注射器、弯盘、PICC 维护包（包内装有无菌手套 2 副、75% 乙醇、碘伏棉棒各 3 根、乙醇棉片 3 块、小纱布 1 块、10 cm × 12 cm 高潮气通透贴膜 1 张、胶带 4 条）。

（3）查对床号和姓名，与患者说明导管维护的目的。观察穿刺部位情况，必要时测量臂围。

（4）揭敷料时，要注意由下往上揭，以防带出导管，同时，还要避免直接接触导管。消毒双手，用石油烷擦除胶布痕迹。

（5）戴无菌手套：用消毒棉片消毒固定翼 10 s。用 75% 的乙醇棉棒，去除穿刺点直径约 1 cm 以外的胶脓，再用碘伏棉棒，以穿刺点为中心进行皮肤消毒 3 次，消毒范围应大于无菌透明敷料范围，包括消毒导管。预冲肝素帽，去除原有肝素帽，用 75% 乙醇棉片，擦拭导管末端。

（6）将注满生理盐水的肝素帽连接导管，用生理盐水，以脉冲式方法进行冲管，当冲至剩 1 mL 液体时，将头皮针拔出，使针尖位于肝素帽内，快速推入，然后拔出头皮针。

（7）更换无菌手套，安装固定翼，随后，将导管呈弧形进行胶带固定接头。用透明敷料固定导管，固定时，要保证贴膜下缘与胶带下缘平齐，第 2 条胶带以蝶形交叉固定于无菌透明敷料上，第 3 条胶带压在第 2 条胶带上，第 4 条签上姓名与时间后固定于第 3 条胶带上。用无菌小纱布包裹导管末端，用胶带固定于皮肤，做好维护记录。

三、植入式输液港建立与维护

（一）操作前准备

1. 置管部位的选择　置管部位的选择要综合比较其他发生机械性并发症、导管相关性血流感染的可能性。置管部位会影响发生继发导管相关性血流感染和静脉炎的危险度。置管部位皮肤菌群的密度是造成 CRBSI 的一个主要危险因素。由经过培训的医生依不同的治疗方式和患者体型来选择输液港植入的途径：大静脉植入、大动脉植入、腹腔内植入，输液座放于皮下。输液港导管常用的植入部位主要为颈内静脉与锁骨下静脉。非随机实验证实了颈内静脉置管发生相关性感染的危险率高。研究分析显示，床旁超声定位的锁骨下静脉置管与其他部位相比，可以显著降低机械性并发症。对于成年患者，锁骨下静脉对控制感染来说是首选部位。当然，在选择部位时其他的一些因素也应该考虑。目前临床应用较多的是锁骨下静脉，实际植入的位置要根据患者的个体差异决定。植入位置解剖结构应该能保证注射座稳定，不会受到患者活动的影响，不会产生局部压力升高或受穿衣服的影响，注射座隔膜上方的皮下组织厚度在 0.5 ~ 2 cm 为适宜厚度。

2. 经皮穿刺导管植入点选择　自锁骨中外 1/3 处进入锁骨下静脉，然后进入胸腔内血管。

（二）输液港的选择

由医生依不同的治疗方式和患者体型做出选择。标准型及急救凹形输液港适用于不同体型的成年人及儿童患者。双腔输液港适用于同时输入不兼容的药物。术中连接式导管可于植入时根据需要决定静脉导管长度。

输液港种类有多种选择：①单腔末端开口式导管输液港或单腔三向瓣膜式导管输液港；②小型单腔末端开口式导管输液港或小型单腔式三向瓣膜式导管输液港；③双腔末端开口式导管输液港或双腔三向瓣膜式导管输液港。

输液港附件——无损伤针的选择：①蝶翼针输液套件适用于连续静脉输注；②直形及弯形无损伤针适用于一次性静脉输注。

（三）穿刺输液操作步骤

（1）向患者说明操作过程并做好解释工作。

（2）观察穿刺点和局部皮肤有无红、肿、热、痛等炎性反应，若有应随时更换敷料或暂停使用。

（3）消毒剂及消毒方法：先用乙醇棉球清洁脱脂，向外用螺旋方式涂擦，其半径 10 ~ 12 cm。以输液港为圆心，再用碘伏棉球消毒 3 遍。

（4）穿刺输液港：触诊定位穿刺隔，一手找到输液港注射座的位置，拇指与示指、中指呈三角形，将输液港拱起；另一手持无损伤针自三指中心处垂直刺入穿刺隔，直达储液槽基座底部。穿刺时动作要轻柔，感觉有阻力时不可强行进针，以免针尖与注射座底部推磨，形成倒钩。

（5）穿刺成功后，应妥善固定穿刺针，不可任意摆动，防止穿刺针从穿刺隔中脱落。回抽血液判断针头位置无误后即可开始输液。

（6）固定要点：用无菌纱布垫在无损伤针针尾下方，可根据实际情况确定纱布垫的厚度，用无菌透明敷料固定无损伤针，防止发生脱落。注明更换无菌透明敷料的日期和时间。

（7）输液过程中如发现药物外渗，应立即停止输液，并即刻给予相应的医疗处理。

（8）退针：为防止少量血液反流回导管尖端而发生导管堵塞，撤针应轻柔，当注射液剩下最后 0.5 mL 时，为维持系统内的正压，以两指固定泵体，边推注边撤出无损伤针，做到正压封管。

（9）采血标本时，用 10 mL 以上注射器以无菌生理盐水冲洗，初始抽至少 5 mL 血液并弃置，儿童减半，在更换注射器抽出所需的血液量，注入备好的血标本采集试管中。

（10）连接输液泵设定压力超过 25psi（磅 / 平方英寸）时自动关闭。

（11）以低于插针水平位置换肝素帽。

（12）封管，以加压的形式从圆形注射港的各角度边推注药液边拔针的方法拔出直角弯针针头暂停输注，每月用肝素盐水封管 1 次即可。

（四）维护时间及注意事项

1. 时间　如下所述。

（1）连续性输液，每 8 h 冲洗 1 次。

（2）治疗间歇期，正常情况下每 4 周维护 1 次。

（3）动脉植入、腹腔植入时，每周维护 1 次。

2. 维护注意事项　如下所述。

（1）冲、封导管和静脉注射给药时必须使用 10 mL 以上的注射器，防止小注射器的压强过大，损伤导管、瓣膜或导管与注射座连接处。

（2）给药后必须以脉冲方式冲管，防止药液残留注射座。

（3）必须正压封管，防止血液反流进入注射座。

（4）不能用于高压注射泵推注造影剂。

第五节　气道通路的建立

一、人工气道概述

人工气道是指上呼吸道及气管受阻，其通畅受到威胁或者需要机械通气治疗时，在生理气道与大气或其他气源之间建立的有效连接。为了达到充分氧合的目的，保护和控制气道是急危重症患者急救处理中的关键。

二、人工气道建立的适应证

各种原因导致气道通气受阻或可能受阻，或呼吸衰竭需要机械通气。①无论任何原因引起的呼吸停止。②心搏骤停。③上呼吸道梗阻。④伴舌后坠或气道保护性反射减退的严重意识障碍。⑤颅脑伤、颌面伤、颈部伤危害气道。⑥凡疑有颈椎损伤者均应在颈椎保护下建立人工气道。⑦喉损伤、气道灼伤。⑧大咯血，口、鼻腔大出血。⑨严重酒精中毒导致误吸或有误吸危险的。⑩拟行有创机械通气者或需要镇静、麻醉镇痛者。

三、人工气道通路建立的方式

（一）气管插管术

1. 物品准备　选择适合于患者型号的气管插管、喉镜、牙垫、导管芯、插管钳、胶布、注射器、简易呼吸器、喷雾器、表面麻醉剂、吸引器、吸氧设备及其他必备药物。

2. 患者准备　对意识清醒者，给予必要的解释、安慰，取得患者的信任和合作。对家属说明插管的必要性，以取得理解和支持。

3. 术前准备

（1）检查气囊是否漏气：将气囊充气后放在盛有灭菌蒸馏水的治疗碗内，无气泡逸出，证明气囊完好。

（2）用麻醉润滑油润滑气管插管前端至气囊上部 3 ~ 4 cm 处，插入金属导管芯，调好解剖弧度，备用。

（3）安装好喉镜，检查电池、灯泡及喉镜各部位，确保其性能良好。

（4）患者去枕平卧，头后仰，肩下垫一小枕，使口、咽、气管 3 条轴线重叠成一条直线。

（5）用吸引器吸净口鼻腔、咽部分泌物。意识清醒的患者，插管前用 1% 丁卡因（地卡因）或 2% 利多卡因作喉部局部喷雾麻醉，以减少呛咳反应。

（6）吸入 100% 氧数分钟，对无自主呼吸的患者则用简易呼吸器及纯氧进行人工呼吸数分钟，最大限度地提高患者血氧饱和度。

4. 气管插管方法（见图 2–1）

（1）开放口腔：术者位于患者头侧，右手拇指推开患者的下唇和下颌，示指抵住上门齿，开放口腔。

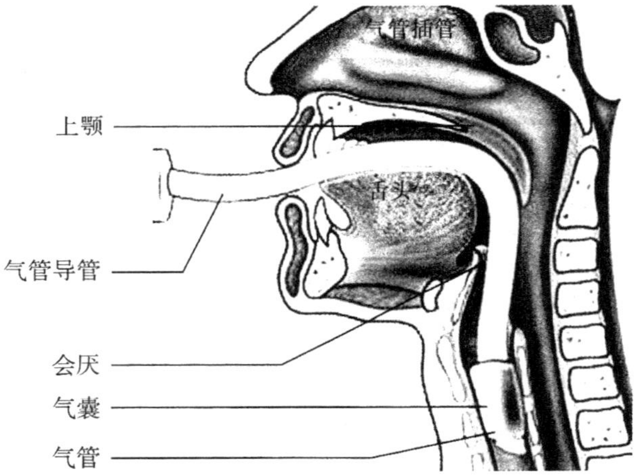

图 2–1　气管插管方法

（2）暴露会厌：左手拿喉镜，经患者右口角置入，同时将舌体推向左侧，缓缓向下推进，见到腭垂后，镜叶移向正中线，继续前进到会厌窝处，见会厌边缘，它是暴露声门的标志。

（3）暴露声门：看到会厌后，上提喉镜，显露声门。声门呈白色，透过声门可见呈暗黑色的气管。声门下方是食管，呈红色、关闭状。

（4）插入导管：暴露声门后，右手持已经润滑过的气管导管尾端，对准声门，紧贴镜片，在左声门开大时轻轻插入，当导管进入声门 1 cm 左右，拔出导管芯，将导管继续旋转深入气管，成年人 5 cm，小儿 2 ~ 3 cm。

（5）确认插管位置：导管插入气管后，从导管旁放入牙垫，退出镜片。检查导管在气管内，而非食管内的方法是听诊双肺。若双肺呼吸音对称，提示位置适当；若不对称，说明插管过深，应拔出导管少许；若未闻及呼吸音者，提示误入食管，应退出重插。

（6）固定：妥善固定导管和牙垫，还原患者体位。

（7）气囊充气：使用气囊压力表向气管气囊内充气，充气至安全压力范围内，起到封闭气道的作用。

5. 护理要点

（1）气管插管要固定牢固并保持清洁，要随时观察固定情况和导管外露的长度（见图 2–2）。

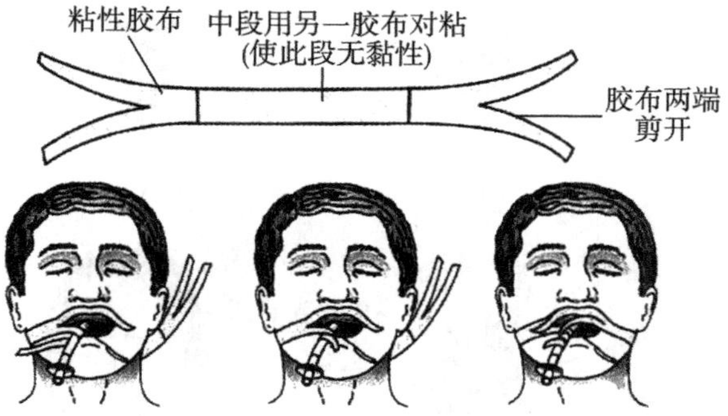

图 2–2　气管插管固定方法

（2）保持人工气道和呼吸道通畅，防止管道扭曲，及时根据患者的实际情况进行吸痰，注意口腔、鼻咽部的护理，气道保持适当的湿化，防止气管内分泌物稠厚结痂而影响通气。

（3）患者病情稳定时每 2 h 翻身、拍背 1 次，同时评估皮肤情况。

（4）注意观察气道压力，定时使用气囊压力表检查气管套管气囊压力是否在安全范围。

（5）做好患者的心理护理，以取得患者的理解和配合，双手适当给予约束，以提醒和防止患者意外拔管。

（6）重视患者主诉，选择适当的方式使患者与医务人员沟通。

6. 气管插管的气管内吸痰术流程和关键环节

（1）吸痰前向患者（意识清晰）及其家属做好解释工作，取得患者及其家属的配合。

（2）用物准备：吸痰管、无菌手套、无菌生理盐水 2 瓶、负压装置和集痰器、简易呼吸皮囊。

（3）吸痰前洗手、戴无菌手套，吸痰时严格按照无菌要求操作，保护患者和护士不被污染。

（4）检查负压吸引器的性能是否良好：吸痰时成年人负压为 150 ～ 200 mmHg，小儿负压 < 100 mmHg。负压过大可损伤气道黏膜，引起气道出血；同时也可使远端肺泡闭合，严重者出现人为的肺不张。

（5）成年人吸痰 < 15 s，小儿吸痰 < 10 s。吸痰避免操之过急，以免吸痰过深刺激迷走神经而诱发心律失常、缺氧或心搏骤停，以及肺动脉高压危象。

（6）吸痰时观察患者的心律、心率、血压及口唇颜色、氧饱和度、痰液的色质量，如出现血压下降、氧饱和度 < 95%、心率增快、心律不齐，应立即停止吸痰。

（7）若呼吸道分泌物较黏稠，可向呼吸道内注入无菌生理盐水 3 ～ 5 mL 以稀释痰液。此时需要鼓肺吸痰，由 2 名护士共同完成，1 名护士吸痰，1 名护士使用氧气皮囊供氧，以免患者缺氧。

（8）吸痰后应清洁口腔、鼻咽腔的分泌物，并进行肺部听诊，评价吸痰效果。

（二）气管切开术

1. 物品准备　麻醉药物和用物、气管切开包、无菌手套、皮肤消毒用品、气管导管、气囊压力表、吸痰用物（如生理盐水、吸痰管、负压吸引器等）、纱布等。

2. 患者准备　患者多为急危重症，气管切开术又是创伤性手术，患者心理负担很重，因此术前、术后要注意安慰和鼓励患者，给予足够的心理支持，以配合手术。向家属说明手术的必要性，取得家属的理解和支持。

3. 术前准备　检查气管导管气囊是否漏气，将气囊充气后放在盛有灭菌蒸馏水的治疗碗内，无气泡逸出证明气囊完好。体位：取仰卧位、垫肩、头后仰，保持正中位，但不可过分后仰。

4. 气管切开方法（见图 2–3）

（1）麻醉：一般采用局部浸润性麻醉，患者躁动抽搐或不能配合以及儿童可用全身麻醉，昏迷者不必麻醉。

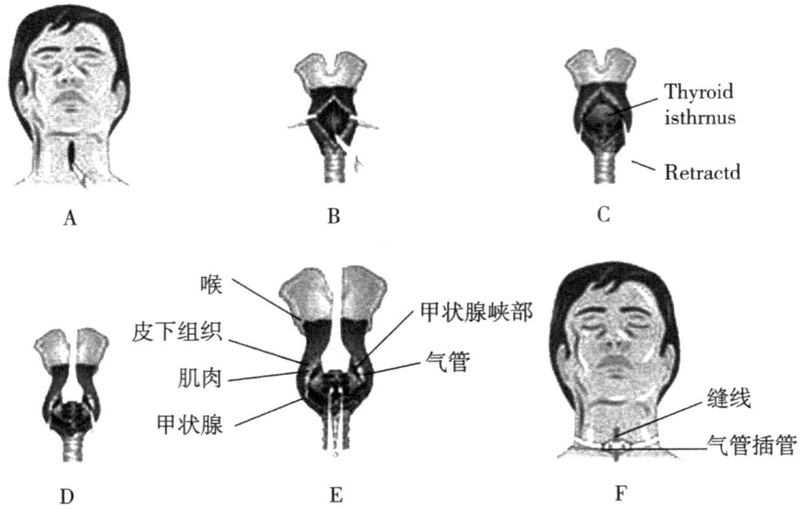

图 2–3　气管切开方法

（2）消毒铺巾：颈部手术区常规消毒，铺无菌巾。

（3）切开气管：自环状软骨下缘至胸骨上凹一横指处做 3 ~ 5 cm 正中切口，逐层切开、分离，止血，暴露气管。切开第 3 ~ 4 或第 4 ~ 5 气管软骨环，吸出气管内分泌物和血液。

（4）插入气管导管：将口径恰当、带导芯的气管导管置入，迅速拔出导芯，插入内套管。

（5）固定：将套管的带子缚于颈后固定，用剪开的纱布夹于导管两侧，覆盖切口。

（6）气囊充气：使用气囊压力表向气管气囊内充气，充气至安全压力范围内，起到封闭气道的作用。

5. 护理要点

（1）体位：患者取半卧位，头颈不可过仰或过屈，以免套管角度变动太大压迫及损伤气管内壁，同时防止气管套管移位、贴壁、脱出，造成患者气道出血，引起窒息。

（2）保持呼吸道通畅：根据患者的实际情况按需吸痰，及时清理气道分泌物。

（3）气道湿化：呼吸道的充分湿化对气管、支气管黏膜具有保护作用，也能提高患者舒适度。

（4）每天检查气管切开套管固定带的松紧，以能容一小指为宜：如果过松，套管易脱出；如果过紧，易压伤皮肤。

（5）气管切开处伤口的护理：定时更换伤口敷料垫，首先用无菌生理盐水清洁伤口，并用消毒液消毒切口周围的皮肤，如被分泌物污染时应及时更换。

（6）保持安全的气囊内压力：定期进行放气和充气，防止气管黏膜损伤，防止气管套管意外脱出。

（7）严密观察病情变化：如患者发生烦躁不安、大汗、憋气、气急，甚至发绀，首先检查气管套管的位置有无移位、脱出、痰痂堵塞、贴壁等情况，并立即报告医生。

（8）防止误吸：气管切开，意识清醒的患者可适当进食。进食时，注意防止误吸。

（9）护患沟通：气管切开患者交流困难，给予患者手写板、呼叫拍，方便护患沟通。

6. 气管切开常见并发症及护理

（1）皮下、纵隔气肿：常因气管与所选择的气管套管不匹配、切口缝合太紧引起。一般不需特殊治疗，可在 1 周左右自行吸收。气肿严重者有纵隔压迫症状并影响呼吸循环时应实施减压术，将气体放出。

（2）气胸：若手术分离偏向右侧，位置较低，易伤及胸膜顶引起气胸。若双侧胸膜顶均受损伤形成双侧气胸，患者可立即死亡。轻度气胸可密切观察；张力性气胸立即用较粗的针头行胸腔穿刺，抽出空气或行胸腔闭式引流。

（3）支气管肺部感染：肺部感染是最常见的并发症。严格执行无菌操作，预防吸入性肺炎和胃内容物反流，及时吸净气囊以上的滞留物，避免口咽部分泌物进入下呼吸道，防止冷凝水倒流，加强口腔护理。

（4）气管狭窄：气囊压力过高压迫气管黏膜上的毛细血管，致使此位置的循环中断，由此产生局部缺血、结痂和狭窄；不适当的导管移位、导管的每次细微的移动都会给气管造成微小的创伤，最终致气管狭窄，形成瘢痕。护理时掌握正确的气囊充气方法，告知患者正确的体位，当连接、脱离呼吸机时，必须固定好导管，套管与皮肤应该保持 90° 角。

（5）气囊疝：气囊压力过高，可以在它所置处引起疝。护理中注意气囊正确的充气方法。

（6）气管食管瘘：这是较少见但很严重的并发症。对疑有气管食管瘘患者可行食管吞碘造影，明确后禁食。轻者可更换短的气管套管，留置鼻饲管，使糜烂处的刺激减少得以休息，加强营养，待其自愈。

（三）经皮穿刺气管套管置管术

1. 物品准备　经皮穿刺气管套管置换术器械包 1 套，包括手术刀、套管针、10 mL 注射器、导引钢丝、皮下软组织扩张器、扩张钳、气管套管、消毒用品、无菌手套、无菌手术巾、麻醉药品和用品、生理盐水等。

2. 患者准备　多为急危重症患者，心理负担很重。气管切开术又是创伤性手术，因此，术前术后要注意安慰和鼓励患者，给予足够的心理支持，使其配合手术。向家属说明手术的必要性，取得家属的理解和支持。

3. 术前准备　检查气管套管气囊是否漏气，将气囊充气后放在盛有灭菌蒸馏水的治疗碗内，无气泡逸出证明气囊完好。体位：仰卧位，肩背部垫一小枕，头颈后仰，下颌、喉结、胸骨切迹呈一直线。

4. 操作步骤（见图 2–4）

（1）穿刺点：颈部正中第 1、第 2 或第 2、第 3 气管软骨环。

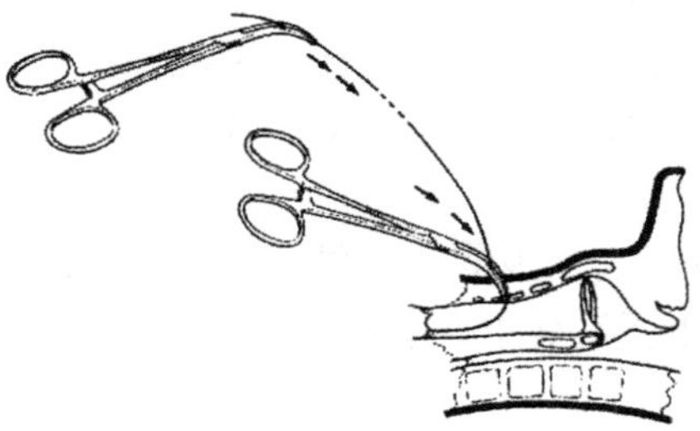

图 2–4　经皮穿刺气管套管置管术

（2）常规皮肤消毒、局部麻醉。手术刀横行或纵行切开穿刺点皮肤 1.5 ～ 2.0 cm，并作钝性分离。

（3）套管针接有生理盐水的注射器，在正中穿刺，针头向尾侧略倾斜。

（4）有突破感回抽有气体入注射器，证实套管针已进入气管。

（5）固定外套管，退出注射器及穿刺针。

（6）插入导引钢丝 10 cm 左右并固定。

（7）用扩张器穿过导引钢丝尾端，扩张软组织及气管壁。

（8）退出扩张器，进一步用扩张钳扩张。

（9）气管套管穿过导引钢丝，放置气管套管并退出导引钢丝及内套管。及时清除气道内分泌物，保证气道通畅。

（10）气管套管气囊注气：使用气囊压力表向气管气囊内充气至安全压力范围内，起到封闭气道的作用。

第三章

呼吸系统疾病的护理

第一节　肺炎

肺炎（pneumonia）是指终末气道、肺泡和肺间质的炎症，可由病原微生物、理化因素、免疫损伤、过敏及药物所致。细菌性肺炎是最常见的肺炎。自抗生素广泛应用以来，肺炎预后有明显改善，但近年来肺炎总的病死率又有所上升，主要与社会人口老龄化、吸烟、伴有基础疾病、免疫功能低下，加之病原体变迁、医院获得性肺炎发病率增加、病原学诊断困难、不合理使用抗生素导致细菌耐药性增加和部分人群贫困化加剧等因素有关。

一、分类

肺炎可按解剖、病因或患病环境加以分类。

（一）解剖分类

1. 大叶性（肺泡性）肺炎　为肺实质炎症，通常并不累及支气管。病原体先在肺泡引起炎症，继之导致部分或整个肺段、肺叶发生炎症改变。致病菌多为肺炎链球菌。

2. 小叶性（支气管）肺炎　指病原体经支气管入侵，引起细支气管终末细支气管和肺泡的炎症。病原体有肺炎链球菌、葡萄球菌、病毒、肺炎支原体以及军团菌等。常继发于支气管炎、支气管扩张、上呼吸道病毒感染以及长期卧床的危重患者。

3. 间质性肺炎　以肺间质炎症为主，病变累及支气管壁及其周围组织，有肺泡壁增生及间质水肿。可由细菌、支原体、衣原体、病毒或卡氏肺囊虫等引起。

（二）病因分类

1. 细菌性肺炎　如肺炎链球菌、金黄色葡萄球菌、甲型溶血性链球菌、肺炎克雷白杆菌、流感嗜血杆菌、铜绿假单胞菌等。

2. 非典型病原体所致肺炎　如军团菌、支原体和衣原体等。

3. 病毒性肺炎　如冠状病毒、腺病毒、呼吸道合胞病毒、流感病毒、单纯疱疹病毒等。

4. 真菌性肺炎　如白念珠菌、曲霉、放射菌等。

5. 其他病原体所致的肺炎　如立克次体、弓形虫、原虫－肺吸虫、肺血吸虫等。

6. 理化因素所致的肺炎　如放射性肺炎、胃酸吸入、药物等引起的化学性肺炎等。

（三）患病环境分类

由于病原学检查阳性率低，培养结果滞后，病因分类在临床上应用较为困难，该分类有利于指导经验治疗。

1. 社区获得性肺炎（community acquired pneumonia，CAP）　是指在医院外引起的感染性肺实质炎症，包括具有明确潜伏期的病原体感染而在入院后平均潜伏期内发病的肺炎。常见病原菌为肺炎链球菌、流感嗜血杆菌、卡他莫拉菌和非典型病原体。

2. 医院获得性肺炎（hospital acquired pneumonia，HAP）　亦称为医院内肺炎，是指患者入院时不存在、也不处于潜伏期，而于入院 48 h 后在医院内发生的肺炎。无感染高危因素患者的常见病原体依次为肺炎链球菌、流感嗜血杆菌、金黄色葡萄球菌、大肠杆菌、肺炎克雷白杆菌等；有感染高危因素患者的常见病原体依次为金黄色葡萄球菌、铜绿假单胞菌、肠杆菌属、肺炎克雷白杆菌等。

二、病因及发病机制

正常的呼吸道免疫防御机制（支气管内黏液 – 纤毛运载系统、肺泡内吞噬细胞等）使气管隆凸以下的呼吸道保持无菌。肺炎的发生主要由病原体和宿主两个因素决定。如果病原体数量多、毒力强和（或）宿主呼吸道局部和全身免疫防御系统损害，即可发生肺炎。病原体可通过空气吸入、血流播散、邻近感染部位蔓延、上呼吸道定植菌的误吸引起社区获得性肺炎。医院获得性肺炎还可通过误吸胃肠道的定植菌（胃食管反流）和通过人工气道吸入环境中的致病菌引起。

1. 肺炎链球菌肺炎　是由肺炎链球菌（或称肺炎球菌）引起的肺炎。肺炎链球菌是寄居在口腔及鼻咽部的一种正常菌群，其带菌率随年龄、季节及免疫状态的变化而改变。当机体免疫功能受损时，有毒力的肺炎链球菌侵入人体而致病。其致病力是由于细菌多糖荚膜对组织的侵袭作用，首先引起肺泡壁水肿，白细胞与红细胞渗出，进而含菌的渗出液经肺泡间孔（Cohn）向肺的中央部分扩展，甚至累及几个肺段或整个肺叶。

发病以冬季和初春多见，常与呼吸道病毒感染相平行。患者常为健康的青壮年或老年人与婴幼儿，男性多见。本病约占社区获得性肺炎的半数。除肺炎外，少数患者可发生菌血症或感染性休克，老年人及婴幼儿的病情尤为严重。

2. 葡萄球菌肺炎　是由葡萄球菌引起的急性肺部化脓性炎症。葡萄球菌的致病物质主要是毒素与酶，具有溶血、坏死、杀白细胞和致血管痉挛等作用。其致病力可用血浆凝固酶来测定，阳性者致病力较强，是化脓性感染的主要原因。但其他凝固酶阴性的葡萄球菌亦可引起感染。随着医院内感染的增多，由凝固酶阴性葡萄球菌引起的肺炎也不断增多。

医院获得性肺炎中，葡萄球菌感染占 11% ~ 25%。常发生于有糖尿病、血液病、艾滋病、肝病或慢性阻塞性肺疾病等原有基础疾病者。若治疗不及时或不当，病死率甚高。

3. 肺炎支原体肺炎　是由肺炎支原体引起的呼吸道和肺部的急性炎症。常同时有咽炎、支气管炎和肺炎。肺炎支原体是介于细菌和病毒之间，兼性厌氧、能独立生活的最小微生物。健康人吸入患者咳嗽、打喷嚏时喷出的口鼻分泌物可感染，即通过呼吸道传播。病原体通常吸附于宿主呼吸道纤毛上皮细胞表面，不侵入肺实质，抑制纤毛活动和破坏上皮细胞。其致病性可能与患者对病原体及其代谢产物的过敏反应有关。

支原体肺炎约占非细菌性肺炎的 1/3 以上，或各种原因引起的肺炎的 10%。以秋冬季发病较多，可散发或小流行，患者以儿童和青年人居多，婴儿间质性肺炎亦应考虑本病的可能。

4. 病毒性肺炎　是由上呼吸道病毒感染，向下蔓延所致的肺部炎症。常见病毒为甲、乙型流感病毒、腺病毒、副流感病毒、呼吸道合胞病毒和冠状病毒等。患者可同时受一种以上病毒感染，气道防御功能降低，常继发细菌感染。病毒性肺炎为吸入性感染，常有气管 – 支气管炎。呼吸道病毒通过飞沫与直接接触而迅速传播，可爆发或散发流行。

病毒性肺炎约占需住院的社区获得性肺炎的 8%，大多发生于冬春季节。密切接触的人群或有心肺疾病者、老年人等易受感染。

5. 真菌性肺炎　肺部真菌感染是最常见的深部真菌病。真菌感染的发生是机体与真菌相互作用的结果，最终取决于真菌的致病性、机体的免疫状态及环境条件对机体与真菌之间关系的影响。广谱抗生素、糖皮质激素、细胞毒药物及免疫抑制剂的广泛使用，人免疫缺陷病毒（HIV）感染和艾滋病增多，使肺部真菌感染的机会增加。

真菌多在土壤中生长，孢子飞扬于空气中，极易被人体吸入而引起肺真菌感染（外源性）；或使机体致敏，引起表现为支气管哮喘的过敏性肺泡炎。有些真菌为寄生菌，如念珠菌和放线菌，当机体免疫力降低时可引起感染。静脉营养疗法的中心静脉插管如留置时间过长，白念珠菌能在高浓度葡萄糖中生长，引起念珠菌感染中毒症。空气中到处有曲霉属孢子，在秋冬及阴雨季节，储藏的谷草发热霉变时更多。若大量吸入可能引起急性气管－支气管炎或肺炎。

三、临床表现

1. 肺炎链球菌肺炎　常有受凉、淋雨、疲劳、醉酒、病毒感染等诱因。多有上呼吸道感染的前驱症状。起病急骤，有寒战、高热，体温常在数小时内上升至39℃～40℃，可呈稽留热，高峰在下午或傍晚。患侧胸痛，可放射至肩部或腹部，随深呼吸或咳嗽加剧。痰少，可带血或呈铁锈色。食欲锐减，偶有恶心、呕吐、腹胀、腹泻，可被误诊为急腹症。严重感染时，可伴发休克、急性呼吸窘迫综合征及神经精神症状，表现为烦躁不安、呼吸困难和不同程度的意识障碍等。

患者呈急性病容，面颊绯红，鼻翼扇动，口周有单纯疱疹，心率快、发绀。有感染中毒症者，可出现皮肤、黏膜出血点，巩膜黄染。病变早期肺部体征不明显，肺实变时病变处叩诊呈浊音，触觉语颤增强并可闻及异常支气管呼吸音。消散期病变处可闻及湿啰音。炎症累及胸膜可有胸膜摩擦音，累及膈胸膜可有上腹部压痛。重症患者有肠胀气，累及脑膜时有颈抵抗及出现病理反射。

严重感染中毒症患者易发生感染性休克，也称休克型肺炎，老年人较多，表现为血压降低、四肢厥冷、多汗、少尿、发绀、心动过速、心律失常等，而高热、胸痛、咳嗽等症状并不突出。也可出现胸膜炎、脓胸、心包炎、脑膜炎和关节炎等并发症。

2. 葡萄球菌肺炎　起病多急骤，寒战、高热，体温高达39℃～40℃，胸痛，咳大量脓性痰，带血丝或呈脓血状。全身肌肉和关节酸痛，精神萎靡，病情严重者可出现周围循环衰竭。院内感染者常起病隐袭，体温逐渐上升。老年人症状可不明显。

早期可无体征，晚期可有双肺散在湿啰音。病变较大或融合时可出现肺实变体征。但体征与严重的中毒症状和呼吸道症状不平行。

3. 肺炎支原体肺炎　通常起病缓慢，潜伏期2～3周，症状主要为乏力、咽痛、头痛、咳嗽、发热、食欲不振、肌肉酸痛等。多为刺激性咳嗽，咳少量黏液痰，发热可持续2～3周，体温恢复正常后可仍有咳嗽。偶伴有胸骨后疼痛。

可见咽部充血、颈部淋巴结肿大等体征。肺部可无明显体征，与肺部病变的严重程度不相称。

4. 病毒性肺炎　一般临床症状较轻，与支原体肺炎症状相似。起病较急，发热、头痛、全身酸痛、乏力等较突出。有咳嗽、少痰或白色黏液痰、咽痛等症状。老年人或免疫功能受损的重症患者，可表现为呼吸困难、发绀、嗜睡、精神萎靡，甚至并发休克、心力衰竭和呼吸衰竭，严重者可发生急性呼吸窘迫综合征。

本病常无显著的胸部体征，病情严重者有呼吸浅速、心率增快、发绀、肺部干湿性啰音。

5. 真菌性肺炎　本病多继发于长期应用抗生素、糖皮质激素、免疫抑制剂、细胞毒药物或因长期留置导管、插管等诱发，其症状和体征无特征性变化。

6. 重症肺炎　目前重症肺炎还没有普遍认同的标准，各国诊断标准不一，但都注重肺部病变的范围、器官灌注和氧合状态。我国制定的重症肺炎标准为：①意识障碍。②呼吸频率＞30次/分。③$PaO_2 < 60$ mmHg、$PaO_2/FiO_2 < 300$，需行机械通气治疗。④血压＜90/60 mmHg。⑤胸片显示双侧或多肺叶受累，或入院48 h内病变扩大≥50%。⑥少尿：尿量每小时＜20 mL，或每4 h＜80 mL，或急性肾衰竭需要透析治疗。

四、处理要点

肺炎治疗的最主要环节是抗感染治疗。根据患者的年龄、有无基础疾病、是否有误吸、住普通病房还是重症监护病房、住院时间长短和肺炎的严重程度等，选择抗生素和给药途径。同时进行辅助支持治疗和对症处理。发生感染性休克时应及时进行抗休克和抗感染等处理。

肺炎的抗感染治疗包括经验性治疗和病原体治疗。对于青壮年和无基础疾病的社区获得性肺炎患者，常选用青霉素类、大环内酯类、第一代头孢菌素和喹诺酮类等；老年人、有基础疾病或需要住院的社区获得性肺炎，常选用第二、三代头孢菌素、β－内酰胺类/β－内酰胺酶抑制剂和喹诺酮类，可联合大环内酯类或氨基糖苷类。医院获得性肺炎常用第二、三代头孢菌素、β－内酰胺类/β－内酰胺酶抑制剂、喹诺酮类和碳青霉烯类。重症肺炎的治疗应早期、联合、足量应用广谱的强力抗菌药物。

1. 肺炎球菌肺炎　首选青霉素 G，用法及剂量视病情轻重及有无并发症而定。对青霉素过敏或耐青霉素者，可用喹诺酮类（如左氧氟沙星）、头孢噻肟等药物。多重耐药菌株感染者，选用万古霉素。疗程通常为 14 d，或在退热后 3 d 停药或由静脉用药改为口服，维持数日。

2. 葡萄球菌肺炎　治疗要点为早期引流原发病灶，同时选用敏感的抗生素。通常首选耐青霉素酶的半合成青霉素或头孢菌素，如苯唑西林、头孢呋辛等。对甲氧西林耐药株（MRSA）可用万古霉素、替考拉宁等治疗。疗程约 2 ~ 3 周，有并发症者需 4 ~ 6 周。

3. 肺炎支原体肺炎　首选大环内酯类抗生素，如红霉素，疗程一般为 2 ~ 3 周。

4. 病毒性肺炎　以对症治疗为主，板蓝根、黄芪、金银花、连翘等中药有一定的抗病毒作用。对某些重症病毒性肺炎应采用抗病毒药物，如选用利巴韦林（病毒唑）、阿昔洛韦（无环鸟苷）等。

5. 真菌性肺炎　目前尚无理想的药物，两性霉素 B 对多数肺部真菌仍为有效药物，但由于其副反应较多，使其应用受到限制。其他药物尚有氟胞嘧啶、米康唑、酮康唑、制霉菌素等也可选用。

五、常见护理诊断及医护合作性问题

1. 气体交换受损　与肺部炎症、痰液黏稠等引起呼吸面积减少有关。
2. 清理呼吸道无效　与肺部炎症、痰液黏稠、无力咳嗽有关。
3. 体温过高　与致病菌引起肺部感染有关。
4. 疼痛——胸痛　与肺部炎症累及胸膜有关。
5. 知识缺乏　缺乏疾病发生、发展、治疗等相关知识。
6. 潜在并发症　感染性休克。

六、护理措施

（一）一般护理

1. 休息与环境　保持室内空气清新，病房温度、湿度适度，环境安静、清洁、舒适。限制患者活动，限制探视，避免因谈话过多影响体力。要集中安排治疗和护理活动，保证足够的休息，以减少氧耗量，缓解头痛、肌肉酸痛、胸痛等症状。

2. 体位指导或协助患者采取合适的体位　对于意识障碍患者，如病情允许可取半卧位，增加肺通气量；或侧卧位，以预防或减少分泌物吸入肺内。注意每 2 h 变换体位 1 次，以促进肺扩张，减少分泌物淤积在肺部而引起并发症。

3. 饮食　给予高热量、高蛋白质、高维生素、易消化的流质或半流质饮食，以补充高热引起的营养物质消耗。宜少食多餐，避免压迫膈肌。若有明显麻痹性肠梗阻或胃扩张，应暂时禁食，遵医嘱给予胃肠减压，直至肠蠕动恢复。鼓励患者足量饮水（1 ~ 2 L/d），以补充发热、出汗和呼吸急促所丢失的水分，并利于痰液排出。轻症者无须静脉补液，脱水严重者可遵医嘱补液，补液有利于加快毒素排泄和热量散发。心脏病或老年人应注意补液速度，过快过多易导致急性肺水肿。

（二）病情观察

监测患者神志、体温、呼吸、脉搏、血压和尿量，并做好记录。尤其应注意密切观察体温的变化。观察有无呼吸困难及发绀，及时适宜给氧。儿童、老年人、久病体弱者的病情变化较快应重点观察，注意是否伴有感染性休克的表现。观察痰液颜色、性状和量，如肺炎球菌肺炎呈铁锈色，葡萄球菌肺炎呈粉红色乳状，厌氧菌感染者痰液多有恶臭等。

（三）对症护理

1. 咳嗽、咳痰的护理　鼓励和协助患者有效咳嗽、排痰，及时清除口腔和呼吸道内痰液、呕吐物。痰液黏稠不易咳出时，若病情允许可扶患者坐起，给予拍背，协助咳痰；遵医嘱应用祛痰药以及超声雾化吸入，稀释痰液，促进痰的排出。必要时吸痰，预防窒息。吸痰前，注意告知病情。

2. 气急发绀的护理　监测动脉血气分析值，给予吸氧，提高血氧饱和度，改善发绀，增加患者的舒适度。氧流量一般为每分钟 4 ～ 6 L，若为 COPD 患者，应给予低流量持续吸氧。注意观察患者呼吸频率、节律、深度的变化，有无皮肤色泽和意识状态改变，如果病情恶化，准备气管插管和呼吸机辅助通气。

3. 胸痛的护理　注意维持患者舒适的体位。患者胸痛时，常随呼吸、咳嗽加重，可采取侧卧位，在咳嗽时可用枕头等物夹紧胸部，必要时用宽胶布固定胸廓，以降低胸廓活动度，减轻疼痛。疼痛剧烈者，遵医嘱应用镇痛、止咳药，缓解疼痛和改善肺通气，如口服可待因。此外可用物理止痛和中药止痛擦剂。物理止痛，如按摩、针灸、经皮肤电刺激止痛穴位或局部冷敷等，可降低疼痛的敏感性。中药止痛擦剂具有操作简便、安全，不良反应小，无药物依赖现象等优点。中药经皮肤吸收，无创伤，且发挥药效快，对轻度疼痛效果好。

4. 其他　鼓励患者经常漱口，做好口腔护理。口唇疱疹者局部涂液状石蜡或抗病毒软膏，防止继发感染。烦躁不安、谵妄、失眠者酌情使用地西泮或水合氯醛，禁用抑制呼吸的镇静药。

（四）感染性休克的护理

1. 观察休克的征象　密切观察生命体征和病情的变化。发现患者神志模糊、烦躁、发绀、四肢湿冷、脉搏细数、脉压变小、呼吸浅快、面色苍白、尿量减少（每小时少于 30 mL）等休克早期症状时，及时报告医师，采取救治措施。

2. 环境与体位　应将感染性休克的患者安置在重症监护室，注意保暖和安全。取仰卧中凹位，抬高胸部 20°，抬高下肢 30°，以利于呼吸和静脉回流，增加心排出量。尽量减少搬动。

3. 吸氧　有发绀或 PaO_2 < 60 mmHg 应给高流量吸氧，维持动脉氧分压在 60 mmHg 以上，改善缺氧状况。

4. 补充血容量　尽快建立两条静脉通路，遵医嘱补充液体，维持有效血容量，减低血液的黏稠度，防止弥散性血管内凝血。补液不宜过多过快，以免引起心力衰竭和肺水肿。随时观察患者全身情况、血压、尿量、尿比重、血细胞比容等，监测中心静脉压，作为调整补液速度的指标，以中心静脉压不超过 10 cmH_20、尿量每小时在 30 mL 以上为宜。若血容量已补足而 24 h 尿量仍 < 400 mL、尿比重 < 1.018 时，应及时报告医师，注意是否并发急性肾衰竭。

5. 纠正酸中毒　有酸中毒者，静脉滴注 5% 的碳酸氢钠时，因其配伍禁忌较多，宜单独输入。监测和纠正电解质和酸碱失衡等。

6. 应用血管活性药物的护理　在应用血管活性药物，如多巴胺、间羟胺（阿拉明）时，应注意防止液体溢出血管外，引起局部组织坏死和影响疗效。可应用输液泵单独静脉输入血管活性药物，根据血压随时调整滴速，维持收缩压在 90 ～ 100 mmHg，保证重要脏器的血液供应，改善微循环。

7. 对因治疗　应联合、足量应用强有力的广谱抗生素控制感染。

8. 病情转归观察　随时监测和评估患者意识、血压、脉搏、呼吸、体温、皮肤、黏膜、尿量的变化，判断病情转归。如患者神志逐渐清醒、皮肤及肢体变暖、脉搏有力、呼吸平稳规则、血压回升、尿量增多，预示病情已好转。

（五）用药护理

遵医嘱及时使用有效抗感染药物，注意观察药物疗效及不良反应。药物治疗 48 ～ 72 h 后应对病情进行评价，治疗有效表现为体温下降、症状改善、白细胞逐渐降低或恢复正常等。如用药 72 h 后病情仍无改善，需及时报告医师并作相应处理。

（六）心理护理

患病前健康状态良好的患者会因突然患病而焦虑不安；病情严重或患有慢性基础疾病的患者则可能出现消极、悲观和恐慌的心理反应。应耐心给患者讲解疾病的有关知识，解释各种症状和不适的原因，说明各项诊疗、护理操作目的、操作程序和配合要点，告知患者大部分肺炎治疗、预后良好。主动询问和关心患者的需要，鼓励患者说出内心感受，与患者进行有效的沟通，帮助患者去除不良心理反应，树立治愈疾病的信心。

（七）健康指导

1. 疾病知识指导　指导患者及家属了解肺炎的病因和诱因，有皮肤疖、痈、伤口感染、毛囊炎、蜂窝织炎时应及时治疗。避免受凉、淋雨、酗酒和过度疲劳，尤其是年老体弱和免疫功能低下者，如糖尿病、慢性肺病、慢性肝病、血液病、营养不良、艾滋病等天气变化时随时增减衣服，预防上呼吸道感染。可注射流感或肺炎免疫疫苗，使之产生免疫力。

2. 生活指导指导　患者要注意休息，劳逸结合，生活有规律。保证摄取足够的营养物质，适当参加体育锻炼，增强机体抗病能力。对意识障碍、慢性病、长期卧床者，应指导家属注意帮助患者经常改变体位、翻身、拍背，鼓励并协助患者咳出痰液，有感染征象时及时就诊。

3. 出院指导　出院后需继续用药者，应指导患者遵医嘱按时服药，向患者介绍所服药物的疗效、用法、疗程、不良反应，防止自行停药或减量。指导患者观察疾病复发症状，如出现发热、咳嗽、呼吸困难等不适表现时，应及时就诊。告之患者随诊的时间及需要准备的有关资料，如 X 线胸片等。

第二节　支气管哮喘

支气管哮喘（bronchial asthma，简称哮喘）是由嗜酸性粒细胞、肥大细胞、T 淋巴细胞等多种炎性细胞和细胞组分参与的气道慢性炎症性疾病。这种慢性炎症导致气道高反应性和广泛多变的可逆性气流受限，并引起反复发作性的喘息、气急、胸闷或咳嗽等症状，常在夜间和（或）清晨发作和加重，多数患者可自行缓解或治疗后缓解。支气管哮喘如贻误诊治，随病程的延长可产生气道不可逆性狭窄和气道重塑。因此，合理的防治至关重要。

哮喘是全球性疾病，全球约有 1.6 亿患者，我国患病率为 1% ～ 4%，其中儿童患病率高于青壮年，城市高于农村，老年人群的患病率有增高趋势。成人男女患病率相近，约 40% 的患者有家族史。

一、病因和发病机制

（一）病因

本病的确切病因不清。目前认为哮喘是多基因遗传病，受遗传因素和环境因素双重影响。

1. 遗传因素　哮喘发病具有明显的家族集聚现象，临床家系调查发现，哮喘患者亲属患病率高于群体患病率，且亲缘关系越近患病率越高；病情越严重，其亲属患病率也越高。

2. 环境因素　主要包括：①吸入性变应原：如尘螨、花粉、真菌、动物毛屑、二氧化硫、氨气等各种特异和非特异性吸入物。②感染：如细菌、病毒、原虫、寄生虫等。③食物：如鱼、虾、蟹、蛋类、牛奶等。④药物：如普萘洛尔（心得安）、阿司匹林等；⑤其他：气候改变、运动、妊娠等都可能是哮喘的激发因素。

（二）发病机制

哮喘的发病机制非常复杂（见图 3-1），变态反应、气道炎症、气道反应性增高及神经等因素及其相互作用被认为与哮喘的发病关系密切。其中气道炎症是哮喘发病的本质，而气道高反应性是哮喘的重要特征。根据变应原吸入后哮喘发生的时间，可分为速发性哮喘反应（IAR）、迟发性哮喘反应（LAR）和双相型哮喘反应（DAR）。IAR 在吸入变应原的同时立即发生反应，15 ～ 30 min 达高峰，2 h 逐渐恢复正常。LAR 约在吸入变应原 6 h 左右发作，持续时间长，症状重，常呈持续性哮喘表现，为气道慢性炎症反应的结果。

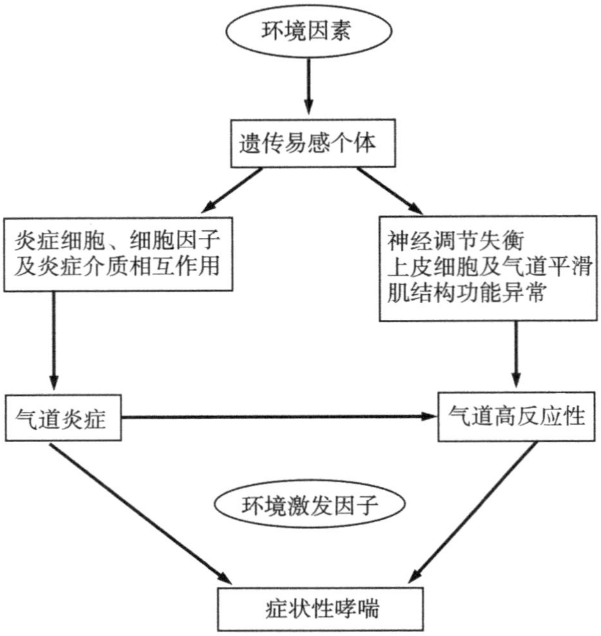

图 3-1　哮喘发病机制

二、病理

疾病早期，无明显器质性改变，随疾病进展，肉眼可见肺膨胀及肺气肿，支气管及细支气管内含有黏稠痰液及黏液栓，黏液栓塞局部可出现肺不张。支气管壁平滑肌增厚、黏膜及黏膜下血管增生、黏膜水肿，气道上皮下有肥大细胞、嗜酸性粒细胞、淋巴细胞等多种炎性细胞浸润。

三、临床表现

（一）症状

哮喘发作前常有干咳、呼吸紧迫感、连打喷嚏、流泪等先兆表现；典型表现为发作性呼气性呼吸困难或发作性胸闷和咳嗽。严重者呈强迫坐位或端坐呼吸，甚至出现发绀等；干咳或咳大量泡沫样痰，有时仅以咳嗽为唯一的症状（咳嗽变异性哮喘）。哮喘症状可在数分钟内发作，经数小时至数日，用支气管舒张药或自行缓解。在夜间及凌晨发作和加重常是哮喘的特征之一。有些青少年，在运动时出现胸闷、咳嗽和呼吸困难（运动性哮喘）。

（二）体征

发作时胸部呈过度充气征象，双肺可闻及广泛的哮鸣音，以呼气相为主，呼气音延长。严重者可有辅助呼吸肌收缩加强，心率加快、奇脉、胸腹反常运动和发绀。严重哮喘发作时，哮鸣音可不出现，称之为寂静胸。非发作期可无阳性体征。

（三）分期及病情评价

根据临床表现哮喘分为急性发作期、慢性持续期和缓解期。缓解期系指经过或未经治疗症状、体征消失，肺功能恢复到急性发作前水平，并维持 4 周以上。以下介绍急性发作期和慢性持续期。

1. 急性发作期　是指气促、咳嗽、胸闷等症状突然发生，常有呼吸困难，以呼气流量降低为其特征，常因接触变应原等或治疗不当所致。

2. 慢性持续期　在哮喘非急性发作期，哮喘患者仍有不同程度的哮喘症状或 PEF 降低。

（四）并发症

发作时可并发气胸、纵隔气肿、肺不张；反复发作和感染可并发慢性支气管炎、肺气肿和肺源性心脏病。

四、处理要点

目前尚无根治的方法。治疗的目的为控制症状，防止病情恶化，尽可能保持肺功能正常，维持正常活动能力（包括运动），避免治疗不良反应，防止不可逆气道阻塞，避免死亡。

（一）脱离变应原

找到引起哮喘发作的变应原或其他非特异刺激因素，并使患者迅速脱离，这是防治哮喘最有效的方法。

（二）药物治疗

1. 缓解哮喘发作

（1）β_2肾上腺素受体激动剂（简称 β_2受体激动剂）：该药物是控制哮喘急性发作症状的首选药物，短效 β_2受体激动剂起效较快，但药效持续时间较短，一般仅维持 4 ~ 6 h，常用药物有沙丁胺醇（又名舒喘宁、全特宁）、特布他林（博利康尼，喘康速）等。长效 β_2受体激动剂作用时间均在 10 ~ 12 h 以上，且有一定抗炎作用，如福莫特罗（奥克斯都宝）、沙美特罗（施立稳）及丙卡特罗（美普清）等，用药方法可采用定量气雾剂（MDI）吸入、干粉吸入、持续雾化吸入等，也可用口服或静脉注射。首选吸入法，因药物直接作用于呼吸道，局部浓度高且作用迅速，所用剂量较小，全身性不良反应少。常用沙丁胺醇或特布他林，每日 3 ~ 4 次，每次 1 ~ 2 喷。干粉吸入方便较易掌握。持续雾化吸入多用于重症和儿童患者，方法简单易于配合。β_2激动剂的缓（控）释型口服制剂，用于防治反复发作性哮喘和夜间哮喘。注射用药，用于严重哮喘，一般每次用量为沙丁胺醇 0.5 mg，只在其他疗法无效时使用。

（2）茶碱类：该药物是目前治疗哮喘的有效药物，通过抑制磷酸二酯酶，提高平滑肌细胞内的 cAMP 浓度，拮抗腺苷受体，刺激肾上腺分泌肾上腺素，增强呼吸肌的收缩；同时具有气道纤毛清除功能和抗炎作用。口服氨茶碱一般剂量每日 6 ~ 10 mg/kg，控（缓）释茶碱制剂，可用于夜间哮喘。静脉给药主要应用于重、危症哮喘，静脉注射首次剂量 4 ~ 6 mg/kg，注射速度不超过 0.25 mg/（kg · min），静脉滴注维持量为 0.6 ~ 0.8 mg/（kg · h），日注射量一般不超过 1.0 g。

（3）抗胆碱药：胆碱能受体（M 受体）拮抗剂，有舒张支气管及减少痰液的作用。常用异丙托溴铵吸入或雾化吸入，约 10 min 起效，维持 4 ~ 6 h；长效抗胆碱药噻托溴铵作用维持时间可达 24 h。

2. 控制哮喘发作

（1）糖皮质激素：该药物是当前控制哮喘发作最有效的药物。可分为吸入、口服和静脉用药。吸入治疗是目前推荐长期抗感染治疗哮喘的最常用的方法。常用吸入药物有倍氯米松、氟替卡松、莫米松等，起效慢，通常需规律用药一周以上方能起效。口服药物用于吸入糖皮质激素无效或需要短期加强的患者。有泼尼松、泼尼松龙，起始 30 ~ 60 mg/d，症状缓解后逐渐减量至≤ 10 mg/d。然后停用，或改用吸入剂。在重度或严重哮喘发作时，提倡及早静脉给药。

（2）白三烯（LT）拮抗剂：具有抗炎和舒张支气管平滑肌的作用。常用药物如扎鲁斯特 20 mg，每日 2 次，或孟鲁司特 10 mg，每日 1 次口服。

（3）其他：色苷酸钠是非糖皮质激素抗炎药物。对预防运动或过敏源诱发的哮喘最为有效。色苷酸钠雾化吸入 3.5 ~ 7 mg 或干粉吸入 20 mg，每日 3 ~ 4 次。酮替酚和新一代组胺 H_1 受体拮抗剂阿司咪唑、曲尼斯特等对轻症哮喘和季节性哮喘有效，也可与 β_2受体激动剂联合用药。

（三）急性发作期的治疗

急性发作的治疗目的是纠正低氧血症，尽快缓解气道阻塞，恢复肺功能，预防进一步恶化或再次发作，防止并发症。一般根据哮喘的分度进行综合性治疗。

1. 轻度　每日定时吸入糖皮质激素（200 ~ 500 μg 倍氯米松）。出现症状时可间断吸入短效 β_2受体激动剂。效果不佳时可加服 $β_2$ 受体激动剂控释片或小量茶碱控释片（200 mg/d），或加用抗胆碱药如异丙托溴铵气雾剂吸入。

2. 中度　每日增加糖皮质激素吸入剂量（500 ~ 1 000 μg 倍氯米松）；规则吸入 $β_2$ 受体激动剂或口服其长效药，或联用抗胆碱药，也可加服白三烯拮抗剂，若不能缓解，可持续雾化吸入 $β_2$ 受体激动剂（或联用抗胆碱药吸入），或口服糖皮质激素（< 60 mg/d），必要时可静脉注射氨茶碱。

3. 重度至危重度　持续雾化吸入 $β_2$ 受体激动剂，或合用抗胆碱药；或静脉滴注氨茶碱或沙丁胺醇，加服白三烯拮抗剂。静脉滴注糖皮质激素，常用有琥珀酸氢化可的松（4 ~ 6 h 起效，100 ~ 400 mg/d）、甲泼尼松（2 ~ 4 h 起效，80 ~ 160 mg/d）。地塞米松因在体内半衰期较长、不良反应较多，宜慎用。待病情控制和缓解后，改为口服给药。注意维持水、电解质及酸碱平衡，纠正缺氧，如病情恶化缺氧状态不能改善时，进行机械通气。

（四）哮喘的长期治疗

哮喘经过急性期治疗后，其症状一般都能得到控制，但哮喘的慢性炎症病理生理改变仍然存在，因此，必须根据哮喘的不同病情程度制定合适的长期治疗方案。

1. 间歇至轻度持续　根据个体差异吸入 $β_2$ 受体激动剂或口服 $β_2$ 受体激动剂以控制症状。小剂量茶碱口服也能达到疗效。亦可考虑每日定量吸入小剂量糖皮质激素（≤ 500 μg/d）。在运动或对环境中已知抗原接触前吸入 $β_2$ 受体激动剂、色苷酸钠或口服 LT 拮抗剂。

2. 中度持续　每日定量吸入糖皮质激素（500 ~ 1 000 μg/d）。除按需吸入 $β_2$ 受体激动剂，效果不佳时合用吸入型长效 $β_2$ 受体激动剂，口服 $β_2$ 受体激动剂控释片、口服小剂量控释茶碱或 LT 拮抗剂等，亦可同时吸入抗胆碱药。

3. 重度持续　每日吸入糖皮质激素量 > 1 000 μg/d。应规律吸入 $β_2$ 受体激动剂或口服 $β_2$ 受体激动剂、茶碱控释片，或 $β_2$ 受体激动剂联用抗胆碱药，或合用 LT 拮抗剂口服，若仍有症状，需规律口服泼尼松或泼尼松龙，长期服用者，尽可能将剂量维持于≤ 10 mg/d。

（五）免疫疗法

分为特异性和非特异性两种，前者又称脱敏疗法（或称减敏疗法）。通常采用特异性变应原（如螨、花粉、猫毛等）作定期反复皮下注射，剂量由低到高，以产生免疫耐受性，使患者脱敏。非特异性免疫疗法，如注射卡介苗、转移因子、疫苗等生物制品抑制变应原反应的过程。目前采用基因工程制备的人重组抗 IgE 单克隆抗体治疗中重度变应性哮喘，已取得较好效果。

五、护理评估

询问患者发病原因，是否与接触变应原、受凉、气候变化、精神紧张、妊娠、运动有关；评估患者的临床表现如喘息、呼吸困难、胸闷或咳嗽的程度、咳痰能力、持续时间、诱发或缓解因素；询问有无哮喘家族史；既往治疗经过，是否进行长期规律的治疗；是否掌握药物吸入技术等。在身体评估方面，注意患者的生命体征、意识状态，有无发绀、大汗淋漓。观察有无辅助呼吸肌参与呼吸，听诊肺部呼吸音，有无哮鸣音；同时，注意对患者呼吸功能试验、动脉血气分析、痰液及胸部 X 线检查等结果的评估。此外，还应注意评估患者的心理状态，有无焦虑、恐惧情绪，有无家庭角色或地位的改变，评估家属对疾病的认知程度及对患者的支持程度、经济状况和社区保健情况。

六、常见护理诊断及医护合作性问题

1. 低效性呼吸形态　与支气管痉挛、气道炎症、黏液分泌增加、气道阻力增加有关。
2. 清理呼吸道无效　与支气管痉挛、痰液黏稠及气道黏液栓形成有关。
3. 知识缺乏　缺乏正确使用吸入器的相关知识。
4. 潜在并发症　自发性气胸、纵隔气肿、肺不张。

七、护理目标

患者呼吸困难缓解，能进行有效呼吸；痰液能排出；能正确使用雾化吸入器；无并发症发生。

八、护理措施

（一）一般护理

1. 环境与体位　提供安静、舒适、温湿度适宜的环境，保持室内清洁、空气流通。病房不宜布置花草，避免使用羽绒或蚕丝织物。发作时，协助患者采取舒适的半卧位或坐位，或用过床桌使患者伏桌休息，以减轻体力消耗。

2. 饮食护理　大约 20% 的成年人和 50% 的哮喘患儿可因不适当饮食而诱发或加重哮喘。护理人员应帮助患者找出与哮喘发作的有关食物。哮喘患者的饮食以清淡、易消化、高蛋白、富含维生素 A、维生素 C、钙食物为主，如哮喘发作与进食某些异体蛋白如鱼、虾、蟹、蛋类、牛奶等有关，应忌食；某些食物添加剂如酒石黄、亚硝酸盐（制作糖果、糕点用于漂白、防腐）也可诱发哮喘发作，应当引起注意。慎用或忌用某些引起哮喘的药物，如阿司匹林或阿司匹林的复方制剂。戒酒、戒烟。哮喘发作时，患者呼吸增快、出汗，极易形成痰栓阻塞小支气管，若无心、肾功能不全时，应鼓励患者饮水 2 000 ~ 3 000 mL/d，必要时，遵医嘱静脉补液，注意输液速度。

3. 保持身体清洁舒适　哮喘患者常会大量出汗，应每日以温水擦浴，勤换衣服和床单，保持皮肤的清洁、干燥和舒适。协助并鼓励患者咳嗽后用温水漱口，保持口腔清洁。

4. 氧疗护理　重症哮喘患者常伴有不同程度的低氧血症存在，应遵医嘱给予吸氧，吸氧流量为每分钟 1 ~ 3 L，吸氧浓度一般不超过 40%。为避免气道干燥和寒冷气流的刺激而导致气道痉挛，吸入的氧气应尽量温暖湿润。

（二）病情观察

观察哮喘发作的前驱症状，如鼻咽痒、喷嚏、流涕、眼痒等黏膜过敏症状；哮喘发作时，观察患者意识状态、呼吸频率、节律、深度及辅助呼吸肌是否参与呼吸运动等，监测呼吸音、哮鸣音变化，监测动脉血气分析和肺功能情况，了解病情和治疗效果。呼吸困难时遵医嘱给予吸氧，注意氧疗效果；哮喘发作严重时，如经治疗病情无缓解，做好机械通气准备工作；加强对急性期患者的监护，尤其在夜间和凌晨易发生哮喘的时间段内，严密观察有无病情变化。

（三）用药护理

1. β_2受体激动剂　指导患者按医嘱用药，不宜长期规律、单一、大量使用，否则会引起气道 β_2 受体功能下调，药物减效；由于本类药物（特别是短效制剂）无明显抗炎作用，故宜与吸入激素等抗炎药配伍使用。口服沙丁胺醇或特布他林时，观察有无心悸、骨骼肌震颤等不良反应。静脉点滴沙丁胺醇注意滴速 2 ~ 4 μg/min，并注意有无心悸等不良反应。

2. 糖皮质激素　吸入治疗药物全身性不良反应少，少数患者可出现口腔念珠菌感染、声音嘶哑或呼吸道不适，指导患者吸药后必须立即用清水充分漱口以减轻局部反应。全身用药应注意肥胖、糖尿病、高血压、骨质疏松、消化性溃疡等不良反应，口服用药宜在饭后服用，以减少对胃肠道黏膜的刺激。气雾吸入糖皮质激素可减少其口服量，当用吸入剂替代口服剂时，通常需同时使用两周后逐步减少口服量，指导患者不得自行减量或停药。

3. 茶碱类　其主要不良反应为胃肠道、心脏和中枢神经系统的毒性反应。氨茶碱用量过大或静脉注射（滴注）速度过快可引起恶心、呕吐、头痛、失眠、心律失常，严重者引起室性心动过速，抽搐乃至死亡。静脉注射时浓度不宜过高，速度不宜过快，注射时间宜在 10 min 以上，以防中毒症状发生，观察用药后疗效和不良反应，最好在用药中监测血药浓度，其安全有效浓度为 6 ~ 15 μg/mL。发热、妊娠、小儿或老年有心、肝、肾功能障碍及甲状腺功能亢进者慎用。合用西咪替丁（甲氰米胍）、喹诺酮类、大环内酯类药物等可影响茶碱代谢而使其排泄减慢，应减少用量。茶碱缓释片或茶碱控释片由于药片有控释材料，不能嚼服，必须整片吞服。

4. 其他　色苷酸钠及尼多酸钠，少数病例可有咽喉不适、胸闷、偶见皮疹，孕妇慎用。抗胆碱药吸入后，少数患者可有口苦或口干感。白三烯调节剂的主要不良反应是较轻微的胃肠道症状，少数有皮疹、血管性水肿、转氨酶升高，停药后可恢复正常。

（四）吸入器的正确使用

1．定量雾化吸入器（MDI） MDI 的使用需要患者协调呼吸动作，正确使用是保证吸入治疗成功的关键。①介绍雾化吸入的器具：根据患者文化层次、学习能力，提供雾化吸入器的学习资料。② MDI 使用方法：打开盖子，摇匀药液，深呼气至不能再呼时，张口，将 MDI 喷嘴置于口中，双唇包住咬口，以慢而深的方式经口吸气，同时以手指按压喷药，至吸气末屏气 10 s，使较小的雾粒沉降在气道远端，然后缓慢呼气，休息 3 min 后可再重复使用一次。指导患者反复练习，医护人员演示，直至患者完全掌握。③特殊 MDI 的使用：对不易掌握 MDI 吸入方法的儿童或重症患者，可在 MDI 上加储物罐（spacer），可以简化操作，增加吸入到下呼吸道和肺部的药物量，减少雾滴在口咽部沉积引起刺激，增加雾化吸入疗效。

2．干粉吸入器 较常用的有蝶式吸入器、都宝装置和准纳器。

（1）蝶式吸入器：指导患者正确将药物转盘装进吸入器中，打开上盖至垂直部位（刺破胶囊），用口唇含住吸嘴用力深吸气，屏气数秒钟。重复上述动作 3 ～ 5 次，直至药粉吸尽为止。完全拉出滑盘，再推回原位（此时旋转转盘至一个新囊泡备用）。

（2）都宝装置：使用时移去瓶盖，一手垂直握住瓶体，另一手握住底盖，先右转再向左旋转至听到“喀”的一声。吸入前先呼气，然后含住吸嘴，仰头，用力深吸气，屏气 5 ～ 10 s。

（3）准纳器：使用时一手握住外壳，另一手的大拇指放在拇指柄上向外推动至完全打开，推动滑竿直至听到“咔嗒”声，将吸嘴放入口中，经口深吸气，屏气 10 s。

（五）心理护理

研究证明，精神因素在哮喘的发生发展过程中起重要作用，培养良好的情绪和战胜疾病的信心是哮喘治疗和护理的重要内容。哮喘患者的心理表现类型多种多样，可有抑郁、焦虑、恐惧、性格的改变（如悲观、失望、孤独、脆弱、躁动、敌对、易于冲动、神经质、自卑等）、社会工作能力的下降（如自信心及适应能力下降、交际减少等）或自主神经紊乱的表现，如多汗、头晕、眼花、食欲减退、手颤、胸闷、气短、心悸等。针对哮喘患者心理障碍的情况，护理人员应体谅和同情患者的痛苦，尤其对于慢性哮喘治疗效果不佳的患者更应关心，给予心理疏导和教育，向患者解释避免不良情绪的重要性，多用鼓励性语言，减轻患者的心理压力，提高治疗的信心和依从性。

（六）健康指导

1．疾病知识指导 通过教育使患者能懂得哮喘虽不能彻底治愈，但只要坚持充分的正规治疗，完全可以有效地控制哮喘的发作，即患者可达到没有或仅有轻度症状，能坚持日常工作和学习。

2．识别和避免触发因素 针对个体情况，指导患者有效控制可诱发哮喘发作的各种因素，如避免摄入引起过敏的食物；室内布局力求简洁，避免使用地毯、种植花草、不养宠物；经常打扫房间，清洗床上用品；避免接触刺激性气体及预防呼吸道感染；避免进食易引起哮喘的食物；避免强烈的精神刺激和剧烈的运动；避免大笑、大哭、大喊等过度换气动作；在缓解期应加强体育锻炼、耐寒锻炼及耐力训练，以增强体质。

3．自我监测病情 识别哮喘加重的早期情况，学会哮喘发作时进行简单的紧急自我处理方法，学会利用峰流速仪来监测最大呼气峰流速（PEFR），做好哮喘日记，为疾病预防和治疗提供参考资料。峰流速仪是一种可随身携带，能测量 PEFR 的一种小型仪器。使用方法是取站立位，尽可能深吸一口气，然后用唇齿部分包住口含器后，以最快的速度，用一次最有力的呼气吹动游标滑动，游标最终停止的刻度，就是此次峰流速值。峰流速测定是发现早期哮喘发作最简便易行的方法，在没有出现症状之前，PEFR 下降，提示早期哮喘的发生。

临床实验观察证实，每日测量的 PEFR 与标准的 PEFR 进行比较，不仅能早期发现哮喘发作，还能判断哮喘控制的程度和选择治疗措施。如果 PEFR 经常地、有规律地保持在 80% ～ 100%，为安全区，说明哮喘控制理想；如果 PEFR 50% ～ 80%，为警告区，说明哮喘加重，需及时调整治疗方案；如果 PEFR < 50%，为危险区，说明哮喘严重，需要立即到医院就诊。

4．用药指导 哮喘患者应了解自己所用的每种药的药名、用法及使用时的注意事项，了解药物的主要不良反应及如何采取相应的措施来避免。指导患者或家属掌握正确的药物吸入技术。一般先用 β_2 受体激动剂，后用糖皮质激素吸入剂。与患者共同制定长期管理、防止复发的计划。坚持定期随访保健，指导正确用药，使药物不良反应减至最少，β_2 受体激动剂使用量减至最小，甚至不用也能控制症状。

5. 心理－社会指导　保持有规律的生活和乐观情绪，积极参加体育锻炼，最大程度恢复劳动能力，特别向患者说明发病与精神因素和生活压力的关系。动员与患者关系密切的力量，如家人或朋友参与对哮喘患者的管理；为其身心健康提供各方面的支持，并充分利用社会支持系统。

九、护理评价

患者呼吸平稳，肺部听诊呼吸音正常，哮鸣音消失。动脉血气检测结果维持在正常范围；患者能摄入足够的液体，痰液稀薄，容易咳出；患者能描述使用吸入器的目的、注意事项、正确掌握使用方法。

第三节　支气管扩张症

支气管扩张症（bronchiectasis）是由于急、慢性呼吸道感染和支气管阻塞后，反复发生支气管炎症，致使支气管壁结构破坏，引起的支气管异常和持久性扩张。主要症状为慢性咳嗽，咳大量脓性痰和（或）反复咯血。

一、病因与发病机制

1. 支气管－肺组织感染和支气管阻塞　①支气管－肺组织感染：包括细菌、真菌、分枝杆菌、病毒感染等。②支气管阻塞：包括外源性压迫、肿瘤、异物、黏液阻塞等，可导致肺不张。两者相互影响，促使支气管扩张的发生和发展。

继发于肺结核的多见于上肺叶；继发于支气管肺组织感染病变的支气管扩张常见于下肺，尤以左下肺多见。

2. 先天性发育障碍和遗传因素　原发性免疫缺陷病或继发性免疫缺陷病、先天性疾病（α_1－抗胰蛋白酶缺乏、纤毛缺陷、囊性纤维化）、先天性结构缺损（黄甲综合征、软骨缺陷）、移植术后等会损伤宿主气道清除机制和防御功能，使其清除分泌物的能力下降，易发生感染和炎症。

3. 支气管外部的牵拉作用　肺组织的慢性感染或结核病灶愈合后的纤维组织牵拉，也可导致支气管扩张。

二、临床表现

1. 症状　持续或反复的咳嗽、咳痰或咳脓痰（痰量估计：轻度，少于 10 mL/d；中度，10 ~ 150 mL/d；重度，多于 150 mL/d），反复咯血，如有反复肺部感染，可出现发热、乏力、食欲缺乏等慢性感染中毒症状。感染时痰液静置后分层：上层为泡沫，下悬脓性成分，中层为混浊黏液，下层为坏死组织沉淀物。如患者仅以反复咯血为唯一症状则为干性支气管扩张。

2. 体征　早期或干性支气管扩张肺部体征可无异常，病变重或继发感染时，在下胸部、背部可闻及固定而持久的局限性粗湿啰音，有时可闻及哮鸣音，部分患者伴有杵状指（趾）。出现肺气肿、肺源性心脏病等并发症时有相应体征。

三、辅助检查

1. 实验室检查　痰液检查显示含有丰富的中性粒细胞、多种微生物，痰涂片及细菌培养结果可指导抗生素治疗。

2. 影像学检查　胸部 X 线检查示囊状支气管扩张的气道表现为显著的囊腔，纵切面可显示“双轨征”，横切面显示“环形阴影”，并可见气道壁增厚。胸部 CT 检查横断显示扩张的支气管。

3. 其他检查 纤维支气管镜检查有助于发现患者的出血、扩张或阻塞部位。肺功能检查可以证实有弥漫性支气管扩张或相关的阻塞性肺病导致的气流受限。

四、治疗要点

支气管扩张症的治疗原则是保持呼吸道通畅，控制感染，改善气流受限，处理咯血，积极治疗基础疾病，必要时手术治疗。

五、护理措施

1. 一般护理

（1）环境：尽量避免搬动患者，减少肺活动度。小量咯血患者以静卧休息为主，大量咯血患者绝对卧床休息。取患侧卧位，头偏一侧。痰量多或咯血的患者应保持口腔清洁、舒适，及时清理咳出物及污染的衣物、被褥。

（2）饮食护理：

①提供高热量、高蛋白、高维生素饮食，避免冰冷食物诱发咳嗽，少量多餐。②鼓励多饮水，每日 1 500 mL 以上，以保证呼吸道黏膜的湿润与黏膜病变的修复，有利于痰液的排出。③大量咯血患者应禁食；少量咯血者宜进少量温、凉流食，因过冷或过热食物均易诱发或加重咯血。④多吃富含纤维素的食物，以保持大便通畅，避免排便腹压增加而引起再度咯血。

2. 病情观察

（1）详细观察咳嗽和咳痰、咯血的情况，准确记录痰液的颜色、量、性状，痰液静置后是否有分层现象。

（2）观察咯血频次、量、性质及出血的速度，生命体征及意识状态的变化。记录 24 h 咯血量。

（3）观察患者有无胸闷、气促、呼吸困难、发绀、面色苍白、出冷汗、烦躁不安等窒息征象。

3. 对症护理

（1）咳嗽、咳痰的护理：指导患者有效咳嗽、更换卧位、叩背、正确的体位引流进行排痰（见图 3–2）。

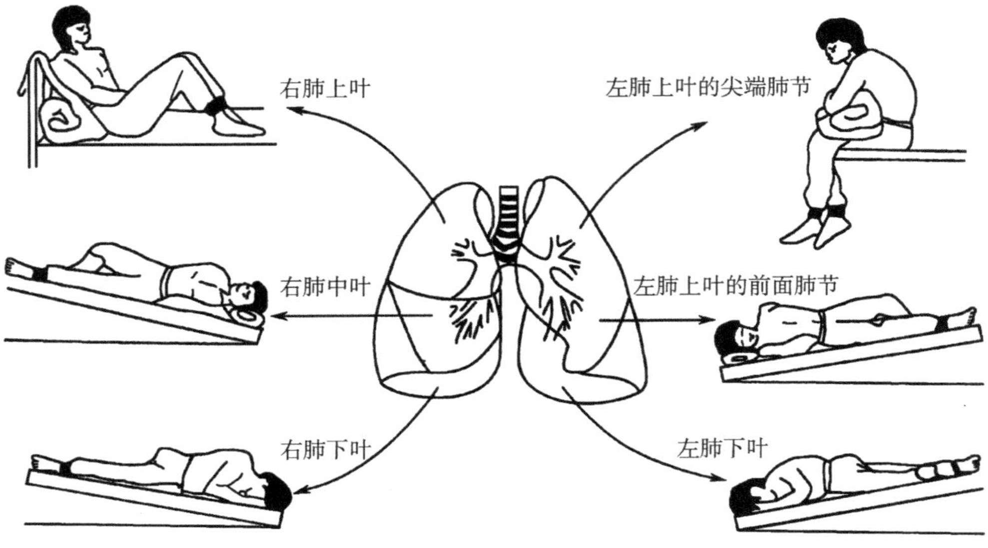

图 3-2 体位引流

体位引流：①引流前准备：向患者解释体位引流的目的、过程和注意事项，监测生命体征，肺部听诊以明确病变部位；引流前 15 min 遵医嘱给予支气管扩张剂或进行雾化吸入稀释痰液。②引流体位：引流的体位取决于分泌物潴留的部位和患者的耐受程度；首先引流上叶，然后引流下叶后基底段，如果有两个以上需引流的部位，应引流痰液较多的部位。头外伤、胸部创伤、咯血、严重心血管疾病和病情不稳定者，不宜采取头低位进行体位引流。③引流时间：一般于晨起或饭前、饭后 1 ～ 2 h 进行；每天 1 ～ 3 次，每次 15 ～ 20 min。④引流中护理：引流时应有护士或家人协助，观察患者有无出汗、脉搏细弱、头晕、疲劳、面色苍白等，如患者出现心率超过 120 次 /min、心律失常、高血压、低血压、眩晕或发绀，应立即停止引流并通知医生。在体位引流过程中，协助患者在保持引流体位时进行咳嗽，鼓励并指导患者做腹式深呼吸，辅以胸部叩击或震荡等措施，提高引流效果。⑤引流后护理：帮助患者取舒适体位，处理污物，协助漱口，保持口腔清洁，观察患者咳痰的情况，听诊肺部呼吸音的改变，评价体位引流的效果。

（2）咯血的护理　①鼓励患者将气管内痰液和积血轻轻咳出，保持呼吸道通畅。咯血时协助轻轻拍击健侧背部，嘱患者不要屏气，以免诱发喉头痉挛，使血液引流不畅形成血块，导致窒息。②对大咯血及意识不清的患者，应在病床边备好急救的物品，一旦缓和出现窒息的征象，应立即取头低脚高位，头偏向一侧，轻拍背部，迅速清除口咽部的血块，或直接刺激咽部以咳出血块，必要时用吸痰管进行机械吸引，并给予高流量吸氧。③做好气管插管或气管切开的准备和配合工作，以解除呼吸道阻塞。

4. 用药的护理　①抗生素、支气管扩张药物等按照相应的内容进行护理。②垂体后叶素可收缩小动脉，减少肺血流量，从而减轻咯血，但也能引起子宫、肠道平滑肌收缩和冠状动脉收缩，故冠心病、高血压患者及孕妇忌用。静脉输液速度不宜过快，以免引起恶心、便意、心悸、面色苍白等不良反应。③年老体弱、肺功能不全者在应用镇静药和镇咳药后，应注意观察呼吸中枢和咳嗽反射受抑制情况，以早期发现因呼吸抑制导致的呼吸衰竭和不能咯出血块而发生窒息。

5. 心理护理　注意患者有无焦虑、忧郁等不良情绪。评估家属对疾病的认识程度和态度，以及家庭、社会的支持情况。痰量多或咯血的患者应安排专人护理并安慰患者。咯血后嘱患者漱口，擦净血迹，防止因口咽部异味刺激引起剧烈咳嗽而诱发再度咯血。及时清理患者咯出的血块及污染的衣物、被褥，有助于稳定情绪，增加安全感，避免因精神过度紧张而加重病情。对精神极度紧张、咳嗽剧烈的患者，可遵医嘱给予小剂量镇静药或镇咳剂。

6. 健康指导　教会患者清除痰液的方法。积极预防呼吸道感染，避免受凉、酗酒以及吸烟，减少刺激性气体吸入等。

第四节　急性呼吸道感染

急性呼吸道感染（acute respiratory tract infection）通常包括急性上呼吸道感染和急性气管 - 支气管炎。急性上呼吸道感染是鼻腔、咽或喉部急性炎症的总称。一般病情较轻，病程较短，预后良好。但由于发病率高，具有一定的传染性，应积极防治。急性气管 - 支气管炎是由生物、物理、化学刺激或过敏等因素引起的气管 - 支气管黏膜的急性炎症。可由急性上呼吸道感染蔓延而来。本病全年皆可发病，但寒冷季节或气候突变时多发。

一、病因及发病机制

1. 急性上呼吸道感染　约有 70% ～ 80% 由病毒引起。常见病毒有流感病毒、副流感病毒、鼻病毒、腺病毒、呼吸道合胞病毒等。由于感染病毒类型较多，又无交叉免疫，人体产生的免疫力较弱且短暂，同时在健康人群中有病毒携带者，故一个人可有多次发病。细菌感染可伴发或继病毒感染之后发生，常见溶血性链球菌，其次为流感嗜血杆菌、肺炎球菌和葡萄球菌等。偶见革兰阴性杆菌。当全身或呼吸道局部防御功能降低时，尤其是老幼体弱或有慢性呼吸道疾病者更易患病，原已存在于上呼吸道或从外入侵的病毒或细菌迅速繁殖，通过含有病毒的飞沫或被污染的用具传播，引起发病。

2. 急性气管 - 支气管炎　①感染：导致急性气管 - 支气管炎的主要原因为上呼吸道感染的蔓延，感染可由病毒或细菌引起，亦可为衣原体和支原体感染。②物理、化学性刺激：如过冷空气、粉尘、刺激性气体或烟雾的吸入使气管 - 支气管黏膜受到急性刺激和损伤，引起炎症反应。③过敏反应：吸入花粉、有机粉尘、真菌孢子等致敏原，或对细菌蛋白质过敏，均可引起气管－支气管炎症反应。

二、临床表现

（一）急性上呼吸道感染

1. 普通感冒　以鼻咽部卡他症状为主要表现，俗称“伤风”，又称急性鼻炎或上呼吸道卡他。起病较急，早期有咽干、咽痒或烧灼感，同时或数小时后有打喷嚏、鼻塞、流清水样鼻涕，2～3 d后分泌物变稠，伴咽痛、耳咽管炎、流泪、味觉迟钝、声嘶、少量咳嗽、低热不适、轻度畏寒和头痛。检查可见鼻腔黏膜充血、水肿、有分泌物，咽部轻度充血。本病常能自限，一般经5～7 d痊愈。

2. 病毒性咽炎和喉炎　临床特征为咽部发痒和灼热感、声嘶、讲话困难、咳嗽时胸骨下疼痛，咳嗽、无痰或痰呈黏液性，有发热和乏力，可闻及干性或湿性啰音。伴有咽下疼痛时，常提示有链球菌感染，体检发现咽部明显充血和水肿、局部淋巴结肿大且触痛，提示流感病毒和腺病毒感染，腺病毒咽炎可伴有眼结合膜炎。

3. 疱疹性咽峡炎　常为柯萨奇病毒A引起，夏季好发。临床表现有明显咽痛、发热，病程约一周。可见咽充血，软腭、腭垂、咽及扁桃体表面可见灰白色疱疹和浅表溃疡，周围有红晕。多见儿童，偶见于成人。

4. 咽结合膜热　主要由柯萨奇病毒、腺病毒等引起。常发生于夏季，多与游泳有关，儿童多见。表现为发热、咽痛、畏光、流泪、咽及结合膜明显充血。病程约4～6 d。

5. 细菌性咽－扁桃体炎　常见为溶血性链球菌感染所致，其次为流感嗜血杆菌、肺炎球菌、葡萄球菌等引起。起病迅速，咽痛明显、畏寒发热，体温可高达39℃以上。检查可见咽部明显充血，扁桃体充血肿大，其表面有黄色点状渗出物，颌下淋巴结肿大、压痛，肺部无异常体征。

本病可并发急性鼻窦炎、中耳炎、急性气管－支气管炎。部分患者可继发心肌炎、肾炎、风湿性关节炎等。

（二）急性气管－支气管炎

起病急，常先有上呼吸道感染的表现，全身症状一般较轻，可有发热，38℃左右，多于3～5 d降至正常。咳嗽、咳痰为最常见的症状，常为阵发性咳嗽，先为干咳或少量黏液性痰，随后可转为黏液脓性或脓性痰液，痰量增多，咳嗽加剧，偶可痰中带血。咳嗽、咳痰可延续2～3周才消失，如迁延不愈，则可演变为慢性支气管炎。呼吸音常正常，两肺可听到散在干、湿性啰音。

三、辅助检查

1. 血常规　病毒感染者白细胞正常或偏低，淋巴细胞比例升高；细菌感染者白细胞计数和中性粒细胞增高，可有核左移现象。

2. 病原学检查　可做病毒分离和病毒抗原的血清学检查，确定病毒类型，以区别病毒和细菌感染。做细菌培养及药物敏感试验，可判断细菌类型，并可指导临床用药。

3. X线检查　胸部X线多无异常改变。

四、处理要点

1. 对症治疗　选用抗感冒复合剂或中成药减轻发热、头痛，减少鼻、咽充血和分泌物，如对乙酰氨基酚（扑热息痛）、银翘解毒片等。干咳者可选用右美沙芬、喷托维林（咳必清）等；咳嗽有痰可选用复方氯化铵合剂、溴己新（必嗽平），或雾化祛痰。咽痛者可含服喉片或草珊瑚片等。气喘者可用平喘药，如特布他林、氨茶碱等。

2. 抗病毒药物　早期应用抗病毒药有一定疗效，可选用利巴韦林、奥司他韦、金刚烷胺、吗啉胍和抗病毒中成药等。

3. 抗菌药物　如有细菌感染，最好根据药物敏感试验选择有效抗菌药物治疗，常可选用大环内酯类、青霉素类、氟喹诺酮类及头孢菌素类。

五、常见护理诊断及医护合作性问题

1. 舒适的改变——鼻塞、流涕、咽痛、头痛　与病毒和（或）细菌感染有关。
2. 体温过高　与病毒和（或）细菌感染有关。
3. 清理呼吸道无效　与呼吸道感染、痰液黏稠有关。
4. 睡眠形态紊乱　与剧烈咳嗽、咳痰影响休息有关。
5. 潜在并发症　鼻窦炎、中耳炎、心肌炎、肾炎、风湿性关节炎。

六、护理措施

（一）一般护理

注意呼吸道患者的隔离，减少探视，防止交叉感染，患者咳嗽或打喷嚏时应避免对着他人。多饮水，补充足够的热量，给予清淡易消化、富含营养的食物。嘱患者适当卧床休息，特别是在发热期间。部分患者往往因剧烈咳嗽而影响正常的睡眠，可给患者提供容易入睡的休息环境，保持病室空气流通、适当的温度和湿度，周围环境安静，关闭门窗。指导患者运用促进睡眠的方式，如睡前泡脚、听音乐等。必要时可遵医嘱给予镇咳、祛痰或镇静药物。

（二）病情观察

注意疾病流行情况、鼻咽部发生的症状、体征及血常规和 X 线胸片改变。警惕并发症，如耳痛、耳鸣、听力减退、外耳道流脓等提示中耳炎；如发热、头痛剧烈、伴脓涕、鼻窦有压痛等提示鼻窦炎；如恢复期出现胸闷、心悸、眼睑水肿、腰酸和关节痛等提示心肌炎、肾炎或风湿性关节炎，应及时就诊。

（三）对症护理

1. 高热护理　密切监测体温，体温超过 37.5℃，应每 4 h 测体温 1 次，注意观察体温过高的早期症状和体征，体温突然升高或骤降时，应随时测量和记录，并及时报告医师。体温超过 39℃时，应采取物理降温，如在额头上冷敷湿毛巾、温水擦浴、酒精擦拭、冰水灌肠等。如降温效果不好可遵医嘱选用适当的解热剂进行降温。患者出汗后应及时更换衣服和被褥，保持皮肤的清洁和干燥，并注意保暖。鼓励多饮水。

2. 保持呼吸道通畅　保持呼吸道通畅，清除气管、支气管内分泌物，减少痰液在气管、支气管内的聚积。应指导患者采取舒适的体位，运用深呼吸进行有效咳嗽。注意咳痰情况，如痰的颜色、性状、量、气味及咳嗽的频率及程度。如痰液较多且黏稠，可嘱患者多饮水，或遵医嘱给予雾化吸入治疗，以湿润气道、利于痰液排出。

（四）用药护理

应根据医嘱选用药物，并告知患者药物的作用、可能发生的不良反应和服药的注意事项，如按时服药；应用抗生素者，注意观察有无迟发过敏反应发生；对于应用解热镇痛药者注意避免大量出汗引起虚脱等。发现异常及时就诊等。

（五）心理护理

急性呼吸道感染预后良好，多数患者于一周内康复，仅少数患者可因咳嗽迁延不愈而发展为慢性支气管炎，患者一般无明显心理负担。但如果咳嗽较剧烈，加之伴有发热，可能会影响患者的休息、睡眠，进而影响工作和学习，使患者产生急于缓解咳嗽等症状的焦虑情绪。护理人员应与患者进行耐心、细致的沟通，通过对病情的客观评价，解除患者的心理顾虑，去除不良心理反应，树立治疗疾病的信心。

（六）健康指导

1. 疾病知识指导　患者和家属了解引起疾病的诱发因素及本病的有关知识。机体抵抗力低，易咳嗽、咳痰的患者，寒冷季节或气候骤然变化时，应注意保暖，外出时可戴口罩，避免寒冷空气对气管、支气管的刺激。积极预防和治疗上呼吸道感染，症状改变或加重时应及时就诊。

2. 生活指导　平时应加强耐寒锻炼，增强体质，提高机体免疫力。生活要有规律，避免过度劳累。保持室内空气新鲜、阳光充足。少去人群密集的公共场所。戒烟、戒酒。

第四章

消化系统疾病的护理

第一节　消化系统常见症状的护理

一、恶心、呕吐（ nausea，vomit ）

恶心是上腹部一种紧迫欲吐的不适感，可单独存在，但常为呕吐的先兆，是延髓的呕吐中枢受到刺激的结果。恶心严重时可伴有迷走神经兴奋症状，如皮肤苍白、头晕、流涎和心动过速。

呕吐是胃内容物或部分肠内容物通过食管逆流出口腔的反射动作。呕吐可排出胃内有毒物质，对人体有保护作用，但持久而剧烈的呕吐可引起脱水、电解质紊乱及营养障碍等不良结果。

（一）评估

1. 病因评估

（1）反射性呕吐：

①消化系统疾病：a 口咽刺激；b 胃肠疾病：如急性胃肠炎、慢性胃炎、幽门梗阻、肠梗阻等；c 肝、胆、胰疾病：如急性肝炎、急性胆囊炎、胆石症、急性胰腺炎等；d 腹膜及肠系膜疾病：如急性腹膜炎。

②其他系统疾病：a 泌尿系统及生殖系统疾病：如泌尿系统结石、肾绞痛、急性肾盂肾炎、盆腔炎等；b 心血管疾病：如急性心肌梗死、心力衰竭及休克等；c 眼部疾病：如青光眼、屈光不正等；d 急性传染病。

（2）中枢性呕吐：

①中枢神经系统疾病：a 中枢神经感染：如各种病原体引起的脑膜炎、脑炎；b 颅内血管疾病：如脑出血、脑栓塞或脑动脉血栓形成等；c 颅脑损伤：如脑震荡、颅内血肿。

②药物或化学毒物的作用：如洋地黄、各类抗菌药物、抗癌药物以及砷、有机磷等。

③其他：如妊娠、代谢障碍（如尿毒症）、酮中毒、低钠血症等。

（3）前庭障碍性呕吐：如迷路炎、晕动病等。

（4）神经官能性呕吐：如胃神经官能症、癔症等。

2. 症状评估

（1）发作状态：注意呕吐前有无恶心，呕吐发生的时间、频率、呕吐方式，呕吐与进食的关系。

（2）呕吐物的量、性状和特点：观察呕吐物的性质、气味和量及消化程度，并注意是否混有血液、胆汁、粪便等。上消化道出血时呕吐物呈咖啡色甚至鲜红色；消化性溃疡并发幽门梗阻时呕吐常在餐后发生，呕吐量大，呕吐物含酸性发酵宿食；低位肠梗阻时呕吐物带粪臭味；急性胰腺炎可出现频繁剧烈的呕吐，吐出胃内容物甚至胆汁。呕吐频繁且量大者可引起水电解质紊乱、代谢性碱中毒。

（3）伴随症状及身心状况：是否伴有腹痛、腹泻、食欲减退、发热、头痛、眩晕等，以及患者的生命体征、神志、营养状况，有无疲乏无力，有无焦虑、抑郁及其程度。如伴腹泻多见于急性胃肠炎或细菌性食物中毒、霍乱等；长期呕吐伴畏食者可致营养不良；伴右上腹痛及发热、寒战或有黄疸者应考虑胆囊炎或胆石症。

3. 实验室评估　呕吐物的毒物分析或细菌培养等检查，呕吐量大者监测血清电解质、酸碱平衡状况。

（二）护理措施

（1）清醒患者呕吐时应协助其坐起或侧卧位，膝部弯曲，使其头偏向一侧，取容器接呕吐物；对昏迷患者应尽可能吸尽口腔呕吐物，避免因不慎将呕吐物吸入气道而引发窒息。

（2）观察呕吐特点，记录呕吐的次数，呕吐物的性质、量、颜色及气味。

（3）呕吐后应及时给患者漱口，清理被污染的床褥、衣被等。

（4）监测生命体征，准确记录出入水量，观察有无脱水征象。

（5）积极补充水分和电解质，口服补液时，应少量多次饮用，以免引起恶心呕吐，严重时应遵医嘱予以静脉补液。

（6）当出现恶心、呕吐时鼓励患者做深呼吸或转移注意力，对频繁呕吐的患者可针刺内关、足三里等穴位，或按医嘱给甲氧氯普胺（胃复安）、多潘立酮（吗丁啉）等止呕药物。镇吐药物可引起倦怠、嗜睡等反应，应予以解释。对剧烈呕吐的患者，应用镇吐剂后，尤应加强观察，以防掩盖其他病情。

（7）使用棉签、纱布清洁口腔时，注意避免刺激舌、咽、上腭等，以防诱发呕吐。

二、腹痛（bellyache/abdominal pain）

腹痛是指各种原因引起的腹部的疼痛，为消化系统最常见症状，也是患者就诊的重要原因。腹痛可为器质性或功能性，多数由腹部脏器疾病引起，但胸部及全身性疾病也可引起腹痛。

（一）评估

1. 病因评估　急性腹痛多由腹腔脏器的急性炎症、扭转或破裂，空腔脏器梗阻或扩张，腹腔内血管阻塞等引起；慢性腹痛的原因常为腹腔脏器的慢性炎症、腹腔脏器包膜的张力增加、消化性溃疡、胃肠神经功能紊乱、肿瘤压迫及浸润等。

2. 症状评估

（1）发作状态及诱发因素：了解起病急骤或缓慢，腹痛与进食、活动、体位等因素的关系；多数腹痛有一定的诱发因素，如胆囊炎或胆石症发作前常有进食肥腻食物，急性胰腺炎发作前常有酗酒史。

（2）腹痛的部位、性质、程度和持续时间：腹痛可表现为隐痛、钝痛、灼痛、胀痛、刀割样痛、钻痛或绞痛等，可为持续性或阵发性疼痛，其部位、性质和程度常与疾病有关。如胃、十二指肠疾病引起的腹痛多为中上腹部隐痛、灼痛或不适感，伴畏食、恶心、呕吐、嗳气、反酸等。小肠疾病多呈脐周疼痛，并有腹泻、腹胀等表现。大肠病变所致的腹痛为腹部一侧或双侧疼痛。急性胰腺炎常出现上腹部剧烈疼痛，为持续性钝痛、钻痛或绞痛，并向腰背部呈带状放射。急性腹膜炎时疼痛弥漫全腹，腹肌紧张，有压痛、反跳痛。

（3）伴随症状：腹痛可伴有恶心、呕吐、腹泻、呕血、便血、血尿、发热等症状，如腹痛伴发热寒战者显示有炎症存在，见于急性胆管感染、胆囊炎、肝脓肿等；腹痛伴黄疸者可能与胆系疾病或胰腺疾病有关；腹痛伴休克，同时有贫血者可能是腹腔脏器破裂，无贫血者则见于胃肠穿孔、绞窄性肠梗阻、急性出血性坏死性胰腺炎。

（4）全身评估：评估患者生命体征、神志、神态、体位、营养状况，以及有关疾病的相应体征等。

3. 实验室及其他检查　根据不同病种进行相应的实验室检查，必要时需做X线检查、消化内镜检查、B超检查等。

（二）护理措施

1. 疼痛评估　观察并记录患者腹痛的部位、性质及程度，发作的时间、频率、持续时间，以及相关疾病的其他临床表现。

2. 指导患者采用非药物性缓解疼痛的方法

（1）分散注意力：如深呼吸、数数、谈话等。

（2）行为疗法：如放松技术、冥想、音乐疗法、生物反馈等。

（3）局部热疗法：除急腹症外，对疼痛局部可使用热水袋进行热敷，从而解除肌肉痉挛而达到止痛效果。

（4）针灸止痛：根据不同疾病和疼痛部位选择针疗穴位。

3. 药物止痛　根据病情、疼痛性质和程度遵医嘱给予药物止痛。癌性疼痛应遵循按需给药的原则，有效控制患者的疼痛，疼痛缓解或消失后及时停药。观察药物的止痛效果及不良反应。急性剧烈腹痛诊断未明时，不可随意使用镇痛药物，以免掩盖症状，延误病情。

4. 生活护理　协助患者取适当体位以利于休息，减少疲劳感和体力消耗。急性剧烈腹痛患者应卧床休息，要加强巡视，随时了解和满足患者所需，做好生活护理。烦躁不安者应采取防护措施，防止坠床等意外发生。

5. 心理护理　针对性地对患者进行心理疏导，使其减轻紧张恐惧心理，精神放松，情绪稳定，从而利于增强患者对疼痛的耐受性，减轻疼痛。

三、腹胀（abdominal distention）

腹胀是一种腹部胀满、膨隆的不适感觉，可由胃肠道积气、积食或积粪、腹水、气腹、腹腔内肿物、胃肠功能紊乱等引起，亦可由低钾血症所致。

（一）评估

1. 病因评估

（1）胃肠胀气：

①吞咽大量空气：如饮用大量碳酸饮料、嚼口香糖、张口呼吸、打鼾、吃饭狼吞虎咽等，以及十二指肠溃疡、胆囊炎、食管炎等任何引起胸腹部疼痛及恶心、呕吐的疾病，都会使人在不知不觉中吞下大量的空气。

②胃肠道内产气过多：包括消化不良、食入大量不易消化的食物或产气食物。

③肠内气体通过障碍：一般情况下，小肠梗阻时腹部膨胀是逐渐增加的；大肠梗阻时则是严重腹胀，但症状亦是逐渐出现的；但是高位性小肠梗阻时最明显的症状是呕吐，当腹部剧烈疼痛时呕吐呈喷射状，且含绿色胆汁；低位性小肠梗阻时有明显的腹胀，且呕吐物呈粪臭味；大肠梗阻时有明显的腹胀、完全性便秘，呕吐少见。

④肠壁气体吸收障碍：如门脉高压、各种原因引起的肠炎、结肠过敏等，因胃肠血液循环障碍使得消化吸收功能降低，影响气体的吸收。

⑤肠蠕动减弱：如肠梗阻、肠麻痹、巨结肠症、甲状腺功能低下、低钾血症、长期卧床或使用药物（如吗啡、654 –2）。

（2）腹水：

①低蛋白血症：造成胶体渗透压降低。

②水分排泄障碍：因血清中含高浓度的抗利尿激素（ADH），使排尿量减少。

③类固醇分泌过多：醛固酮过多症是因肝脏无法代谢醛固酮，使水钠重吸收增加，排尿量减少，水分存积于体内。

④渗出性腹水：引起的病因包括癌症侵犯腹膜、结核性腹膜炎、腹外伤、主动脉瘤破裂、胆管或肠道穿孔等。

⑤漏出性腹水：引起的病因包括肝硬化、心力衰竭、肾病综合征等。

（3）腹腔内肿物：包括腹腔内的组织或器官发生肿大形成腹腔内异常包块，如肝硬化、脾大；腹腔内巨大肿瘤或肿物。

2. 症状评估

（1）发作状态：腹胀出现的时间长短、发展速度，询问患者过去有无胃炎、溃疡病、腹部手术史、心血管系统疾病、呼吸系统疾病、肝肾疾病及外伤史。

（2）腹胀的部位、程度。

（3）伴随症状及体征：有无腹痛、恶心、呕吐、食欲不振、呼吸困难、排便异常、体重减轻等。如伴有蜘蛛痣、肝掌、肚脐周围静脉曲张则考虑肝硬化所造成的腹水和门脉高压；伴有肠鸣音大于 10 次 /min、声音高调亢奋则表明有肠梗阻；腹部叩诊如为鼓音则为肠胀气，若为移动性浊音，则应考虑腹水的可能，若为实音，则为腹部肿物。

（4）全身评估：评估患者生命体征、神志、体重、腹围、出入量、体位、行动、营养状况，有无精神紧张、焦虑不安等，以及有关疾病的相应体征。

（二）护理措施

1. 胀气

（1）根据病情，针对性地选择以下措施：

①肛管排气法：将肛管由肛门插入直肠，排除肠腔内积气，减轻腹胀。

②胃肠减压法：对于术后肠蠕动未恢复或肠梗阻的患者，给予插入胃管以抽出胃液和气体达到减轻腹胀的作用。

③热敷腹部顺时针按摩法：热敷执行完后应注意排气的时间，腹胀是否减轻或解除。

④给予洗肠或软便剂：如是便秘引起的腹胀，则根据医嘱给予洗肠或软便剂，以促进肠蠕动。

（2）保持病室安静：倾听患者的不安、不满、不舒适及痛苦的主诉，并使之获得充分的休息。

（3）适时告诉患者病情：使之对自己的疾病有所认识、了解，避免害怕与焦虑。

（4）饮食：限制产气食物如豆制品、芋头、土豆、包心菜、洋葱、牛奶、汽水、啤酒、胡萝卜，多摄取促进肠蠕动的蔬菜、糙米和富含纤维素的食品。限制发酵食品，如面包、馒头、面食类。必要时少量多餐，严重腹胀时禁食。

（5）增加活动量，经常更换体位，以促进肠蠕动。

2. 腹水

（1）每日详细记录出入水量，并根据出入水量随时评估患者体液平衡的情况。

（2）根据病情定期在同一时间、同一条件下测量体重、腹围，并记录。

（3）维持水及电解质平衡：合理安排和调整输液顺序，密切观察皮肤弹性或者黏膜干燥情况，必要时监测中心静脉压；观察并记录生命体征、体重、出入水量及尿比重，作为液体补充的根据；给予低钾血症患者补钾；监测尿及血清电解质的生化检验值，并随时报告不正常值，以便及时补充和调整。

（4）饮食：腹水患者常伴有食欲不振，故饮食应符合患者的嗜好，以促进患者的食欲为原则。采用高蛋白、高维生素、低钠易于消化的饮食，必要时限制水分，少量多餐。若合并肾病，则应给予低蛋白饮食。限制易发酵食品，如马铃薯、碳酸饮料。腹水严重时，可遵医嘱禁食。

（5）药物治疗的护理：遵医嘱给予利尿剂，告知患者利尿剂用后的反应及不良反应；应用利尿剂应注意监测血压、脉搏、体重、腹围及血清电解质、肝功能等；嘱患者多食含钾高的食物如柑橘、菠菜、牛奶、蛋类、豆类；腹水严重时，为增加胶体渗透压，可遵医嘱输入新鲜冷冻血浆，再用利尿剂加速体液的排出。

（6）腹腔穿刺放液的护理：当饮食和药疗法无法有效控制腹水的形成时，则采取腹腔穿刺放液术，暂时缓解腹水所带来的不适。护理措施见本章腹腔穿刺术的护理。

（7）卧位：协助患者采取舒适卧位，如半坐卧位或高坐卧位，维持安静的治疗环境。

（8）皮肤护理：保持皮肤完整性，加强翻身，预防压疮，剪短手指甲以防抓伤皮肤。

（9）加强心理护理。

四、腹泻（ diarrhea ）

排便次数增多，粪便稀薄并带有黏液、脓血或未消化的食物，称为腹泻。腹泻多由肠管蠕动增快，水分不能充分吸收以及肠分泌增多、脂肪消化不良而引起。

（一）评估

1. 病因评估　腹泻多由于肠道疾病引起，其他原因有药物、全身性疾病、过敏和心理因素等。

2. 症状评估

(1)发作状态：腹泻发生的时间、与进食的关系。急性腹泻起病多骤然，病程较短，多为感染或食物中毒；慢性腹泻病程较长，多见于慢性感染、炎症、吸收不良或肠道肿瘤。食物中毒所致的腹泻多有不洁食物进食史，进食某些食物后即发生腹泻可能与过敏反应有关，神经官能性腹泻多发生于进食后 1 h 左右。

(2)评估粪便的性状、次数、量、气味及颜色：小肠病变引起的腹泻粪便呈糊状或水样，可含有未完全消化的食物成分；大肠病变引起的腹泻粪便可含脓、血、黏液，病变累及直肠可出现里急后重。阿米巴痢疾的大便呈暗红色（或果酱样）；如为细菌感染，则初为水样后为黏液血便或脓血便；粪便中带大量黏液而无病理成分者常见于肠易激综合征。

(3)伴随症状：有无腹痛及疼痛的部位，有无里急后重、恶心呕吐、发热等伴随症状。如急性腹泻常有腹痛，尤以感染性腹泻为明显。小肠疾病的腹泻疼痛常在脐周，便后腹痛多不缓解，而结肠疾病则疼痛多在下腹，且便后疼痛常可缓解或减轻。

(4)全身评估：评估患者的生命体征、神志、尿量、皮肤弹性、肛周皮肤等，有无口渴、疲乏无力等失水表现，有无水电解质紊乱、酸碱失衡等。慢性腹泻时应注意患者的营养状况，有无消瘦、贫血体征。腹部体检时了解有无腹部肿块或腹水、肠鸣音情况。有无精神紧张、焦虑不安等。

3. 实验室评估　粪便标本的显微镜检查或细菌检查，监测血清电解质、酸碱平衡状况。

(二)护理措施

1. 病情观察　包括排便情况、伴随症状、全身情况及血生化指标的监测。

2. 合理饮食　选择低脂、少渣、易消化食物，适当补充水分和食盐，避免食用茄子、韭菜、芹菜、酸性食物和碳酸类饮料等多纤维易胀气的食物，避免刺激性食物。急性腹泻应根据病情和医嘱采取禁食，逐渐过渡到流质、半流质、软食以至普通饮食。

3. 活动与休息　急性起病、全身症状明显的患者应卧床休息，避免精神紧张，注意腹部保暖。慢性轻症者可适当活动。

4. 用药护理　遵医嘱给予抗感染药物、止泻药以及输液。应用止泻药时注意观察患者排便情况，腹泻得到控制时及时停药。应用解痉止痛剂如阿托品时，注意观察药物不良反应如口干、视力模糊，心动过速等。

5. 肛周皮肤护理　排便后应用温水清洗肛周，保持肛门清洁干燥。排便次数较多、肛门刺激较明显者，给予便后温水坐浴或肛门热敷，可用凡士林油或抗生素软膏涂抹肛周，以保护肛周皮肤，促进损伤处愈合。

6. 心理护理　向患者解释情绪、运动与肠道活动的关系。指导患者作松弛训练，安排患者每天至少用 20 ～ 30 min 进行做操、散步等活动，减轻心理不安和恐惧。

五、吞咽困难（ dysphagia ）

吞咽困难是由于下颌、双唇、舌、软腭、咽喉、食道上括约肌或食道功能受损所致的吞咽功能障碍，表现为吞咽费力，咽食或饮水时有梗阻感觉或发噎感，吞咽过程较长，伴有或不伴有吞咽痛，严重时不能咽下食物。

(一)评估

1. 病因评估

(1)口咽部疾病：如口炎、咽炎、咽后壁脓肿、咽肿瘤等。

(2)食管疾病：如食管炎、食管瘢痕性狭窄、食管癌、胃食管反流病、贲门失弛缓症等。

(3)神经肌肉病：如各种原因引起的延髓性麻痹、重症肌无力、多发性肌炎等。

(4)结缔组织病：如系统性硬化症累及食管。

(5)纵隔肿瘤、主动脉瘤等压迫食管。

(6)精神性疾病：如癔症等。

2. 症状评估

（1）发作状态：评估患者起病形式是渐进性的还是突发的，有无外伤史。

（2）评估患者的吞咽动作，吞咽障碍持续时间及严重程度，梗阻平面。

（3）伴随症状：是否存在反流，是否存在疼痛及声音嘶哑，吞咽时是否出现咳嗽或气梗；有无无法解释的体重下降、反复肺部炎症，有无进食习惯的改变，或是牙齿疾患或颈椎病等。

（二）护理措施

1. 饮食护理　吞咽困难的患者进食量少，必然导致营养失调，因此应嘱患者保证饮食的质量，并根据病情鼓励患者进流质或半流质饮食，但应少食多餐，避免粗糙、过冷、过热和有刺激的食物，如浓茶、咖啡、辣椒、醋酸、酒及对食管黏膜有损害的药物，应禁烟。中晚期食管癌引起的吞咽困难，可插胃管进行鼻饲要素饮食，以保证营养平衡，为手术、化疗和放疗创造条件。

2. 静脉补充营养　静脉内给予治疗药物的同时，可酌情静脉补充高价营养，如静脉用多种维生素、脂肪乳、血浆等，以增强体质配合治疗。输注营养液时，应严格注意无菌操作，防止污染，并做好输液的巡视工作，定期测体重和判断营养状况。

3. 病情观察　认真、细致地观察病情变化，首先了解吞咽困难的原因，实施对症护理，告诉患者注意事项，并做好解释工作，配合医生做出正确判断。

4. 睡眠与休息　吞咽困难的患者进食量相对减少，身体衰弱，故应保证足够的睡眠以减少机体消耗，增加抵抗力，但应注意睡眠的姿势。

5. 对症护理　进食后出现呕吐的患者，应立即将头偏向一侧，防止呕吐物吸入气管引起窒息，仔细观察呕吐物的性质、颜色、气味及量的变化，并立即清洁口腔，清除被褥上的呕吐物以减少恶性刺激。患者进食后出现胸闷、胸痛，应报告医生及时处理。

6. 心理护理　吞咽困难的患者进食时常伴有疼痛，因而可能出现畏食或拒食，导致营养不良而加重病情。医护人员应从心理上给予安慰，耐心地向患者讲明疾病发生、发展规律及康复过程，帮助患者了解病情，正确指导进食的方法及应配合的体位，消除患者的恐惧心理，使患者积极地进食，配合治疗，以期改善吞咽困难的症状。

7. 加强基础护理　口腔护理是防止口腔感染、保持口腔正常生理功能及促进食欲的重要措施，清晨、餐后及睡前均应进行口腔护理。长期卧床的患者应多翻身，以防止压疮的发生。

第二节　急性胃炎

一、概述

急性胃炎指由各种原因引起的急性胃黏膜炎症，其病变可以仅局限于胃底、胃体、胃窦的任何一部分，病变深度大多局限于黏膜层，严重时则可累及黏膜下层、肌层，甚至浆膜层。临床表现多种多样，可以有上腹痛、恶心、呕吐、上腹不适、呕血、黑粪，也可无症状，而仅有胃镜下表现。急性胃炎的病因虽然多样，但各种类型在临床表现、病变的发展规律和临床诊治等方面有一些共性。大多数患者，通过及时诊治能很快痊愈，但也有部分患者其病变可以长期存在并转化为慢性胃炎。

二、护理评估

（一）健康史

评估患者既往有无胃病史，有无服用对胃有刺激的药物，如阿司匹林、保泰松、洋地黄、铁剂等，评估患者的饮食情况及睡眠。

（二）临床症状评估与观察

1. 腹痛的评估　患者主要表现为上腹痛、饱胀不适。多数患者无症状，或症状被原发疾病所掩盖。

2. 恶心、呕吐的评估　患者可有恶心、呕吐、食欲不振等症状，注意观察患者呕吐的次数及呕吐物的性质、量的情况。

3. 腹泻的评估　食用沙门菌、嗜盐菌或葡萄球菌毒素污染食物引起的胃炎患者常伴有腹泻。评估患者的大便次数、颜色、性状及量的情况。

4. 呕血和（或）黑粪的评估　在所有上消化道出血的病例中，急性糜烂出血性胃炎所致的消化道出血占 10% ~ 30%，仅次于消化性溃疡。

（三）辅助检查的评估

1. 病理　主要表现为中性粒细胞浸润。

2. 胃镜检查　可见胃黏膜充血、水肿、糜烂、出血及炎性渗出。

3. 实验室检查　血常规检查：糜烂性胃炎可有红细胞、血红蛋白减少。大便常规检查：大便潜血阳性。血电解质检查：剧烈腹泻患者可有水、电解质紊乱。

（四）心理 – 社会因素评估

1. 生活方式　评估患者生活是否规律，包括学习或工作、活动、休息与睡眠的规律性，有无烟酒嗜好等。评估患者是否能得到亲人及朋友的关爱。

2. 饮食习惯评估　患者是否进食过冷、过热、过于粗糙的食物；是否食用刺激性食物，如辛辣、过酸或过甜的食物，以及浓茶、浓咖啡、烈酒等；是否注意饮食卫生。

3. 焦虑或恐惧　因出现呕血、黑粪或症状反复发作而产生紧张、焦虑、恐惧心理。

4. 认知程度　是否了解急性胃炎的病因及诱发因素，以及如何防护。

（五）腹部体征评估

上腹部压痛是常见体征，有时上腹胀气明显。

三、护理问题

1. 腹痛　由胃黏膜的炎性病变所致。

2. 营养失调：低于机体需要量　由胃黏膜的炎性病变所致的食物摄入、吸收障碍所致。

3. 焦虑　由呕血、黑粪及病情反复所致。

四、护理目标

（1）患者腹痛症状减轻或消失。

（2）患者住院期间保证机体需热量，维持水电解质及酸碱平衡。

（3）患者焦虑程度减轻或消失。

五、护理措施

（一）一般护理

1. 休息　患者应注意休息，减少活动，对急性应激造成者应卧床休息，同时应做好患者的心理疏导。

2. 饮食　一般可给予无渣、半流质的温热饮食。如少量出血可给予牛奶、米汤等以中和胃酸，有利于黏膜的修复。剧烈呕吐、呕血的患者应禁食，可静脉补充营养。

3. 环境　为患者创造整洁、舒适、安静的环境，定时开窗通风，保证空气新鲜及温湿度适宜，使其心情舒畅。

（二）心理护理

1. 解释症状出现的原因　患者因出现呕血、黑粪或症状反复发作而产生紧张、焦虑、恐惧心理。护理人员应向其耐心说明出血原因，并给予解释和安慰。应告知患者，通过有效治疗，出血会很快停止；并通过自我护理和保健，可减少本病的复发次数。

2. 心理疏导　耐心解答患者及家属提出的问题，向患者解释精神紧张不利于呕吐的缓解，特别是有的呕吐与精神因素有关，紧张、焦虑还会影响食欲和消化能力，而树立信心及情绪稳定则有利于症状的缓解。

3. 应用放松技术　利用深呼吸、转移注意力等放松技术，减少呕吐的发生。

（三）治疗配合

1. 患者腹痛的时候　遵医嘱给予局部热敷、按摩、针灸，或给予止痛药物等缓解腹痛症状，同时应安慰、陪伴患者以使其精神放松，消除紧张恐惧心理，保持情绪稳定，从而增强患者对疼痛的耐受性；非药物止痛方法还可以用分散注意力法，如数数、谈话、深呼吸等；行为疗法，如放松技术、冥想、音乐疗法等。

2. 患者恶心、呕吐、上腹不适　评估症状是否与精神因素有关，关心和帮助患者消除紧张情绪。观察患者呕吐的次数及呕吐物的性质和量的情况。一般呕吐物为消化液和食物时有酸臭味。混有大量胆汁时呈绿色，混有血液呈鲜红色或棕色残渣。及时为患者清理呕吐物、更换衣物，协助患者采取舒适体位。

3. 患者呕血、黑粪　排除鼻腔出血及进食大量动物血、铁剂等所致呕吐物呈咖啡色或黑粪。观察患者呕血与黑粪的颜色性状和量的情况，必要时遵医嘱给予输血、补液、补充血容量治疗。

（四）用药护理

（1）向患者讲解药物的作用、不良反应、服用时的注意事项，如抑制胃酸的药物多于饭前服用；抗生素类多于饭后服用，并询问患者有无过敏史，严密观察用药后的反应；应用止泻药时应注意观察排便情况，观察大便的颜色、性状、次数及量，腹泻控制时应及时停药；保护胃黏膜的药物大多数是餐前服用，个别药例外；应用解痉止痛药如 654 –2 或阿托品时，会出现口干等不良反应，并且青光眼及前列腺肥大者禁用。

（2）保证患者每日的液体入量，根据患者情况和药物性质调节滴注速度，合理安排所用药物的前后顺序。

（五）健康教育

（1）应向患者及家属讲明病因，如是药物引起，应告诫今后禁止用此药；如疾病需要必须用该药，必须遵医嘱配合服用制酸剂以及胃黏膜保护剂。

（2）嗜酒者应劝告戒酒。

（3）嘱患者进食要有规律，避免食生、冷、硬及刺激性食物和饮料。

（4）让患者及家属了解本病为急性病，应及时治疗及预防复发，防止发展为慢性胃炎。

（5）应遵医嘱按时用药，如有不适，及时来院就医。

第三节　慢性胃炎

一、概述

慢性胃炎系指不同病因引起的慢性胃黏膜炎性病变，其发病率在各种胃病中居位首。随着年龄增长而逐渐增高，男性稍多于女性。

二、护理评估

（一）健康史

评估患者既往有无其他疾病，是否长期服用 NSAID 类消炎药如阿司匹林、吲哚美辛等，有无烟酒嗜好及饮食、睡眠情况。

（二）临床症状评估与观察

1. 腹痛的评估　评估腹痛发生的原因或诱因，疼痛的部位、性质和程度；与进食、活动、体位等因素的关系，有无伴随症状。慢性胃炎进展缓慢，多无明显症状。部分患者可有上腹部隐痛与饱胀的表现。腹痛无明显节律性，通常进食后较重，空腹时较轻。

2. 恶心、呕吐的评估　评估恶心、呕吐发生的时间、频率、原因或诱因，与进食的关系；呕吐的特点及呕吐物的性质、量；有无伴随症状，是否与精神因素有关。慢性胃炎的患者进食硬、冷、辛辣或其他刺激性食物时可引发恶心、反酸、暖气、上腹不适、食欲不振等症状。

3. 贫血的评估　慢性胃炎并发胃黏膜糜烂者可出现少量或大量上消化道出血，表现以黑粪为主，持续3～4d停止。长期少量出血可引发缺铁性贫血，患者可出现头晕、乏力及消瘦等症状。

（三）辅助检查的评估

1. 胃镜及黏膜活组织检查　这是最可靠的诊断方法，可直接观察黏膜病损。慢性萎缩性胃炎可见黏膜呈颗粒状、黏膜血管显露、色泽灰暗、皱襞细小；慢性浅表性胃炎可见红斑、黏膜粗糙不平、出血点（斑）。两种胃炎皆可见伴有糜烂、胆汁反流。活组织检查可进行病理诊断，同时可检测幽门螺杆菌。

2. 胃酸的测定　慢性浅表性胃炎胃酸分泌可正常或轻度降低，而萎缩性胃炎胃酸明显降低，其分泌胃酸功能随胃腺体的萎缩、肠腺化生程度的加重而降低。

3. 血清学检查　慢性胃体炎患者血清抗壁细胞抗体和内因子抗体呈阳性，血清胃泌素明显升高；慢性胃窦炎患者血清抗壁细胞抗体多呈阴性，血清胃泌素下降或正常。

4. 幽门螺杆菌检测　通过侵入性和非侵入性方法检测幽门螺杆菌。慢性胃炎患者胃黏膜中幽门螺杆菌阳性率的高低与胃炎活动与否有关，且不同部位的胃黏膜其幽门螺杆菌的检测率亦不相同。幽门螺杆菌的检测对慢性胃炎患者的临床治疗有指导意义。

（四）心理－社会因素评估

1. 生活方式　评估患者生活是否有规律；生活或工作负担及承受能力；有无过度紧张、焦虑等负性情绪；睡眠的质量等。

2. 饮食习惯　评估患者平时饮食习惯及食欲，进食时间是否规律；有无特殊的食物喜好或禁忌，有无食物过敏，有无烟酒嗜好。

3. 心理－社会状况　评估患者的性格及精神状态；患病对患者日常生活、工作的影响。患者有无焦虑、抑郁、悲观等负性情绪及其程度。评估患者的家庭成员组成，家庭经济、文化、教育背景，对患者的关怀和支持程度；医疗费用来源或支付方式。

4. 认知程度　评估患者对慢性胃炎的病因、诱因及如何预防的了解程度。

（五）腹部体征的评估

慢性胃炎的体征多不明显，少数患者可出现上腹轻压痛。

一、护理问题

1. 疼痛　由胃黏膜炎性病变所致。
2. 营养失调：低于机体需要量　由厌食、消化吸收不良所致。
3. 焦虑　由病情反复、病程迁延所致。
4. 活动无耐力　由慢性胃炎引起贫血所致。
5. 知识缺乏　缺乏对慢性胃炎病因和预防知识的了解。

四、护理目标

（1）患者疼痛减轻或消失。
（2）患者住院期间能保证机体所需热量、水分、电解质的摄入。
（3）患者焦虑程度减轻或消失。
（4）患者活动耐力恢复或有所改善。
（5）患者能自述疾病的诱因及预防保健知识。

五、护理措施

（一）一般护理

1. 休息　指导患者急性发作时应卧床休息，并可用转移注意力、做深呼吸等方法来减轻。

2. 活动　病情缓解时，进行适当的锻炼，以增强机体抵抗力。嘱患者生活要有规律，避免过度劳累，注意劳逸结合。

3. 饮食　急性发作时可予少渣半流食，恢复期患者指导其食用富含营养、易消化的食物，避免食用辛辣、生冷等刺激性食物及浓茶、咖啡等饮料。嗜酒患者嘱其戒酒。指导患者加强饮食卫生并养成良好的饮食习惯，定时进餐、少量多餐、细嚼慢咽。如胃酸缺乏者可酌情食用酸性食物如山楂、食醋等。

4. 环境　为患者创造良好的休息环境，定时开窗通风，保证病室的温湿度适宜。

（二）心理护理

1. 减轻焦虑　提供安全舒适的环境，减少患者的不良刺激。避免患者与其他有焦虑情绪的患者或亲属接触。指导其散步、听音乐等转移注意力的方法。

2. 心理疏导　首先帮助患者分析产生焦虑的原因，了解患者内心的期待和要求；然后共同商讨这些要求是否能够实现，以及错误的应对机制所产生的后果。指导患者采取正确的应对机制。

3. 树立信心　向患者讲解疾病的病因及防治知识，指导患者如何保持合理的生活方式和去除对疾病的不利因素。并可以请有过类似疾病的患者讲解采取正确应对机制所取得的良好效果。

（三）治疗配合

1. 腹痛　评估患者疼痛的部位、性质及程度。嘱患者卧床休息，协助患者采取有利于减轻疼痛的体位。可利用局部热敷、针灸等方法来缓解疼痛。必要时遵医嘱给予药物止痛。

2. 活动无耐力　协助患者进行日常生活活动。指导患者体位改变时动作要慢，以免发生直立性低血压。根据患者病情与患者共同制定每日的活动计划，指导患者逐渐增加活动量。

3. 恶心、呕吐　协助患者采取正确体位，头偏向一侧，防止误吸。安慰患者，消除患者紧张、焦虑的情绪。呕吐后及时为患者清理，更换床单位并协助患者采取舒适体位。观察呕吐物的性质、量及呕吐次数。必要时遵医嘱给予止吐药物治疗。

附：呕吐物性质及特点分析

1. 呕吐不伴恶心　呕吐突然发生，无恶心、干呕的先兆，伴明显头痛，且呕吐于头痛剧烈时出现，常见于神经血管头痛、脑震荡、脑溢血、脑炎、脑膜炎及脑肿瘤等。

2. 呕吐伴恶心　多见于胃源性呕吐，如胃炎、胃溃疡、胃穿孔、胃癌等，呕吐多与进食、饮酒、服用药物有关，吐后常感轻松。

3. 清晨呕吐　多见于妊娠呕吐和酒精性胃炎的呕吐。

4. 食后即恶心、呕吐　如果食物尚未到达胃内就发生呕吐，多为食管的疾病，如食管癌、食管贲门失弛缓症。食后即有恶心、呕吐伴腹痛、腹胀者常见于急性胃肠炎、阿米巴痢疾。

5. 呕吐发生于饭后 2 ~ 3 h　可见于胃炎、胃溃疡和胃癌。

6. 呕吐发生于饭后 4 ~ 6 h　可见于十二指肠溃疡。

7. 呕吐发生在夜间　呕吐发生在夜间，且量多有发酵味者，常见于幽门梗阻、胃及十二指肠溃疡、胃癌。

8. 大量呕吐　呕吐物如为大量，提示有幽门梗阻、胃潴留或十二指肠瘀滞。

9. 少量呕吐　呕吐常不费力，每口吐出量不多，可有恶心，进食后可立即发生，吐完后可再进食，多见于神经官能性呕吐。

10. 呕吐物性质辨别　如下所述。

（1）呕吐物酸臭：呕吐物酸臭或呕吐隔日食物见于幽门梗阻、急性胃炎。

（2）呕吐物中有血：应考虑消化性溃疡、胃癌。

（3）呕吐黄绿苦水：应考虑十二指肠梗阻。

（4）呕吐物带粪便：见于肠梗阻晚期，带有粪臭味见于小肠梗阻。

（四）用药护理

（1）向患者讲解药物的作用、不良反应及用药的注意事项，观察患者用药后的反应。

（2）根据患者的情况进行指导，避免使用对胃黏膜有刺激的药物，必须使用时应同时服用抑酸剂或胃黏膜保护剂。

（3）有幽门螺杆菌感染的患者，应向其讲解清除幽门螺杆菌的重要性，嘱其连续服药两周，停药4周后再复查。

（4）静脉给药患者，应根据患者的病情、年龄等情况调节滴注速度，保证入量。

（五）健康教育

（1）向患者及家属介绍本病的有关病因，指导患者避免诱发因素。

（2）教育患者保持良好的心理状态，平时生活要有规律，合理安排工作和休息时间，注意劳逸结合，积极配合治疗。

（3）强调饮食调理对防止疾病复发的重要性，指导患者加强饮食卫生和饮食营养，养成有规律的饮食习惯。

（4）避免刺激性食物及饮料，嗜酒患者应戒酒。

（5）向患者介绍所用药物的名称、作用、不良反应，以及服用的方法剂量和疗程。

（6）嘱患者定期按时服药，如有不适及时就诊。

第五章

内分泌科疾病的护理

第一节　内分泌系统疾病常见症状的护理

一、身体外形改变

（一）定义

包括体形的变化，毛发的质地、分布改变，面容的变化以及皮肤黏膜色素沉着等。这些异常多与脑垂体、甲状腺、甲状旁腺、肾上腺或部分代谢性疾病有关。

（二）评估

1. 病因评估

（1）身高异常：体格异常高大见于发生在青春期前腺垂体生长激素分泌过多的巨人症（gigantism），发生在青春期后的肢端肥大症（acromegaly）；体格异常矮小见于发生在儿童时期的腺垂体生长激素缺乏的垂体性侏儒症（dwarfism）；体格矮小和智力低下见于发生在成熟前的甲状腺功能减退的呆小病（cretinism）。

（2）体重异常：肥胖见于下丘脑疾病、Cushing 综合征、2 型糖尿病（肥胖型）、性功能减退症、甲状腺功能减退症、代谢综合征等疾病；消瘦见于甲状腺功能亢进症、1 型与 2 型糖尿病（非肥胖型）、嗜铬细胞瘤、神经性厌食等疾病。

（3）毛发异常：全身性多毛见于先天性肾上腺皮质增生、Cushing 病等疾病；毛发脱落见于甲状腺功能减退症、睾丸功能减退、肾上腺皮质和卵巢功能减退等疾病。

（4）面容异常：眼球突出见于甲状腺功能亢进症，满月脸见于 Cushing 病，头皮脸皮增厚、口唇增厚、耳鼻长大见于肢端肥大症等。

（5）皮肤异常：皮肤色素沉着见于原发性肾上腺皮质功能减退症、先天性肾上腺皮质增生症、异位 ACTH 综合征等；紫纹见于 Cushing 综合征；病理性痤疮见于 Cushing 综合征、先天性肾上腺皮质增生症等。

2. 症状评估　除了身高、体重的改变以外，还包括其他身体特征的改变，如生长发育及第二性征情况，全身营养状况，面容表情情况，皮肤的色泽、弹性情况，毛发颜色、分布和多少等情况。

3. 相关因素评估　身体外形的改变是否引起心理障碍，有无其他伴随症状，治疗及用药情况等。

（三）护理措施

1. 提供患者心理支持

（1）加强接触和沟通，鼓励患者表达自我感受。

（2）给予相关知识的讲解，提供资料和与其他病友交流，使其了解疾病的转归和治疗效果，使其有战胜疾病的信心。

（3）关注患者是否有自卑、焦虑、抑郁等心理问题，提供心理医生疏导。

2. 协助家庭给予支持

（1）了解家庭成员关系、知识结构，给予相关知识讲解。

（2）鼓励家属与患者多沟通、多交流，相互表达自身感受。

（3）把患者治疗情况告知家属，使其督促患者配合。

（4）家属和患者共同有信心，消除患者心理疾患，防止自杀等行为发生。

3. 促进患者社会交流

（1）鼓励患者参加社会团体或病友俱乐部等组织。

（2）帮助患者增加与他人沟通的技巧。

（3）教育周围人勿歧视患者，多给予患者心理安慰。

4. 协助患者装扮自己　指导患者选择适当饰物修饰自己，如突眼的佩戴眼镜；毛发稀疏的戴帽子；肥胖、侏儒和巨人症患者可指导其选择合适的衣服等。

二、性功能异常

（一）定义

包括生殖器官发育迟缓或发育过早、性欲减退或丧失，女性月经紊乱、溢乳、闭经或不孕，男性勃起功能障碍（ED）、乳房发育迟缓等。

（二）评估

1. 病因评估

（1）下丘脑 – 垂体疾病：如垂体细胞瘤 – 催乳素瘤（prolactinoma）、成年人原发性腺垂体功能减退症等可引起女性溢乳、闭经、不育，男性阳痿、性功能减退；儿童期起病的腺垂体生长激素缺乏或性激素分泌不足可导致患者青春期器官不发育，第二性征缺少等。

（2）甲状腺疾病：如成年型甲减可引起男性阳痿、女性不育症；幼年型甲减可引起性早熟等。

（3）肾上腺疾病：如 Cushing 综合征由于肾上腺激素产生过多以及雄激素和皮质醇对垂体促性腺激素的抑制作用，女性可引起月经减少或停经，轻度多毛、痤疮，明显男性化，男性可引起性欲减退，阴茎缩小，睾丸变软；肾上腺皮质功能减退症由于肾上腺皮质激素分泌不足可引起女性阴毛、腋毛减少或脱落、稀疏，月经失调或闭经，男性可引起性功能减退。

（4）糖尿病：也可引起男性性功能减退。

2. 症状评估　患者有无皮肤干燥、粗糙，毛发脱落、稀疏或增多，女性闭经溢乳，男性乳房发育；外生殖器的发育是否正常，有无畸形。

3. 相关因素评估　性功能异常是否引起心理障碍，有无其他伴随症状，治疗及用药情况等。

（三）护理措施

1. 评估性功能障碍的型态　提供一个隐蔽舒适的环境和恰当的时间，鼓励患者描述目前的性功能、性活动与性生活型态，使患者以开放的态度讨论问题。

2. 提供专业指导

（1）护士应接受患者讨论性问题时所呈现的焦虑，对患者表示尊重、支持。询问患者使其烦恼的有关性爱或性功能方面的问题，给患者讲解所患疾病及用药治疗对性功能的影响，使患者积极配合治疗。

（2）提供可能的信息咨询服务，如专业医师、心理咨询师、性咨询门诊等。

（3）鼓励患者与配偶交流彼此的感受，并一起参加性健康教育及阅读有关性教育的材料。

（4）女性患者若有性交疼痛，可建议使用润滑剂。

三、排泄功能异常

（一）定义

排泄是机体将新陈代谢所产生的废物排出体外的生理过程，是人体的基本生理需要之一，也是维持生命的必要条件之一。人体排泄废物的途径有皮肤、呼吸道、消化道及泌尿道。内分泌疾病常见排泄功能异常为多尿，腹泻及便秘。

（二）评估

1. 病因评估

（1）多尿

①垂体性尿崩症：因下丘脑－垂体病变使抗利尿激素分泌减少或缺乏，肾远曲小管重吸收水分下降，排出低比重尿，量可达到 5 000 mL/d 以上。

②糖尿病：尿内含糖多引起溶质性利尿，尿量增多。

③原发性醛固酮增多症：引起血中高浓度钠，刺激渗透压感受器，摄入水分增多，排尿增多。

（2）腹泻与便秘

①甲状腺功能亢进症可引起多汗、排便次数增多、排稀软便；便秘则可见于甲状腺功能减退的患者。

②糖尿病可引起患者胃肠功能紊乱，可腹泻、便秘交替出现。

2. 症状评估　患者排便、排尿次数、性质、量；尿量、尿比重是否正常；尿量与饮食的关系等。

3. 相关因素评估　多尿症状之外是否有其他的伴随症状，如有无多饮多尿，有无多食消瘦，有无高血压等。胃肠功能紊乱是否与用药有关、是否还伴随其他症状等。

（三）护理措施

1. 提供心理支持　安慰患者，消除焦虑和紧张的情绪，

2. 提供适当的排泄环境　为患者提供单独隐蔽的环境及充裕的时间。

3. 选取适宜的排泄姿势　床上使用便器时，采取患者舒适的体位及姿势。

4. 皮肤护理　多尿患者注意皮肤清洁干燥，温水清洗会阴部皮肤，勤换衣裤等，腹泻患者注意每次大便后用软纸轻擦肛门、温水清洗，并在肛门周围涂油膏以保护皮肤。

5. 给予药物　便秘患者给予缓泻剂、通便剂或灌肠；腹泻患者给予止泻药、口服补钾液，注意观察用药后的作用、效果。

6. 合理安排膳食　便秘患者多摄取富含纤维素的食物，如蔬菜、水果、粗粮等，并多饮水；腹泻患者多饮水，酌情给予清淡的饮食，避免油腻、辛辣、高纤维的食物。

7. 密切观察病情　准确记录患者排泄物的颜色、性质、量，正确留取标本送检。

四、骨痛

（一）定义

骨痛为代谢性骨病的常见症状，严重者常发生自发性骨折，或轻微外伤即引起骨折。

（二）评估

1. 病因评估

（1）由于维生素 D 代谢障碍所导致的骨质软化性骨关节病，如阳光照射不足、消化不良、维生素 D 缺乏和磷摄入不足等引起的老年性、失用性骨质疏松。

（2）脂质代谢障碍引起的高脂血症性关节病，骨膜和关节腔组织脂蛋白转运代谢障碍性关节炎。

（3）嘌呤代谢障碍引起的痛风。

（4）糖尿病引起的糖尿病性骨病。

（5）皮质醇增多引起的皮质醇增多症性骨病。

（6）甲状腺或甲状旁腺疾病引起的骨关节病。

2. 症状评估　骨痛出现的时间、诱因、部位、性质、缓急程度、加重缓解因素以及相关伴随症状等。

（三）护理措施

1. 心理护理　患者由于疼痛影响进食和睡眠，可能导致关节畸形、骨折及其他功能脏器的损害，带给患者巨大的精神压力，可能出现情绪低落、焦虑、抑郁、悲观等情绪，应给患者及家属讲解相关疾病知识，适时告知预后情况，介绍成功病例，增强患者战胜疾病的信心；给予患者理解、同情和正确指引，防止患者发生意外；鼓励家属给予患者心理支持。

2. 休息与体位　急性期给予卧床休息，避免体力劳动，如痛风患者可抬高患肢，骨质疏松患者可卧硬板床等。

3. 饮食护理　进食避免复发及加重的食物或进食富含钙质和维生素 D 的食物，饮食宜清淡、易消化，避免辛辣和刺激性食物，戒烟酒，避免咖啡因的摄入过多。

4. 用药护理　指导患者正确用药，观察药物疗效，不良反应，同时处理不良反应。

第二节　甲状旁腺功能亢进的护理

一、疾病概述

原发性甲状旁腺功能亢进（primary hyperparathyroidism，简称甲旁亢）是由甲状旁腺本身疾病引起的甲状旁腺素（parathyroid hormone，PTH）合成、分泌过多。其主要靶器官为骨和肾，对肠道也有间接作用。表现为骨吸收增加的骨骼病变、肾结石、高钙血症和低磷血症等一种内分泌性疾病。

甲旁亢在欧美多见，仅次于 DM 和甲状腺功能亢进症是内分泌疾病的第三位，在我国较少见。1970 年以后采用血钙筛选，本病每年发现率较前增加 4 ~ 5 倍。女性多于男性，约 2 ∶ 1 ~ 4 ∶ 1。近年来发现老年人发病率高，儿童较少见，可能和遗传有关，需除外多发性内分泌腺瘤 I 型或 Ⅱ 型。

二、护理评估

（一）健康评估

甲旁亢病因尚不明了，部分患者是家族性多发性内分泌腺瘤（multiple endocrine neoplasia，MEN），为常染色体显性遗传。有作者报道，颈部放疗后约 11% ~ 15% 的患者发生良性和恶性的甲状腺和甲状旁腺肿物。本病的发生与遗传和放疗的确切关系还需进一步研究。

PTH 其主要靶器官为骨和肾，对肠道也有间接作用。PTH 的生理功能是调节体内钙的代谢并维持钙和磷的平衡，它促进破骨细胞的作用，使骨钙（磷酸钙）溶解释放入血，致血钙和血磷浓度升高。当其血中浓度超过肾阈时，便经尿排出，导致高尿钙和高尿磷。PTH 同时能抑制肾小管对磷的回收，使尿磷增加、血磷降低。因此当发生甲旁亢时，可出现高血钙、高尿钙和低血磷，引起钙、磷和骨代谢紊乱及甲状旁腺激素分泌增多导致的一系列症状和体征。护士要询问患者是否有骨折史、骨畸形、骨关节痛、食欲不振、腹胀、便秘、恶心、呕吐、消化道溃疡史，是否反复发生泌尿系结石、慢性胰腺炎等。此外，护士还需询问女性已产妇患者，新生儿出生时是否有低钙性手足抽搐。部分患者系多发性内分泌腺瘤，护士要询问其家族是否有类似疾病的发生。

（二）临床症状及评估

1. 高钙血症　①中枢系统方面：记忆力减退、情绪不稳定、个性改变、淡漠、消沉、烦躁、多疑多虑、失眠、情绪不稳定和突然衰老。②神经肌肉系统方面：患者易疲劳、四肢肌肉无力、重者发生肌萎缩（钙浓度与神经肌肉兴奋性呈反比）。③钙沉着：沉积于肌腱导致非特异性关节痛，常累及手指关节，有时主要在近端指间关节，沉积于皮肤可导致皮肤瘙痒。④高钙危象：血钙大于 4.5 mmol/L（14 mg/dL）时，患者可表现为极度衰竭、厌食、恶心、呕吐、严重脱水、烦躁、嗜睡、昏迷，甚至诱发室性心律失常而导致猝死。

2. 骨骼病变　典型病变为破骨或成骨细胞增多、骨质吸收，呈不同程度的骨质脱钙，结缔组织增生构成纤维性囊性骨炎。严重时引起多房囊肿样病变及“棕色瘤”，易发生病理性骨折及骨畸形。主要表现为广泛的骨关节疼痛，伴有明显压痛，多由下肢和腰部开始逐渐发展至全身，以至活动受限、卧床不起、翻身困难等。重者有骨畸形，如胸廓塌陷变窄、椎骨变形、骨盆畸形、四肢弯曲和身材变矮。约 50% 以上的患者有自发性病理性骨折和纤维囊性骨炎。国内报道的病例约 80% 以骨骼病变表现为主。X 线表现指骨内侧骨膜下皮质吸收和颅骨斑点状脱钙有诊断意义。

3. 泌尿系统症状　由于血钙过高致有多量钙自尿排出，患者常诉多尿、烦渴、多饮，尿结石发生率也较高，一般在 60% ~ 90%，临床上有肾绞痛、血尿或继发尿路感染，反复发作后可引起肾功能损害甚至可导致肾功能衰竭。本病所致的尿结石的特点为多发性、反复发作性、双侧性，结石常具有逐渐增多、增大等活动性现象，连同肾实质钙盐沉积，对本病具有诊断意义。肾小管内钙盐沉积和钙质盐沉着可引起肾功能衰竭，在一般尿结石患者中，有 2% ~ 5% 由本病引起。

4. 消化道症状　胃肠道平滑肌张力降低，胃蠕动缓慢引起纳差、便秘、腹胀、恶心、呕吐、上腹痛等症状。部分患者伴有十二指肠溃疡病，可能与血钙过高刺激胃黏膜分泌促胃液素有关。如同时伴有胰岛促胃液素瘤，如卓 – 艾综合征（Zollinger – Ellison syndrome），则消化性溃疡顽固难治，5% ~ 10% 患者可伴有多发性胰腺炎，原因未明，可能因胰腺有钙盐沉着、胰管发生阻塞所致。

（三）辅助检查及评估

1. 实验室检查

（1）血钙：甲状旁腺功能亢进时血清总钙值呈现持续性升高或波动性升高，少数患者血清总钙值持续正常，因此需多次测定较为可靠，正常人血总钙值为 2.2 ~ 2.7 mmol/L（8.8 ~ 10.9 mg/dL），血游离钙值为（1.18 ± 0.05）mmol/L。合并维生素 D 缺乏、骨质软化症、肾功能不全、胰腺炎、低蛋白血症的甲亢患者，血清总钙值正常，但游离钙常增多。

（2）血磷：正常值成人为 0.97 ~ 1.45 mmol/L（3 ~ 4.5 mg/dL），儿童为 1.29 ~ 2.10 mmoL/L（4 ~ 6.5 mg/dL）。低磷血症是本病的特点之一，但在肾功能不全、肾小球滤过率降低时，血清磷可正常或升高。

（3）血清 PTH：甲旁亢患者 80% ~ 90% 有 PTH 水平增高。血 PTH 增高的程度与血钙浓度、肿瘤大小和病情严重程度相平行。

（4）血清碱性磷酸酶（ALP）：正常值为 34 ~ 107 U/L。甲旁亢，排除肝胆系统的疾病存在，则 ALP 水平增多。骨病愈严重，血清 ALP 值愈高。

（5）血清抗酒石酸酸性磷酸酶（tartrate resistance acid phosphatase，TRAP）：在骨吸收和骨转换增高时，血清 TRAP 浓度增高。在本病中血清 TRAP 常成倍增高，手术治疗如成功，可于术后 1 ~ 2 周内明显下降，甚至达正常。北京协和医院一组正常值为（7.2 ± 1.9）U/L。

（6）24 h 尿钙：24 h 尿钙排泄量增加。主要由于血钙过高后肾小管滤过增加，尿钙也增多。高尿钙血症为 24 h 尿钙排量大于 6.25 mmol（女性）和大于 7.5 mmol（男性）。但尿钙排泄量可受维生素 D 和日光照射强弱以及有无尿结石等许多因素影响，故估价尿钙意义时应做具体分析。收集尿时应予酸化，以免钙盐沉淀影响结果。

（7）尿羟脯氨酸排量：甲旁亢时尿羟脯氨酸排泄增多，系骨质吸收较灵敏指标。北京协和医院内分泌科实验室尿羟脯氨酸正常值为（20 ± 11）mg/24 h。

2. X 线检查　普遍性骨质脱钙、骨质疏松，常为全身性，以胸腰椎、扁骨、掌骨和肋骨最显著，表现为密度减低、骨小梁减少，皮质变薄呈不均匀板层状，或骨小梁粗糙呈网状结构。少数患者尚可出现骨硬化和异位钙化。这种骨骼的多形性改变，可能与甲状旁腺激素对破骨细胞和成骨细胞的作用、降钙素的代偿和病变的腺体呈间歇性活动有关。X 线片中尚可见到多发性反复发生的尿结石及肾钙盐沉着症，对诊断均有价值。

3. 骨密度测定　甲旁亢时骨密度降低。

4. 其他定位检查

（1）颈部超声检查。

（2）颈部和纵隔 CT 扫描：对于前上纵隔腺瘤的诊断符合率为 67%。

（3）放射性核素检查：可检出 1 cm 以上病变。

（4）选择性甲状旁腺静脉取血测 iPTH：血 iPTH 的峰值能反映病变甲状旁腺的位置。

（四）心理 – 社会评估

此病患者由于疾病所致高钙血症、可出现记忆力减退、情绪不稳、个性的改变等，护士应在监测水、电解质同时，关注患者情绪变化，给予安慰、鼓励，建立信任。

三、护理诊断

1. 疼痛：肌痛、骨骼痛　与肌肉痉挛、骨吸收增加有关。
2. 皮肤完整性受损　与骨痛长期卧床、营养状况改变有关。
3. 便秘　与胃肠道平滑肌张力降低有关。
4. 躯体移动障碍　与骨骼变化引起活动范围受限有关。
5. 活动无耐力　与血钙浓度增高，降低了神经肌肉兴奋性有关。
6. 生活自理能力缺陷　与骨骼变化、活动受限有关。
7. 有受伤的危险　与骨质疏松、骨关节变形有关。
8. 维持健康能力改变　与日常体力活动不足有关。
9. 社交障碍　与骨骼变形、活动受限有关。
10. 知识缺乏　缺乏骨质疏松及相关知识。
11. 潜在并发症——高钙危象　与 PTH 分泌增多使骨钙溶解吸收入血有关。

四、护理目标

（1）保证患者足够的营养摄入，掌握适宜的运动方式，能合理搭配饮食，保证钙的需求。
（2）患者症状及不适主诉缓解。
（3）护士识别高钙危象的症状和体征。
（4）患者能正确对待疾病，能说出药物的使用方法、剂量和不良反应，积极配合治疗。
（5）患者促进正常排便。
（6）增进患者自我照顾能力。
（7）护理中维护患者安全。
（8）防止骨折等并发症的发生。
（9）能坚持服药，定期复诊。
（10）使患者了解有关疾病的相关知识。

五、护理措施

（一）一般护理

定时评估血压、心率、脉搏、呼吸频率的变化。避免环境寒冷，提高室温，增加被服，避免穿堂风。保持患者床单位干净、整洁，预防患者感染、压疮的发生。

（二）饮食护理

适度摄取蛋白质和脂肪，因高蛋白质食物和高脂肪食物会增加尿钙的排出而影响钙质的吸收。戒烟戒酒，避免摄入过多的咖啡因。

（三）病情观察

血清钙、骨密度、尿钙磷检测。注意观察患者是否有厌食、恶心、呕吐、便秘、头晕、记忆力减退、精神萎靡、表情淡漠、昏睡、心律失常、心电图异常改变等高钙危象的表现。鼓励患者多饮水，并准确记录出入量，每天检测体重，保持出入量的平衡，预防心力衰竭的发生。

（四）疼痛的护理

有骨痛的患者可指导其使用硬板床，取仰卧位或侧卧位，卧床休息数天到一周，可缓解疼痛。对疼痛部位给予湿热敷，可促进血液循环、减轻肌肉痉挛、缓解疼痛。给予局部肌肉按摩，以减少因肌肉僵直引发的疼痛。使用的药物包括止痛剂、肌肉松弛剂或抗炎药物等。

（五）活动与安全

让患者参与活动，并提高活动的兴趣。保证环境安全，防止跌倒，保证楼梯有扶手、梯级有防滑边缘、房间与浴室的地面干燥、灯光明暗适宜、过道避免障碍物等。加强日常生活护理，对行动不便者，将日常所需物品如茶杯、热水壶、呼叫器等放置床边，以利患者取用，指导患者维持良好的姿势，且在改变姿势时动作应缓慢，必要时建议患者使用手杖或助行器，以增加其活动时的稳定性，衣服和鞋穿着应合适，以利于运动。加强巡视，尤其在患者洗漱及用餐时间，护士应加强意外的预防。如患者使用利尿剂或镇静剂后，要严密注意其频繁如厕或精神恍惚而发生意外。

（六）排便护理

鼓励患者多活动，以刺激肠蠕动、促进排便。每日液体摄入量应在 2 000 mL，可以根据患者的个人喜好和习惯安排摄入液体的种类和时间。例如，对于限制热量的患者可摄入不含热量或热量低的液体。适当增加食物中纤维素的补充，如各种绿色蔬菜、水果等。指导患者进行腹部按摩，以增强肠蠕动，必要时遵医嘱给予缓泻剂，观察并记录患者排便的色、量、性质等情况。

（七）用药护理

在应用扩容、利尿类药物前，护士应评估患者的心功能，观察血压、心律、心率、呼吸的深度、频率及皮肤的颜色等，并注意用药前后体重的变化，防止心力衰竭。使用双磷酸盐类药物时应选择大血管并观察体温的变化，因双磷酸盐可引起发热、肌痛等不良反应。

（八）围手术期护理

有症状或有并发症的原发性甲状旁腺功能亢进一般宜手术治疗。手术的适应证：血钙水平较正常高限增高 1 mg/dL 或 0.25 mmol/L 以上；明显骨骼病变；肾结石；甲状旁腺功能亢进危象；尿钙排量明显增多（多于 10 mmol/24 h 或 400 mg/24 h）；骨密度降低；年龄小于 50 岁者等。多数为腺瘤，可做腺瘤摘除；如为腺癌，宜做根治手术。

甲状旁腺手术后可出现低钙血症，轻者手、足、唇、面部发麻，重则手足抽搐。低钙血症可开始于术后 24 h 内，血钙最低值出现在手术后 4 ~ 20 d。大部分患者在 1 ~ 2 个月之内血钙可恢复至 2 mg/dL（8 mmol/L）。发生低血钙后，立即口服乳酸钙或葡萄糖酸钙；手足抽搐明显者可缓慢静脉注射 10% 葡萄糖酸钙 10 ~ 20 mL；难治顽固性低钙血症可静脉点滴葡萄糖酸钙于 5% 或 10% 葡萄糖液内。补充钙量是否足够，视神经肌肉应激性和血钙值两方面加以衡量。

（九）心理护理

多与患者交流，选择患者感兴趣的话题；鼓励患者参加娱乐活动，调动参加活动的积极性；安排患者听轻松的、愉快的音乐，使其心情愉快；嘱患者家属多关心患者，使患者感到温暖和关怀，以增强其自信心；协助患者及家属重新定位患者的角色与责任，以利于患者的康复；给患者安排社交活动的时间，减轻患者孤独感。

（十）甲状旁腺危象的护理

补充生理盐水，纠正脱水补充血容量，而且可因多量钠自尿中排出，促使钙也排出。根据脱水程度，每天可给予液体 4 000 ~ 6 000 mL 静脉滴注，注意监测心、肾功能。

补充血容量的基础上应用利尿剂如呋塞米，促使钙排出。禁用可减少钙排出的噻嗪类利尿剂。有些利尿剂可造成钾和镁的丢失，应监测血电解质，适当补充。

（十一）健康教育

教导患者均衡饮食的重要性，合理饮食，并每天坚持合理的户外活动，运动要循序渐进、持之以恒。合理告知家庭成员注意家庭安全对患者的影响。

第三节 肾上腺皮质功能减退的护理

一、疾病概述

肾上腺皮质功能减退症（hypofunction of the adrenal gland）是由体内ACTH分泌不足、下丘脑-垂体功能紊乱或肾上腺完全或部分受损引起的肾上腺分泌激素减少引起的。按病因可分为原发性和继发性，按病程可分为慢性和急性。急性肾上腺皮质功能减退又称肾上腺危象，多表现为循环衰竭、高热、胃肠功能紊乱、惊厥、昏迷等症状，病势凶险，须及时抢救。

本病临床上呈衰弱无力、体重减轻、色素沉着、血压下降等综合征。患者以中年及青年为多，年龄大多在20～50岁，男、女性患病率几乎相等，原因不明者以女性为多。

二、护理评估

（一）健康评估

急性肾上腺功能减退症常由肾上腺急性感染、出血、双侧肾上腺静脉血栓形成所致，也可见于原有慢性肾上腺皮质功能减退症加重，长期应用大剂量肾上腺皮质激素治疗后或双侧肾上腺手术切除后发生。

原发性慢性肾上腺皮质功能减退症又称Addison病，是由于双侧肾上腺自身免疫、结核或真菌等严重感染、肿瘤浸润等严重破坏，或由于双侧大部分切除或全部切除导致肾上腺皮质激素分泌不足。

继发性肾上腺皮质功能减退症有许多症状和体征与Addison病患者相同。但色素沉着不典型，因为ACTH和相关肽的水平较低。当出现严重脱水、低钠血症和高钾血症时，诊断为肾上腺皮质功能减退症，这是由盐皮质激素严重不足所导致的。

护士在评估患者时应了解患者疾病诱发因素，如既往有无结核感染史、有无长期服用激素治疗、外伤史及手术史等。

（二）临床症状观察及评估

1. 循环系统　患者可出现直立性晕厥、头晕、眼花、低血氧、体温过低；休克、低血钠。

2. 消化系统　由于各种消化酶和消化液减少，因而患者可出现食欲减退、消化不良、喜食咸食、体重下降、恶心、呕吐、低血钠、低血钾，有的伴有腹泻或便秘。

3. 乏力消瘦　本病的早期症状之一，其程度与病情轻重平行，表现为注意力不集中、精力不充沛、体力不足、脂肪减少、肌肉消瘦、体重减轻，多为进行性加重。这与糖皮质激素、盐皮质激素、氮类激素缺乏所导致的蛋白质和糖代谢紊乱，慢性失钠、失水，食欲不振，营养障碍有关。

4. 低血糖　患者空腹血糖常低于正常，往往在餐前或剧烈活动后，易发生饥饿、心悸、冷汗、乏力等低血糖症状，严重时视力模糊、复视、精神失常，甚至昏迷。此由糖异生作用减弱，肝糖原不足，对胰岛素敏感所致。也有在餐后2～3 h诱发反应性低血糖症。

5. 神经精神症　状下丘脑-垂体-肾上腺皮质轴有维持神经精神正常状态的作用。皮质醇对中枢神经系统有兴奋作用。因而患者可出现精神萎靡、记忆力下降、头晕、淡漠嗜睡，或有烦躁、失眠，甚至谵妄或精神失常等。

6. 肾功能减退　患者夜尿增多，对水负荷的排泄能力减弱，在大量饮水后可出现稀释性低钠血症。这些是由皮质醇分泌不足，肾小球血流量及滤过率均减少，血管升压素（抗利尿激素）释放增多所致。

7. 抵抗力下降　当遇到某种应激时，如感染、疼痛、劳累、手术等，易发生神志模糊、血压降低，严重时可诱发急性肾上腺功能减退性危象。对各种镇静剂、麻醉药甚为敏感，应慎用。

8. 肾上腺危象　本病常因感染、创伤、手术、分娩、吐泻、大量出汗、失水、高热、劳累，骤停激素治疗或结核恶化等而诱发危象。危象临床表现为本病原有症状的急骤加重，可由高热、呕吐、腹痛、腹泻、失水、血压降低、心率增快、脉搏细弱，呈周围循环衰竭状况。神志模糊，甚至昏迷。可有低血糖、低血钠，血钾偏高、正常或偏低，对此应予尽早识别，及时配合抢救。

9. 皮肤、黏膜色素沉着　色素沉着的原因系皮质激素水平下降，对垂体分泌 ACTH、黑素细胞、雌激素、促脂素的反馈抑制作用减弱，此组激素分泌增多，导致皮肤、黏膜黑素沉着。见于绝大多数患者，为本病早期症状之一。色素沉着有四个特点。

（1）分布不均匀：在全身皮肤普遍性色素加深的基础上有点状或斑块状色素加深，有些部位加深更显著。①暴露部位：面部和四肢；②摩擦部位：关节伸屈面、乳头、乳晕、腋下、掌纹指纹、腰带部、会阴部、肛周等；③黏膜：唇、舌、龈、颊、上颚等；④瘢痕部位。

（2）色泽差异性：有淡褐、棕黄、棕黑、蓝黑、煤黑色等，色泽深浅自身比较有先后差异和个体间差异。

（3）多样化：本病患者除黑素沉着外，少数患者尚可有白斑、白化病或黄褐斑等多种多样变化。

（4）色素深浅与病情轻重不成正比。

（三）辅助检查及其评估

1. 基础血、尿皮质醇和醛固酮、尿 17 – 羟皮质类固醇测定　血浆皮质醇（F）基础值≤ 3μg/dL 可确诊为肾上腺皮质减退症。

2. 血常规　常有轻度红细胞、血红蛋白、血小板、中性粒细胞减少，淋巴细胞相对增多，嗜酸粒细胞明显增多。

3. 血清电解质　可由低血钠、高血钾，后者一般不重。血磷、镁轻度增加，由于肾、肠排钙减少，可致血钙增高。

4. X 线检查　结核所致患者于肾上腺区半数有钙化阴影。胸部 X 线片示心影缩小，或后肺结核。疑有肾上腺皮质占位性病变所致者可做 CT 检查。

5. 血浆基础 ACTH 测定　本病患者可明显增高。继发性肾上腺皮质功能减退者，在血浆皮质醇降低的情况下，ACTH 浓度也甚低。

6. ACTH 兴奋试验　用以检测肾上腺皮质储备功能，并可鉴别原发性及继发性肾上腺皮质功能减退。ACTH 兴奋试验对确诊肾上腺功能不全非常必要。通过静脉或肌肉给予促皮质激素 0.25 ~ 1 mg。分别测基线值、给药后 30 min、1 h 血浆皮质醇水平。原发性肾上腺皮质功能减退时，皮质醇反应缺失或明显下降；继发性肾上腺皮质功能减退时，皮质醇反应下降。长时间 ACTH 兴奋试验是将 25U 的 ACTH 溶于盐水中每天输 8 h，连续 3 d，同时收集 24 h 尿标本。测尿 17 – 羟皮质类固醇和尿游离皮质醇的水平。原发性肾上腺皮质功能减退的患者，皮质醇反应下降或缺失；继发性肾上腺皮质功能减退的患者，24 h 尿的 17 – 羟皮质类固醇水平不能升高至 20 mg 以上。

（四）心理 – 社会评估

本病由于肾上腺皮质激素缺乏，因此患者中枢神经处于抑郁状态，因此易产生情绪低落、抑郁淡漠，或有违拗症、注意力不集中，多失眠。有时因血糖过低而发生神经精神症状，严重者有昏厥，甚至昏迷。

三、护理诊断

1. 体液不足　由于醛固酮分泌减少，保钠排钾功能减低，致低血钠、高血钾及代谢性酸中毒所致。

2. 心排血量减少　与疾病所致肾上腺皮质激素分泌减少有关。

3. 营养不良——低于机体需要量　与胃肠道症状严重，常出现恶心、呕吐、纳差、消瘦、腹泻、腹痛有关。

4. 活动无耐力　主要与代谢改变、电解质失衡、营养不良有关。

5. 焦虑　与皮质醇减少对神经系统的作用及皮肤外观改变对心理的作用有关。

6. 有感染的危险　与机体对应激的抵抗力降低有关。

7. 自我形象紊乱　与脱发和色素沉着有关。

8. 知识缺乏　与患者未接受过有关疾病知识有关。

9. 潜在并发症　肾上腺危象。

四、护理目标

（1）患者住院期间补充水分适当，体液平衡。

（2）患者能够在正确指导和帮助下完成日常活动。

（3）患者住院期间食欲良好，合理饮食，获得需要的营养。

（4）患者住院期间情绪稳定，能够正确处理问题。

（5）患者住院期间无感染发生。

（6）患者住院期间能够说出脱发与色素沉着产生的原因并表示理解和接受。

（7）通过健康教育使患者能够复述出肾上腺皮质功能减退症的有关知识，并表示理解。

（8）护士及时发现肾上腺危象的发生，及时准备好抢救物品，通知医生配合抢救治疗。

五、护理措施

（一）一般护理

鼓励患者进食高糖、高蛋白、高钠饮食，每日摄钠应为 5 ～ 10 g，含钠量高的食物有咸肉、酱油、泡菜、午餐肉罐头、含钠味精等罐头食品。含钠中等量的食物包括蛋类、牛乳、番茄汁、饼干等。如食物中氯化钠量不足，可酌情补充药片或胶囊，或补充盐水溶液，以维持水盐代谢。嘱患者充分休息，避免远距离活动，防止低血压、晕厥等意外发生。限制陪伴探视，避免患者过度劳累及增加感染机会。

（二）心理护理

因病程长、服药较久、精神抑郁，加之疲乏无力，生活上需要关心照顾，精神上需给予支持。应鼓励患者接受外观改变，积极配合药物治疗，树立战胜疾病的信心。

（三）病情观察

肾上腺皮质功能减退症患者由于血容量减少，可发生组织灌注不足。应激可诱发肾上腺危象，如果不及时采取措施，外周组织灌注受损，导致血管塌陷和休克。通过补充体液和使用激素可纠正血容量不足。

护理人员通过严密监测生命体征可及时发现体液不足的征象，如低血压、心动过速和呼吸急促。护理人员应监测并报告每小时尿量，患者每小时的尿量应不少于 30 mL。护理人员应评估和报告患者的精神状况和定向力方面的变化。通过护理人员的观察为医生治疗提供依据。

观察患者的精神状态，注意是否有淡漠、嗜睡、神志不清等症状出现。注意观察患者是否有口渴的感觉，皮肤弹性、体重及血压的变化，观察是否有肾上腺危象发生，包括有无恶心、呕吐、腹泻、腹痛，有无发热或体温过低，有无嗜睡，有无血压下降或休克。一旦发现肾上腺危象的征兆，应立即与医生联系并积极配合医生尽早治疗，防止发生生命危险。

（四）预防并发症

主要预防肾上腺危象的发生。应嘱患者按时服药，不能自行中断。应避免一切应激因素的发生。一旦出现压力增加、感染、外伤等情况，应增加服药剂量。身体不适时应尽早就医。

（五）用药护理

由于本病需要终身服用激素替代治疗，因此护理重点应为激素治疗的观察。应向患者详细说明类固醇激素用量、用法，解释定时定量服药的必要性，以及需要做好终身服药的思想准备。使患者了解药物疗效及可能发生的不良反应。长期坚持替代治疗；尽量减少激素用量，以达到缓解症状目的，避免过度增重和骨质疏松等激素不良反应（见表 5–1）。对原发性肾上腺皮质减退症患者必要时补充盐皮质激素；应当给患者佩带急救卡；应及时应增加激素剂量，有恶心、呕吐、12 h 不能进食时应静脉给药。通常选用的激素有糖皮质激素（氢化可的松、泼尼松龙和泼尼松）、盐皮质激素，能潴钠排钾，维持血容量。应用盐皮质激素时，如有水肿、高血压、高血钠、低血钾则需减量；如有低血压、低血钠、高血钾则适当加量；对有肾炎、高血压、肝硬化和心功能不全慎用。氮皮质激素，常用以改善乏力、食欲不振和体重减轻等症状，并能加强蛋白质的同化作用。对孕妇及心力衰竭患者应慎用。

表 5-1 激素的不良反应

·低血钾
·诱发或加重消化性溃疡
·骨骼肌肉萎缩引起乏力
·精神、行为改变
·糖代谢紊乱，血糖升高
·脂肪分布改变，库欣综合征貌
·伤口愈合减慢
·易发生感染，可诱发感染或使机体内潜在的感染灶扩大或扩散
·影响下丘脑及腺垂体分泌促肾上腺皮质激素，使内源性糖皮质激素分泌减少或导致肾上腺皮质激素功能不全．
·血压升高
·骨质疏松

（六）肾上腺危象的护理

肾上腺皮质功能减退危象为内科急症，应积极抢救。

（1）遵医嘱补液：第 1 ～ 2 d 内应迅速静脉滴注葡萄糖生理盐水 2 000 ～ 3 000 mL。

（2）立即静脉滴注磷酸氢化可的松或琥珀酸氢化可的松 100 mg，以后每 6 h 加入补液中静脉滴注 100 g，最初 24 h 总量可给 400 mg，第 2 ～ 3 d 可减至 300 mg 分次滴注。如病情好转，逐渐减至每日 100 ～ 200 mg。经以上治疗，在 7 ～ 10 d 后可恢复到平时的替代剂量。

（3）积极治疗感染及其他诱因对发生肾上腺危象的患者，嘱其绝对卧床，遵医嘱迅速及时准确进行静脉穿刺并保证静脉通路通畅，正确加入各种药物，如补充激素、补液治疗，对有消化系统症状的患者遵医嘱给予药物控制症状。

（4）准备好抢救药品。积极与医生配合，主动及时观察患者生命体征变化。

（5）做好出入量记录，警惕肾功能不全。

（6）按时正确留取各种标本；鼓励患者饮水并补充盐分，进高钠、低钾饮食。

（7）昏迷患者及脱水严重的患者可通过胃管进行胃肠道补液，并按昏迷常规护理。

（8）在使用激素治疗过程中，应注意观察患者有无面部及全身皮肤发红，以及有无激素所致的精神症状等出现。

（七）活动与安全

指导患者活动时注意安全，可活动过程中进行能够间断休息，保证体力，制定循序渐进的活动计划。

（八）健康教育

（1）避免感染、外伤等一切应激因素的刺激。

（2）保持情绪稳定，避免压力过大。

（3）正确服药，避免中断及剂量错误，教会患者根据病情调整用药。

（4）教会患者自我观察，如有不适应尽早就医。

（5）避免直接暴露与阳光下，以防色素加深。

（6）外出时随身携带病情识别卡，以便遇意外事故时能得到及时处理。

（7）定期门诊随诊。

（8）在遇分娩、手术、特殊治疗时应向医生说明患者有本病的事实，以利于医生治疗时正确用药，防止危象发生。

第六章

神经外科疾病的护理

第一节　神经外科的基础护理与操作

一、清洁、消毒与灭菌

在医疗护理工作中正确地清洁、消毒、灭菌是预防医疗场所感染的重要措施。清洁是指清除物品上的一切污秽，如尘埃、污迹有机物等；消毒为消除或杀灭外环境中除细菌芽孢外的各种病原微生物的过程。灭菌即清除或杀灭外环境中一切微生物包括芽孢的过程。

（一）清洁法

清洁是将物品用清水冲洗，再用肥皂水或洗洁精等刷洗，除去物品上的有机物，最后用清水冲净，常用于家具、地面、墙壁、医疗器械等物品消毒前的处理。清洁是消毒灭菌的必要准备工作，必须在消毒和灭菌前进行。

（二）消毒、灭菌的方法

1. 物理消毒灭菌法

物理消毒灭菌法是利用热或光等物理因子作用，使菌体蛋白凝固变性，酶失去活性，结构破坏而死亡，方法有自然净化、机械除菌、热力消毒灭菌（干热或湿热）、辐射消毒灭菌、微波消毒灭菌、超生消毒灭菌等。

1）自然净化消毒灭菌

大自然通过日晒、雨淋、风吹、干燥、温湿度变化、空气中杀菌性化合物的作用、水的稀释 pH 的变化、水中生物的拮抗作用等使自然净化。这种不经过人工消毒逐步达到无害的现象称为大自然的净化作用。常用的方法为日光暴晒和通风换气。

2）机械除菌

机械除菌是用机械方法，如冲洗、刷、擦、扫、抹、铲除和过滤等，除去物品表面、空气中、水中、人畜体表的有害微生物，虽然不能将病原微生物杀死，但可大大减少其数量，减少感染的机会，如空气洁净技术是通过三级过滤除掉空气中的微粒、尘埃（直径 0.5 ~ 5μm），选用合理的气流方式达到空气洁净的目的。

3）热力消毒灭菌

热力消毒灭菌主要是利用热力破坏微生物的蛋白质、核酸、细胞膜，促使其死亡的机制，从而达到消毒灭菌的目的。热力灭菌可分为干热和湿热两种。

（1）干热灭菌法：一般物品在 160℃的干热下，经 24 h 可杀死细菌繁殖体及芽孢。一般细菌繁殖体在 80 ~ 100℃的干热下，经 1 h 可被杀灭。①焚烧法：简单、彻底、迅速地灭菌法，常用于污染的废弃物，病理标本，特殊感染的敷料的处理，如破伤风杆菌、绿脓杆菌、气性坏疽感染的敷料等。②烧灼法：是直接用火焰灭菌，常用于培养器皿开启和关闭前瓶口的消毒，也可用于金属器械、搪瓷物品的紧急消毒，但此法对器械有一定的破坏作用。③干烧法：将器械放入干烤箱内灭菌，适用于高温下不损坏、不变质、不蒸发的物品，如油剂、粉剂、玻璃器皿、金属和陶瓷制品等的灭菌。④红外线辐射灭菌：红外线的杀菌作用与干烤相似，多用于医疗器械的消毒灭菌。

（2）湿热灭菌法：主要是通过凝固病原体的蛋白质达到杀死该微生物的目的。①煮沸消毒法：是一种简单、方便、经济的消毒法，但此法对芽孢的消灭不可靠，不能用于外科器械的灭菌。煮沸消毒法常用于食具、食物、棉织品、金属及玻璃器皿等消毒，煮沸消毒时间在水温达到 100℃后再煮 5 ～ 15 min，即可达到消毒的目的。在煮沸消毒时，要注意下列事项：a. 消毒物品应先清洁再煮沸；b. 水量自始至终必须淹没所有消毒物品；c. 根据消毒物品的性质决定其放入水中的时间：玻璃类在温水或冷水中放入，橡胶类物品在沸水中放入；d. 较轻的物品要用纱垫或铁丝罩压住，有空腔的物品要将空腔内灌满水再放入，较小的物品要用纱布包好，将其浸入水中；e. 消毒时间由水沸时间开始计算，中途加入其他物品时，应重新计算时间；f. 锅盖要关闭紧密；g. 消毒后应将物品及时取出，放置于无菌容器内。②压力蒸汽灭菌法：是医院使用最普遍，效果最可靠的一种首选灭菌法。优点是穿透力强，能达物品深部，灭菌效果可靠，能杀灭所有的微生物。无味、无毒性。常用于各类器械、敷料、搪瓷、橡胶、耐高温玻璃用品及溶液等的灭菌，对布类尤为适用，而尼龙与毛织品则不能应用。压力蒸汽灭菌可分为下排气压力灭菌器和预真空式压力灭菌器，下排气式压力灭菌器常用温度为 121℃，压力为 1.1 ～ 1.7 kg/cm^2，时间为 30 min，预真空式压力灭菌器常用于温度为 132℃，压力为 2 kg/cm^2，时间为 6 ～ 8 min。

4）巴斯德消毒法

简称巴氏消毒法，是将水或蒸汽加热至 65 ～ 80℃，消毒 10 ～ 15 min，能有效地杀死各种细菌繁殖体和一般细菌，用于碗盆及搪瓷用品、牛奶的消毒。

2. 辐射消毒法

（1）紫外线消毒法

紫外线属于电磁波辐射，杀菌最强的波长范围在 250 ～ 270nm，紫外线所释放的能量较低，穿透力较弱。紫外线照射可以破坏菌体蛋白质，使之光解变性，降低细菌体内的氧化活性，使其丧失氧化能力，还可使微生物的 DNA 失去转化能力，同时使空气中的氧电离产生具有极强杀菌作用的臭氧。因此具有较好的杀菌作用，可杀灭包括杆菌、病毒、真菌、细菌繁殖体和芽孢等多种微生物。

①紫外线消毒法主要用于：a. 空气消毒：将紫外线灯固定在天花板或墙壁上离地 2.5 m 左右。一般室温下紫外线灯的输出温度最大，湿度在 40% ～ 60% 时紫外线的杀菌效果最好，湿度超过 70% 杀菌效果急剧下降。b. 水消毒：水的厚度和水质都会影响消毒效果，被消毒的水的厚度不应超过 2 cm。c. 物品表面的消毒：紫外线穿透力弱，不能透过物体，只能作物体表面的消毒，消毒时紫外线必须直接照射在被消毒物品的表面，距离不超过 1 m，时间为 60 min。

②使用紫外线的注意事项：a. 紫外线灯管表面应常用 70% 酒精棉球擦拭，除去表面的灰尘与油垢，以减少对紫外线穿透力的影响。b. 紫外线灯管应定期用紫外线光敏涂料指示卡测定灯管的输出强度，方法是将指示卡置于离紫外线灯管 1 m 处中央位置，照射 1 min，根据照射后指示卡变色与标准色块比较，可知紫外线灯管辐射强度是否达到要求。c. 紫外线消毒的适宜温度为 20 ～ 40℃，相对湿度为 40% ～ 60%，不适宜的温湿度会影响消毒效果。d. 紫外线透力弱，要根据有效的消毒时间翻动消毒物品，使各个方面都受到一定剂量的辐射。e. 使用紫外线注意保护眼睛和皮肤，使其不受紫外线直接照射，防止电光性眼炎和皮炎的发生。

（2）电离辐射灭菌法

电离辐射灭菌法是利用 γ 射线、伦琴射线和其他电子射线的穿透力来杀死有害微生物的低温灭菌法。

优点：穿透力强，不受包装限制，保持物品干燥，灭菌速度快，效果可靠，适用于不耐高温的物品。

缺点：基本费用高，需要经过培训的技术人员进行操作管理，多在大规模的工厂使用。

（3）微波消毒灭菌

微波是一种波长 0.001 ～ 1nm、频率为 300 ～ 3 000 000 mHz 的超高频电磁波。其工作原理是在波长为 0.001 电磁波的高频电场中，物品中的有机物，如细胞中的蛋白质、脂肪、碳水化合物和许多组织在电场的作用下，都具有极性分子的性质。极性分子高速运动引起互相摩擦，使温度迅速升高而达到消毒的目的。微波消毒多用于食品的加热或烹调，在医院中可用于检验室用品、小手术器械、无菌病室的食品、食具、药杯及其他物品的消毒。微波用于牛奶消毒时在72℃照射15 s即可。微波消毒的优点在于作用时间短，普通加热只需要数分钟，被消毒的物品是由外向内同时加热。对包装较厚或导热性能差的物品也可进行消毒。

3. 化学消毒灭菌法

化学消毒灭菌法是利用液体或气体的化学药物抑制微生物的生长繁殖或杀死微生物的方法。凡不宜物理消毒灭菌的物品，都可以选用化学消毒灭菌法。

（1）使用原则

①根据物品的性能及不同的微生物，选择使用的化学药品。

②严格掌握药品的浓度、使用时间及方法。

③浸泡前，要将物品洗净擦干，以免影响有效浓度，降低灭菌效果。

④挥发性较强的药物要加盖，如过氧乙酸。浸泡时，物品要全部浸没在消毒液内，并将器械的轴节打开。

⑤物品在浸泡消毒后，于使用前需用灭菌生理盐水冲净，以免药物刺激组织。

⑥按消毒灭菌剂的性能妥善保管。

（2）使用方法

①擦拭法：选用易溶于水、穿透力强的消毒剂，在规定的浓度内，蘸取化学药液擦拭被污染的物体，达到消毒的方法。

②浸泡法：将被污染的物品洗净擦干后，浸泡于一定浓度的消毒液中，任一定的时间内达到消毒作用的方法。

③喷雾法：用喷雾器将化学消毒剂均匀地喷射在空间，在规定的时间内达到消毒作用的方法。

④熏蒸法：将消毒剂加热或加入氧化剂，使消毒剂成气体，在规定的时间和浓度内利用消毒剂所产生的气体达到消毒作用的方法，常用的如过氧乙酸、甲醛、乙酸等。

（3）常用制剂

甲醛、戊二醛、环氧乙酸、过氧乙酸（PAA）、碘酊、漂白粉、乙醇、碘伏等。常用化学消毒剂使用方法见表6–1。

表6-1 常用化学消毒剂使用方法

消毒剂名称	消毒水平	作用原理	使用范围	注意点
乙醇 Alcohol	中效	使菌体蛋白凝固变性，但对肝炎病毒及芽孢无效。	①以70%～75%溶液作为消毒剂，多用于消毒皮肤；②95%溶液可用于燃烧灭菌。	①易挥发需加盖保存，并定期调整其浓度。低于70%浓度则消毒作用差；②因有刺激性，不宜用于黏膜及创面。
碘酊 Tr.Iodine	高效	使细菌蛋白氧化、变性。能杀灭大部分细菌、真菌、芽孢和原虫。	①2%溶液用于皮肤消毒，擦后20 s，再用75%乙醇脱碘；②2.5%溶液用于脐带断端的消毒，擦后20 s，再用75%乙醇脱碘。	①对皮肤有较强的刺激作用，高浓度不能用，更不能用于黏膜消毒，如会阴、肛门、阴囊、眼、口鼻部手术野的消毒，以免引起灼伤；②皮肤过敏者禁用。
苯扎溴铵（新洁尔灭）Bromo-gerami-num	低效	是阳离子表面活性剂，能吸附带阴电的细菌，破坏细菌的细胞膜，最终导致菌体自溶死亡，又可使菌体蛋白变性而沉淀。	①0.01%～0.05%溶液用于黏膜消毒；②0.1%～0.2%溶液用于皮肤消毒；③0.1%～0.2%溶液用于消毒金属器械，浸泡15～30 min（加入0.5%亚硝酸钠以防锈）。	①对肥皂、碘、高锰酸钾等阴离子表面活性剂有拮抗作用；②有吸附作用，会降低药效，所以溶液内小可投入纱布棉花等。

续表

消毒剂名称	消毒水平	作用原理	使用范围	注意点
苯扎溴铵酊（新洁尔灭酊）Tin.Bromogeraminum	中效	同上	用于皮肤黏膜消毒。	取苯扎溴铵（新洁尔灭）1 g+曙红 0.4 g+95% 乙醇 700 mL+蒸馏水至 1000 mL。
洗必太 Hibitane	低效	具有广谱抑菌杀菌作用。	① 0.02% 溶液用于手的消毒，浸泡 3 min；② 0.05% 溶液用于创面消毒；③ 0.1% 溶液用于物体表面的消毒。	同苯扎溴铵（新洁尔灭）
福尔马林 Formalin（37% ~ 40% 的甲醛溶液）	高效	菌体蛋白变性酶活性消失。能杀灭细菌、真菌、芽孢和病毒。	①空气消毒加热法，取福尔马林 10 mL/m^3，加水 20 mL。容器底部加热，密封熏蒸 6 h 以上；②熏柜消毒加热法，取福尔马林 40 ~ 80 mL/m^3 柜内置电灯泡，通电加热，密封熏蒸 3 ~ 24 h；③氧化法，取福尔马林 10 mL+ 高锰酸钾 5 g/m^2 密封熏蒸 6 h 以上。	熏蒸穿透力弱，衣服最好挂起消毒。
环氧乙烷 Ethylene Oxide	高效	与菌体蛋白结合，使酶代谢受阻而导致死亡。能杀灭细菌、真菌、病毒、立克次体和芽孢。	①用于电子仪器和不耐高温物品，如皮革、皮毛、化纤织物、一次性高分子医疗器材等的灭菌处理；②少量物品可装入塑料袋或丁基橡胶袋中消毒；大量物品则用环氧乙烷灭菌器加温密闭消毒，常用剂量为 0.12% ~ 0.8%，温度为 20 ~ 37℃，时间为 6 ~ 24 h；③投药量为 0.4 ~ 0.8 kg/m^3。	①此药易燃易爆，且有一定毒性，必须熟悉使用方法，并严格遵守指令操作程序；②放置阴凉通风、无火源及电源开关处，严禁放入电冰箱；③贮存温度不可超过 40℃，以防爆炸；④灭菌后的物品，应清除环氧乙烷残留量后方可使用。
过氧乙酸 Peraeetic Acid（P.A.A.）	高效	能产生新生态氧，将菌体蛋白质氧化，使细菌死亡。能杀灭细菌、芽孢、真菌、病毒。	① 0.2% 溶液用于手的消毒，浸泡 1 ~ 2 min；② 0.2% ~ 0.5% 溶液用于物体表面的擦拭，或浸泡 10 min；③ 0.5% 溶液用于餐具消毒，浸泡 30 ~ 60 min；④ 1% ~ 2% 溶液用于室内空气消毒。	①浓溶液有刺激性及腐蚀性，配制时要戴口罩和橡胶手套，须谨慎，防止溅到他处；②因腐蚀性强，不宜用金属器皿盛装；③存于阴凉处，防高温引起爆炸；④易氧化分解，可降低浓度和杀菌力，故需现配现用。

续表

消毒剂名称	消毒水平	作用原理	使用范围	注意点
漂白粉 Chloriole of lime	中，高效	在水溶液中放出有效氯，破坏细菌酶的活性而致死亡。能杀灭各种致病菌、病毒、芽孢。	①0.5% 漂白粉澄清液用于餐具消毒，浸泡 30 min；②1% ~ 2% 澄清液用于肝炎患者的餐具消毒，浸泡 1 ~ 2 h；③1% ~ 3% 澄清液喷洒（100 ~ 300 mL/m^3），消毒 30 min 后通风，或擦拭病室、物品及厕所；④干粪 5 份加漂白粉 1 份搅拌，放置 2 h。尿液 100 mL 加入漂白粉 1 g 放置 1 h。	①配制的澄清液性质不稳定，密封保存时间不可超过 1 周；②有腐蚀及褪色作用，不宜用于金属制品、有色衣物及油漆家具。此类消毒后，应立即清洗，以防被腐蚀。
戊二醛 Glutaraldchyde	高效	与菌体蛋白质反应，使之灭活。能杀灭细菌，真菌、病毒和芽孢。	①2% 溶液用于各种内镜消毒，浸泡 1 h；②2% 溶液用于不耐热手术器械、导管、注射器、胃镜、口腔科器械、透析器械消毒，浸泡 10 h。	①消毒后的物品，于使用前用无菌生理盐水冲洗；②内镜连续使用，需间隔消毒 10 min，每天使用前后各消毒 30 min，消毒后用冷开水冲洗；③每周过滤 1 次，每 2 ~ 3 周更换消毒剂 1 次。
碘伏（达尔美净化（达尔美净化 PVPI	中．高效	是碘与表面活性剂的不定型结合物。能杀灭细菌、芽孢。还有清洁作用。	①3% 溶液用于体温计消毒，浸泡 30 min；②30%（含碘 0.8%）溶液用于手术前皮肤消毒。	①体温计消毒前，将唾液揩净，浸泡 30 min 后，用冷开水洗净，揩干后使用；②皮肤消毒后留有色素，可用水洗清。
过氧化氢（双氧水）Hydrogen peroxide	高效	过氧化氢能破坏蛋白质的基础分子结构，从而具有抑菌与杀菌作用同漂白粉。	①3% ~ 6% 溶液用于烯酸树脂制成的外科体内埋植物、无形眼睛的消毒；②10% ~ 25% 溶液用于不耐热的塑料制品消毒。	①使用前用无菌生理盐水冲洗；②易氧化分解，降低浓度，应存于阴凉处，不宜用金属器皿盛装。
消毒灵	高效		①0.5% 溶液用于针筒、针头、输液、输血器的消毒，浸泡 1 h；②1% 溶液用于胃管、肛管、导尿管等消毒，浸泡 1 h；③1% 溶液用于体温计消毒，第 1 次浸泡 5 min，第 2 次浸泡 30 min。	消毒后的物品，使用前需用无菌生理盐水冲洗。

注：高效：可杀灭一切微生物。

中效：可杀灭细菌繁殖体、结核杆菌、病毒，不能杀灭芽孢。

低效：可杀灭细菌繁殖体、真菌，不能杀灭芽孢和病毒。

二、患者的体位变换

卧位就是患者卧床的姿势。临床上常根据患者的病情与治疗的需要为之调整相应的卧位，对减轻症状、治疗疾病、预防并发症，均能起到一定的作用。如妇科检查可采取截石位，灌肠时可采取侧卧位，呼吸困难时可采取半坐卧位等，护士应根据患者的病情需要，协助和指导患者采取正确卧位。正确卧位应符合人体生理解剖功能，如关节应维持轻度的弯曲，不过度伸张等，可使患者舒适、安静。

（一）卧位的性质

1. 主动卧位

患者身体活动自如，体位可随意变动，称主动卧位。

2. 被动卧位

患者自身无变换体位能力，躺在被安置的体位，称被动卧位，如极度衰弱或意识丧失的患者。

3. 被迫卧位

患者意识存在，也有变换体位的能力，由于疾病的影响被迫采取的卧位，称为被迫卧位，如支气管哮喘发作时，因为呼吸困难而采取端坐卧位。

（二）患者的各种体位

临床上为患者安置各种不同的体位是便于检查、治疗和护理。

1. 站立位

当患者站立时，重心高，支撑面小身体稳定性差。故要求头部不可太向前，下颌收进不可上翘，胸部挺起，下腹部内收而平坦，脊柱保持其正常曲线。即颈椎前凸，胸椎后凸，腰椎前凸，骶椎后凸。而不宜加大或减少这些凸度，可适当地将两脚前后或左右分开，扩大支撑面，增加稳定度。

2. 仰卧位

仰卧位患者重心低，支撑面大，为稳定卧位。病床以板床加厚垫为宜，因仰卧位时，能保持腰椎生理前凸，侧位时不使之侧弯，故脊柱受的压力最小。软床垫虽能使身体表面的皮肤肌肉受力均匀，但因仰卧时，腰椎后凸增加，易使腰部劳损。采用仰卧位时应注意如下几点：①患者的头部不可垫得过高，在垫起头部时，要使肩部同时也垫起，以免发生头向前倾，胸部凹陷的不良姿势；大腿要加以支撑，避免外翻。②可在股骨大转子，大腿侧面以软枕支撑，小腿轻微弯曲，可在窝的上方垫一小枕，不宜直接垫于窝内以免影响血液循环、损伤神经。③仰卧位时，患者的脚会轻微地向足底弯曲，长期受压，可形成足下垂，可使用脚踏板，帮助患者维持足底向背侧弯曲，并解除了盖被的压力，同时鼓励患者做踝关节运动。④昏迷或全身麻醉的清醒患者，要采用去枕仰卧位将患者头转向一侧，以免呕吐物吸入呼吸道。⑤脊髓麻醉或脊髓腔穿刺的患者，采用此卧位，是预防颅内压增高而致头痛。⑥休克采用仰卧中凹卧位，即抬高头部 10° ~ 20°，下肢抬高 20° ~ 30°，以利于增加肺活量，促进下肢静脉血液回流，保证重要器官的血液供应。

（1）去枕仰卧位

①适应证：a. 昏迷或全身麻醉未清醒患者。采用此卧位可以防止呕吐物流入气管而引起窒息及肺部并发症。b. 施行脊椎麻醉或脊髓腔穿刺后的患者，采用此卧位 4 ~ 8 h，可避免因术后脑压降低而引起的头痛及脑疝形成。

②要求：去枕仰卧，头偏向一侧，两臂放在身体两侧，两腿自然放平。需要时将枕头横立置于床头（见图 6–1）。

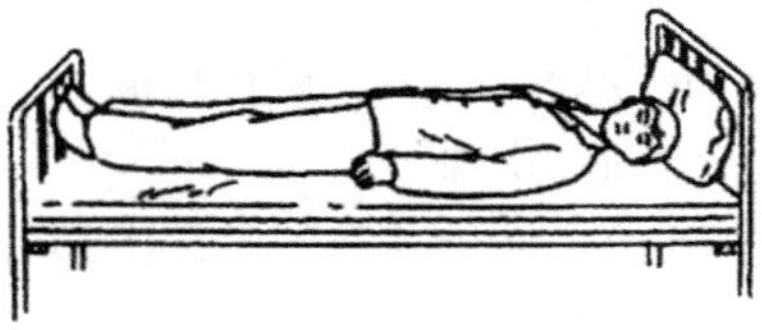

图 6–1　去枕仰卧位

（2）休克卧位

①适应证：休克患者。抬高下肢有利于静脉血回流，抬高头胸部有利于呼吸。

②要求：患者仰卧，抬高下肢 20° ~ 30°，或抬高头胸部及下肢各 20° ~ 30°（见图 6–2）。

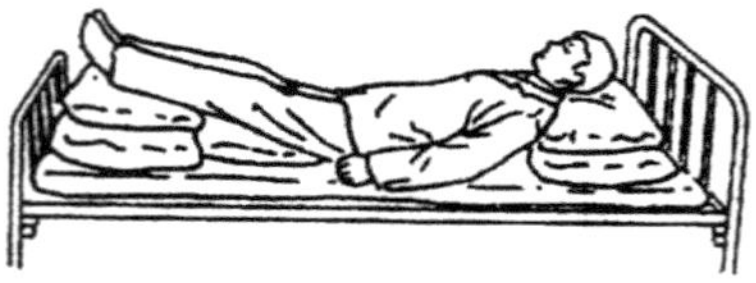

图 6-2　休克卧位

（3）屈膝仰卧位

①适应证：a. 胸腹部检查。放松腹肌，便于检查。b. 妇科检查或行导尿术。

②要求：患者仰卧，头下放枕，两臂放于身体两侧，两腿屈曲或稍向外分开（见图 6-3）。

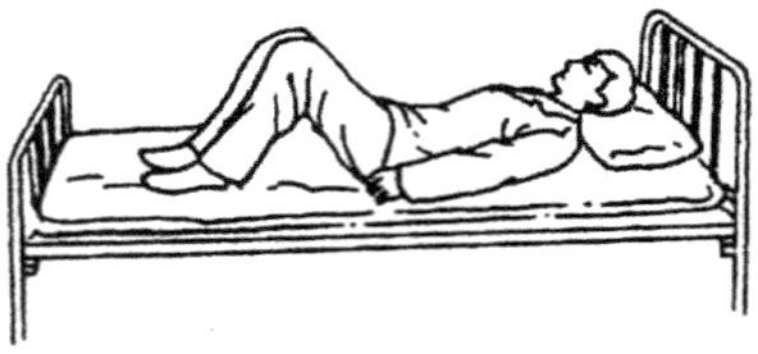

图 6-3　屈膝仰卧位

3. 侧卧位

（1）适应证

侧卧位常用于变换受压部位，或做肛门检查。

①灌肠、肛门检查、臀部肌内注射、配合胃镜检查等。

②侧卧位与仰卧位交替，以减轻尾骶部压力，便于擦洗和按摩受压部位，以预防褥疮等。

③对一侧肺部病变的患者，视病情而定患侧卧位或健侧卧位。患侧卧位可阻止患侧肺部的活动度，有利于止血和减轻疼痛。健侧卧位，可改善换气，对咳痰和引流有利。

（2）要求

患者侧卧，头下放枕，臀部后移靠近床沿。两臂屈肘，分别放在前胸与枕旁。两腿屈髋屈膝，下面髋关节屈度较上面微小。头部垫高与躯干成一直线，并防止脊柱扭曲，上面的手臂用枕垫起，勿使其牵拉肩胛带或妨碍呼吸；上面的腿以枕垫起防止髋内收。这种卧位较仰卧位支撑面扩大，使患者感到舒适安全，对昏迷瘫痪的患者，背部应置一枕，以支撑背部。

4. 半坐卧位

也可称半坐位或半卧位。

（1）适应证

①常用于心肺疾病所引起的呼吸困难，这种卧位，因重力作用，使膈肌下降，扩大胸腔容积，可减轻对心肺的压力。

②对于腹部手术后有炎症的患者，可使渗出物流入盆腔，使感染局限化，同时可以防止感染向上蔓延而引起膈下脓肿，也可减轻腹部切口缝合处的张力，避免疼痛，有利于伤口愈合。

③面部或颈部手术后，此卧位可减少局部出血。

④恢复期体质虚弱患者，采用半坐卧位可使患者有一个逐渐适应站立起来的过程。

（2）要求

将患者抬高 30° ~ 60° 的斜坡位，扶患者坐起，使两腿自然弯曲，上肩垫软枕。抬高床头后，患者卧于倾斜的床面上，这时上身的重力在平行于斜面的方向有一个分力，使患者沿斜面下滑，因此须将患者由双膝所产生的力来抵抗下滑力。根据平行四边形法则，这种姿势便于形成一近乎垂直向下的合力。这样下滑力较小，比较稳定，患者感到舒适省力。

5. 坐位

又名端坐位。

（1）适应证

适用于心力衰竭、心包积液、支气管哮喘发作，以及急性左心衰竭患者。

（2）要求

扶起患者坐起，床上放一跨床桌，上放软枕，患者可伏桌休息；若用床头支架或靠背架，将床头抬高，患者背部也能向后依靠，适用于心力衰竭、心包积液、支气管哮喘发作患者。当用于急性左心衰竭患者时，患者两腿向一侧床沿下垂，由于重力作用，使重返心脏的回流血量有所减少，出现呼吸困难时患者身体靠于床上小桌，用枕头支撑，借助压迫胸壁呼吸。

6. 俯卧位

（1）适应证

①腰背部检查或配合胰、胆管造影检查时。

②脊椎手术后或腰背、臀部有伤口，不能平卧或侧卧的患者。

③胃肠胀气引起腹痛的患者。

（2）要求

患者腹部着床，头及肩下垫一小枕，枕头不宜过高，以免患者头部过度伸张，头偏向一侧，两臂弯曲，放于头旁，腹下以枕头支撑，维持腰椎正常曲度及减除女患者乳房受压。小腿下垫枕，以抬高双足，使其不接触床，避免足下垂，并可维持膝关节的弯曲。俯卧位时，膝关节承受了大部分的压力，故宜在大腿或膝关节下垫一小软枕，以减轻压力。

7. 膝胸卧位

（1）适应证

常用于肛门、直肠、乙状结肠镜检查，以及矫正子宫后倾及胎位不正等。

（2）要求

患者跪卧，两小腿平放于床上，大腿与床面垂直，两腿稍分开，胸及膝着床，头转向一侧，临床上常用于肛门、直肠、乙状结肠镜检查，因为臀部抬起，腹部悬空，由于重力作用，使腹腔脏器前倾，故用在矫正子宫后倾及胎位不正等。采用这种卧位时，要注意患者的保暖及预防患者不安的心理。

8. 膀胱截石位

（1）适应证

此卧位常用于肛门、会阴与阴道手术检查和治疗时，也用于膀胱镜检查女性患者导尿及接生。

（2）要求

患者仰卧于检查台上，两腿分开，放于检查台支架上，支架应垫软垫，以防压伤腓总神经。女性导尿时，则髋与膝关节弯曲，腿外展，露出会阴与阴道，以便插入导尿管。这种卧位会使患者感到不安，在耐心解释疏导的同时，适当地遮盖患者，尽量减少暴露患者身体，并注意保暖。

9. 头低脚高位

（1）适应证

①肺部分泌物引流，使痰易于咳出。

②十二指肠引流术，有利于胆汁引流。

③跟骨牵引或胫骨结节牵引时，利用人体重力作为反牵引力，预防上下滑。

④产妇胎膜早破及下肢牵引，可防止脐带脱垂。

（2）要求

患者平卧，头偏向一侧，枕头横立于床头，以免碰伤头部，床尾垫高 15 ~ 30 cm。如作十二指肠引流者，可采用右侧头低脚高位。这种体位使患者感到不适，因此不可长期使用，颅内压高者禁用。

10. 头高脚低位

（1）适应证

①颈椎骨折时，利用人体重力作颅骨牵引的反牵引力。

②预防脑水肿，减轻颅内压。

③开颅手术后，也常用此卧位。

（2）要求

患者仰卧，床头用支撑物垫高 15 ～ 30 cm。

（三）体位的变换

1. 翻身侧卧

患者体弱无力，不能自行变换卧位时，需要护士协助。

（1）目的

①协助不能起床的患者变换卧位，使患者感到舒适。

②减轻局部组织长期受压，预防褥疮。

③减少并发症，如坠积性肺炎。

④适应治疗和护理的需要。

（2）操作步骤

①一人扶助患者翻身法：a. 放平靠背架，取下枕头放于椅上。使患者仰卧，双手放于腹部，屈曲双膝。b. 护士先将患者下肢移向近侧床缘，再将患者肩部移向近侧床缘。c. 一手扶肩、一手扶膝，轻轻将患者推转对侧，使患者背向护士，然后按侧卧位法用枕头将患者的背部和肢体垫好。这一方法适用于体重较轻的患者。

②两人扶助患者翻身法：a. 患者仰卧，两手放于腹部，两腿屈曲。b. 护士两人站在床的同一侧。一人托住患者的颈肩部和腰部，另一人托住臀部和腘窝部，两人同时将患者抬起移近自己，然后分别扶托肩、背、腰、膝部位，轻推，使患者转向对侧。c. 按侧卧位法用枕头将患者的背部和肢体垫好，使患者舒适。

2. 移向床头法

（1）目的

协助已滑向床尾而不能自己移动的患者移向床头，使患者感到舒适。

（2）操作步骤

①一人扶助患者移向床头法：a. 放平靠背架。取下枕头放于椅上，使患者仰卧，屈曲双膝。b. 护士一手伸入患者腰下，另一手放在患者大腿后面，在抬起的同时，嘱患者双手握住床头栏杆，双脚蹬床面，协助患者移向床头。c. 放回枕头，根据病情再支起靠背架，使患者卧位舒适。

②两人扶助患者移向床头法：a. 护士两人站立床的两侧。b. 使患者仰卧屈膝，让患者双臂分别勾在两护士的肩部。c. 护士对称地托起患者的肩部和臀部，两人同时行动，协调地将患者抬起移向床头。也可以一人托住肩部及腰部，另一个人托住背及臀部，同时抬起患者移向床头。d. 放回枕头，整理床单，协助患者取舒适的卧位。

（3）注意事项

①翻身间隔时间，根据患者病情及局部皮肤受压情况而定。

②变换卧位时，务必将患者稍抬起后再行翻转或移动，绝不可拖、拉、推，以免损伤患者的皮肤，同时应注意保暖和安全，防止着凉或坠床。

③变换卧位的同时需注意患者的病情变化及受压部位的皮肤情况。根据需要进行相应的处理。

④患者身上带有多种导管时，应先将导管安置妥当，防止变换卧位后导管脱落或扭曲受压。

第二节　患者的清洁卫生护理

清洁是患者的基本需求之一，是维持和获得健康的重要保证，清洁可以清除微生物及污垢，防止细菌繁殖，促进血液循环，有利于体内废物排泄，同时清洁使人感到愉快、舒适。

一、口腔护理

口腔护理的目的有以下几方面。

（1）保持口腔的清洁、湿润，使患者舒适，预防口腔感染等并发症。

（2）防止口臭、口垢，促进食欲，保持口腔的正常功能。

（3）观察口腔黏膜和舌苔的变化、特殊的口腔气味，可提供病情的动态信息，如肝功能不全患者，出现肝臭常是肝昏迷的先兆。

常用的漱口液有生理盐水、朵贝尔溶液（复方硼酸溶液）、1% ~ 3% 过氧化氢溶液、2% ~ 3% 硼酸溶液、1% ~ 4% 碳酸氢钠溶液、0.02% 呋喃西林溶液、0.1% 醋酸溶液。

（一）协助口腔冲洗

1. 目的

协助口腔手术后使用固定器，或对有口腔病变的患者清洁口腔。

2. 用物准备

治疗碗、治疗巾、弯盘、生理盐水、朵贝尔溶液、口镜、抽吸设备、压舌板、手电筒、20 mL 空针及冲洗针头。

3. 操作步骤

（1）洗手。

（2）准备用物携至患者床旁。

（3）向患者解释。协助患者采取半坐位式，并于胸前铺治疗巾及放置弯盘。①装生理盐水及朵贝尔溶液于溶液盘内，并接上，用 20 mL 注射器抽吸并连接针头；②协助医师冲洗；③冲洗毕，擦干患者嘴巴；④整理用物后洗手；⑤记录。

4. 注意事项

为了避免冲洗中弄湿患者，必要时给予手电筒照光，冲洗时需特别注意齿缝、前庭外，若有舌苔，可用压舌板外包纱布予以机械性刮除，冲洗中予以持续性的低压抽吸，必要时协助更换湿衣服。

（二）特殊口腔冲洗

1. 用物准备

（1）治疗盘：治疗碗（内盛含有漱口液的棉球 12 ~ 16 个，棉球湿度以不能挤出液体为宜；弯血管钳、镊子）、压舌板、弯盘、吸水管、杯子、治疗巾、手电筒，需要时备张口器。

（2）外用药：按需准备，如液状石蜡、冰硼散、西瓜霜、金霉素甘油、制霉素甘油等，酌情使用。

2. 操作步骤

（1）将用物携至床旁，向患者解释以取得合作。

（2）协助患者侧卧，面向护士，取治疗巾，围于颌下，置弯盘于口角边。

（3）先湿润口唇、口角，观察口腔黏膜有无出血、溃疡等现象。对长期应用抗生素、激素者应注意观察有无真菌感染。有活动义齿者，应取下。一般先取上面义齿，后取下面义齿，并放置容器内，用冷开水冲洗刷净，待患者漱口后戴上或浸入清水中备用（昏迷的患者的义齿应浸于清水中保存）。浸义齿的清水应每日更换。义齿不可浸在乙醇或热水中，以免变色、变形和老化。

（4）协助患者用温开水漱口后，嘱患者咬合上下齿，用压舌板轻轻撑开一侧颊部，以弯血管钳夹有漱口液的棉球由内向门齿纵向擦洗。同法擦洗对侧。

（5）嘱患者张口，依次擦洗一侧牙齿上内侧面、上颌面、下内侧面、下颌面，再弧形擦洗一侧颊部。

同法擦洗另一侧。洗舌面及硬腭部（勿触及咽部，以免引起恶心）。

（6）擦洗完毕，帮助患者用洗水管以漱口水漱口，漱口后用治疗巾拭去患者口角处水。

（7）口腔黏膜如有溃疡，酌情涂药于溃疡处。口唇干裂可涂擦液状石蜡。

（8）撤去治疗巾，清理用物，整理床单。

3. 注意事项

（1）擦洗时动作要轻，特别是对凝血功能差的患者要防止碰伤黏膜及牙龈。

（2）昏迷患者禁忌漱口，需用张口器时，应从臼齿放入（牙关紧闭者不可用暴力张口），擦洗时须用血管钳夹紧棉球，每次一个，防止棉球遗留在口腔内，棉球蘸漱口水不可过湿，以防患者将溶液吸入呼吸道。

（3）传染病患者的用物按隔离消毒原则处理。

二、头发护理

（一）床上梳发

1. 目的

梳发、按摩头皮，可促进血液循环，除去污垢和脱落的头发、头屑，使患者清洁舒适和美观。

2. 用物准备

治疗巾、梳子、30% 乙醇溶液、纸袋（放脱落头发）。

3. 操作步骤

（1）铺治疗巾于枕头上，协助患者把头转向一侧。

（2）将头发从中间梳向两边，左手握住一股头发，由发梢逐渐梳到发根。长发或遇有打结时，可将头发绕在示指上慢慢梳理。避免强行梳拉，造成患者疼痛。如头发纠集成团，可用 30% 乙醇湿润后，再小心梳理，同法梳理另一边。

（3）长发酌情编辫或扎成束，发型尽可能符合患者所好。

（4）将脱落头发置于纸袋中，撤下治疗巾。

（5）整理床单，清理用物。

（二）床上洗发（橡胶马蹄形垫法）

1. 目的

同床上梳发、预防头虱及头皮感染。

2. 用物准备

治疗车上备一只橡胶马蹄形垫，治疗盘内放小橡胶单，大、中毛巾各一条，眼罩或纱布、别针、棉球两只（以不吸水棉花为宜）、纸袋、洗发液或肥皂、梳子、小镜子、护肤霜，水壶内盛 40 ~ 45℃热水，水桶（接污水）。必要时备电吹风。

3. 操作步骤

（1）备齐用物携至床旁，向患者解释，以取得合作，根据季节关窗或开窗，室温以 24℃为宜。按需要给予便盆。移开床旁桌椅。

（2）垫小橡胶单及大毛巾于枕上，松开患者衣领向内反折，将中毛巾围于颈部，以别针固定。

（3）协助患者斜角仰卧，移枕于肩下，患者屈膝，可垫膝枕于两膝下，使患者体位安全舒适。

（4）置马蹄形垫垫于患者后颈部，使患者颈部枕于突起处，头在槽中，槽形下部接污水桶。

（5）用棉球塞两耳，用眼罩或纱布遮盖双眼或嘱患者闭上眼。

（6）洗发时先用两手掬少许水于患者头部试温，询问患者感觉，以确定水温是否合适，然后用水壶倒热水充分湿润头发，倒洗发液于手掌上，涂遍头发，用指尖揉搓头皮和头发，用力要适中，揉搓方向由发际向头顶部，使用梳子除去落发，置于纸袋中，用热水冲洗头发，直到冲净为止。观察患者的一般情况，注意保暖，洗发完毕，解下颈部毛巾，包住头发，一手托头，一手撤去橡胶马蹄垫。除去耳内棉球及眼罩，用患者自备的毛巾擦干脸部，酌情使用护肤霜。

（7）帮助患者卧于床正中，将枕、橡胶单、浴巾一起自肩下移至头部，用包头的毛巾揉搓头发，再用大毛巾擦干或电风吹吹干。梳理成患者习惯的发型，撤去上述用物。

（8）整理床单，清理用物。

4. 注意事项

（1）要随时观察患者的病情变化，如脉搏、呼吸、血压有异常时应立即停止操作。

（2）注意室温和水温，及时擦干头发，防止患者受凉。

（3）防止水流入眼及耳内，避免沾湿衣服和床单。

（4）衰弱患者不宜洗发。

三、皮肤清洁与护理

（一）床上擦浴

1. 用物准备

治疗车上备：面盆两只、水桶两只（一桶盛热水，水温在 50 ~ 52℃，并按年龄、季节、习惯，增减水温，另一桶接污水）、治疗盘（内置小毛巾两条、大毛巾、浴皂、梳子、小剪刀、50% 乙醇、爽身粉）、清洁衣裤、被服。另备便盆、便盆布和屏风。

2. 操作步骤

（1）推治疗车至床边，向患者解释，以取得合作。

（2）将用物放在便于操作处，关好门窗调节室温，用屏风或拉布遮挡患者，按需给予便盆。

（3）将脸盆放于床边桌上，倒入热水 2/3 满，测试水温，根据病情放平床头及床尾支架，松开床尾盖被。

（4）将微湿小毛巾包在右手上，为患者洗脸及颈部，左手扶患者头顶部，先擦眼，然后像写“3”字样，依次擦洗一侧额部、颊部、鼻翼部、人中、耳后下颌，直至颈部。另一侧同法。用较干毛巾依次擦洗一遍，注意擦净耳郭，耳后及颈部皮肤。

（5）为患者脱下衣服，在擦洗部位下面铺上浴巾，按顺序擦洗两上肢、胸腹部。协助患者侧卧，背向护士依次擦洗后颈部、背臀部，为患者换上清洁裤子。擦洗中，根据情况更换热水，注意擦净腋窝及腹股沟等处。

（6）擦洗的方法为先用涂肥皂的小毛巾擦洗，再用湿毛巾擦去皂液。清洗毛巾后再擦洗，最后用浴巾边按摩边擦干。动作要敏捷，为取得按摩效果，可适当用力。

（7）擦洗过程中，如患者出现寒战、面色苍白等病情变化时，应立即停止擦浴。给予适当的处理。同时注意观察皮肤有无异常。擦洗毕，可在骨突处用 50% 乙醇做按摩，扑上爽身粉。

（8）整理床单，必要时梳发、剪指甲及更换床单。

（9）如有特殊情况，需做记录。

3. 注意事项

护士操作时，要站在擦浴的一边，擦洗完一边后再转至另一边，站立时两脚要分开，重心应在身体中央或稍低处，拿水盆时，盆要靠近身边，减少体力消耗；操作时要体贴患者，保护患者自尊，动作要敏捷、轻柔，减少翻动和暴露，防止受凉。

（二）压疮的预防及护理

压疮是指机体局部组织由于长期受压，血液循环障碍，造成组织缺氧、缺血、营养不良而致的溃烂和坏死，亦称褥疮。导致活动受限的因素一般都会增加压疮的发生。常见的因素有压力、剪力、摩擦力、潮湿等。好发部位为枕部、耳郭、肩胛部、肘部、骶尾部、髋部、膝关节内外侧、外踝、足跟。

1. 预防措施

预防褥疮在于消除其发生的原因。因此，要求做到勤翻身、勤按摩、勤整理、勤更换。交班时要严格细致地交接局部皮肤情况及护理措施。

（1）避免局部长期受压：①鼓励和协助卧床患者经常更换卧位，使骨骼突出部位交替的受压，翻身间隔时间应根据病情及局部受压情况而定。一般 2 h 翻身 1 次，必要时 1 h 翻身 1 次，建立床头翻身记录卡。②保护骨隆突处和支持身体空隙处，将患者体位安置妥当后，可在身体空隙处垫软枕、海绵垫。需要时可垫海绵垫、气垫褥、水褥等，使支持体重的面积宽而均匀，作用于患者身上的正压及作月力分布在一个较大的面积上，从而降低在隆突部位皮肤上所受的压强。③对使用石膏、夹板、牵引的悬者，衬垫应平整、松软适度，尤其要注意骨骼突起部位的衬垫，要仔细观察局部皮肤和肢端皮肤颜色改变的情况，认真听取患者反映，适当给予调节，如发现石膏绷带凹凸不平，应立即报告医生，及时修正。

（2）避免潮湿、摩擦及排泄物的刺激：①保持皮肤清洁干燥。大小便失禁、出汗及分泌物多的患者应及时擦干，以保护皮肤免受刺激。床铺要经常保持清洁干燥，平整无碎屑，被服污染要随时更换。不可让患者直接卧于橡胶单上。小儿要勤换尿布。②不可使用破损的便盆，以防擦伤皮肤。

（3）增进局部血液循环：对易发生褥疮的患者，要常检查，用温水擦澡、擦背或用湿毛巾行局部按摩。手法按摩：①全背按摩：协助患者俯卧或侧卧，露出背部，先以热水进行擦洗，再以两手或一手沾上少许 50% 乙醇作按摩。按摩者斜站在患者右侧，左腿弯曲在前，右腿伸直在后，从患者骶尾部开始，沿脊柱两侧边缘向上按摩（力量要能够刺激肌肉组织）至肩部时用环状动作。按摩后，手再轻轻滑至尾骨处。此时，左腿伸直，右腿弯曲，如此有节奏按摩数次，再用拇指指腹由骶尾部开始沿脊柱按摩至第 7 颈椎。②受压处局部按摩：沾少许 50% 乙醇，以手掌大、小鱼际紧贴皮肤，作压力均匀向心方向按摩，由轻至重，由重至轻，每次约 3 ~ 5 min。

电动按摩器按摩：电动按摩器是依靠电磁作用，引导治疗器震动，以代替各种手法按摩，操作者持按摩器根据不同部位选择合适的按摩头，紧贴皮肤，进行按摩。

（4）增进营养的摄入：营养不良是导致褥疮的内因之一，又可影响褥疮的愈合。蛋白质是身体修补组织所必需的物质，维生素也可促进伤口愈合，因此在病情允许时可给以高蛋白、高维生素膳食，以增进机体抵抗力和组织修复能力。此外，适当补充矿物质，可促进慢性溃疡的愈合。

2. 褥疮的分期及护理

（1）淤血红润期：为褥疮初期，局部皮肤受压或受到潮湿刺激后，开始出现红、肿、热、麻木或有触痛。此期要及时除去致病原因，加强预防措施，如增加翻身次数以及防止局部继续受压、受潮。

（2）炎性浸润期：红肿部位如果继续受压，血液循环仍得不到改善，静脉回流受阻，局部静脉瘀血受压表面呈紫红色，皮下产生硬结，表面有水疱形成，对未破小水泡要减少摩擦，防破裂感染，让其自行吸收，大水疱用无菌注射器抽出泡内液体，涂以消毒液，用无菌敷料包扎。

（3）溃疡期：静脉血液回流受到严重阻碍，局部瘀血致血栓形成，组织缺血缺氧。轻者，浅层组织感染，脓液流出，溃疡形成；重者，坏死组织发黑，脓性分泌物增多，有臭味，感染向周围及深部扩展，可达骨骼，甚至可引起败血症。

四、会阴部清洁卫生的实施

（一）目的

保持清洁，清除异味，预防或减轻感染、增进舒适、促进伤口愈合。

（二）用物准备

便盆、屏风、橡胶单、中单、清洁棉球、大量杯、镊子、浴巾、毛巾、水壶（内盛 50 ~ 52℃的温水）、清洁剂或呋喃西林棉球。

（三）操作方法

1. 男患者会阴的护理

（1）携用物至患者床旁，核对后解释。

（2）患者取仰卧位。为遮挡患者可将浴巾折成扇形盖在患者的会阴部及腿部。

（3）带上清洁手套，一手提起阴茎，一手取毛巾或用呋喃西林棉球擦洗阴茎头部、下部和阴囊。擦洗肛门时，患者可取侧卧位，护士一手将臀部分开，一手用浴巾将肛门擦洗干净。

（4）为患者穿好衣裤，根据情况更换衣、裤、床单。整理床单，患者取舒适卧位。

（5）整理用物，清洁整齐，做记录。

2. 女患者会阴部护理

（1）用物至患者床旁，核对后解释。

（2）患者取仰卧位。为遮挡患者可将浴巾折成扇形盖在患者的会阴部及腿部。

（3）先将橡胶单及中单置于患者臀下，再置便盆于患者臀下。

（4）护士一手持装有温水的大量杯，一手持夹有棉球的大镊子，边冲水边用棉球擦洗。

（5）冲洗后擦干各部位。撤去便盆及橡胶单和中单。

（6）为患者穿好衣裤，根据情况更换衣、裤、床单。整理床单，患者取舒适卧位。

（7）整理用物，清洁整齐，做记录。

（四）注意事项

（1）操作前应向患者说明目的，以取得患者的合作。

（2）在执行操作的原则上，尽可能尊重患者习惯。

（3）注意遮挡患者，保护患者隐私。

（4）冲洗时从上至下。

（5）操作完毕应及时记录所观察到的情况。

第三节　头皮撕裂伤的护理

头皮撕裂伤是指在强力作用下，头皮自帽状腱膜下全层撕脱，一般出血较多，可引起休克。

一、病因及发病机制

多由留有发辫的妇女不慎将头发卷入转动的机轮所致。儿童也可由车祸和被犬咬伤引起。撕脱的范围与受到牵拉的发根面积有关，有时可达整个帽状腱膜。

二、诊断

根据创面的受损程度可做出明确诊断。

三、治疗

对于伤后 6 h 以内的病例，如皮瓣完整，污染较轻，可尝试吻合某些主要动静脉，将头皮瓣原位再植，但常有一定困难。对于伤后 12 h 以内的病例，如伤口无明显感染，骨膜完整，可将头皮瓣去除头发和皮下组织，作为皮片植回创面，也可取腹壁或大腿切除中厚皮片植回，如骨膜也已撕脱，可去除颅骨外板再植皮。对于超过 12 h 或已有感染的病例，只能等待肉芽组织生长后再进行植皮，如颅骨外露，则应行颅骨钻孔达板障，待肉芽生长后再植皮。

四、护理措施

（1）严密观察患者血压、脉搏及失血情况，静脉给予补液。

（2）保持患者头部敷料干燥，若有渗血及时更换。

（3）遵医嘱给予抗生素预防和控制感染。

（4）监测体温，及时发现感染征象

（5）注意患者情绪变化，做好心理护理。

五、健康教育

（1）保持病室里清洁，空气新鲜，每天定时通风。

（2）给予高热量、高蛋白、高维生素饮食。

（3）注意劳逸结合，保证充足睡眠。

（4）加强心理疏导，减轻患者紧张焦虑心理。

第四节　重型颅脑损伤的护理

一、卧位

依患者伤情取不同卧位。

（1）低颅压患者适取平卧，如头高位时则头痛加重。

（2）颅内压增高时，宜取头高位，以利颈静脉回流，减轻颅内压。

（3）脑脊液漏时，取平卧位或头高位。

（4）重伤昏迷患者取平卧、侧卧与侧俯卧位，以利口腔与呼吸道分泌物向外引流，保持呼吸道通畅。

（5）休克时取平卧或头低卧位，时间不宜过长，避免增加颅内淤血。

二、营养的维持与补液

重型颅脑损伤的患者由于创伤修复、感染和高热等原因，机体消耗量增加，维持营养及水电解质平衡极为重要。

（1）伤后 2 ～ 3 d 内一般予以禁食，每日静脉输液量 1 500 ～ 2 000 mL，不宜过多或过快，以免加重脑水肿与肺水肿。

（2）应用脱水剂甘露醇时应快速输入。

（3）出血性休克的患者宜先输血。严重脑水肿患者先用脱水剂后酌情输液，补液须缓慢限制入液量，以免脑水肿加重。

（4）脑损伤患者输浓缩人血清蛋白与血浆，既能增高血浆蛋白，也有利于减轻脑水肿。

（5）长期昏迷，营养与水分摄入不足，可输氨基酸、脂肪乳剂、间断小量输血。

（6）准确记录出入量。

（7）颅脑伤可致消化吸收功能减退，肠鸣音恢复后，可用鼻饲给予高蛋白、高热量、高维生素和易于消化的流质，常用混合奶（每 1 000 mL 所含热量约 4.6 kJ）或要素饮食用输液泵维持。

（8）患者吞咽反射恢复后，即可试行喂食，开始少量饮水，确定吞咽功能正常后，可喂少量流质饮食，逐渐增加，使胃肠功能逐渐适应，防止发生消化不良或腹泻。

三、呼吸系统护理

（1）保持呼吸道通畅，防止缺氧、窒息及预防肺部感染。

（2）氧疗：术后（或人监护室后）常规持续吸氧 3 ～ 7 d，中等浓度吸氧（氧流量 2 ～ 4 L/min）。

（3）观察呼吸音和呼吸频率、节律并准确描述记录。

（4）深昏迷或长期昏迷、舌后坠影响呼吸道通畅者，早期行气管切开术。

（5）做好切开后护理，监护室做好空气消毒隔离，保持一定温度和湿度（温度 22 ～ 25℃，相对湿度约 60%）。

（6）吸痰要及时，按无菌操作，吸痰要充分和有效，动作要轻，防止损伤支气管黏膜，一次性吸痰管可防止交叉感染。一人一盘，每吸一次戴无菌手套，气管内滴入稀释的糜蛋白酶 + 生理盐水 + 庆大霉素有利于黏稠痰液的排出。

（7）做好给氧，辅助呼吸：呼吸异常，可给氧或进行辅助呼吸，呼吸频率每分钟少于 9 次或超过 30 次，血气分析氧分压过低，二氧化碳分压过高，呼吸无力，及呼吸不整等都是呼吸异常之征象。通过吸氧及浓度调整，使 PaO_2 维持在 1.3 kPa 以上，$PaCO_2$ 保持在 3.3 ～ 4 kPa 代谢性酸中毒者静脉补充碳酸氢钠，代谢性碱中毒者可用静脉补生理盐水给予纠正。

四、颅内伤情监护

重点是防治继发病理变化，在颅内血肿清除后脑水肿是颅脑损伤后最突出的继发变化，伤后 48 ～ 72 h 达到高峰，采用甘露醇或速尿 + 血清蛋白 10 min 交替使用。

1. 意识的判断

（1）清醒：回答问题正确，判断力和定向力正确。

（2）模糊：意识蒙胧，可回答简单话但不一定确切，判断力和定向力差，伤员呈嗜睡状。

（3）浅昏迷：意识丧失，对痛刺激尚有反应、角膜、吞咽反射和病理反射均尚存在。

（4）深昏迷：对痛的刺激已无反应，生理反射和病理反射均消失，可出现去脑强直、尿潴留或充溢性失禁。如发现伤员由清醒转为嗜睡或躁动不安，或有进行性意识障碍重时，可考虑有颅内压增高表现，可能有颅内血肿形成，要及时采取措施。应早行 CT 扫描确定是否颅内血肿。对原发损伤的程度和继发性损伤的发生、发展均是最可靠的指标。避免过度刺激和连续护理操作，以免引起颅内压持续升高。

2. 严密观察瞳孔（大小、对称、对光反射）变化

病情变化往往在瞳孔细微变化中发现，如瞳孔对称性缩小并有颈项强直、头剧痛等脑膜刺激症，常为伤后出现的蛛网膜下隙出血，可作腰椎穿刺放出 1 ～ 2 mL 脑脊液证实。如双侧瞳孔针尖样缩小、光反应迟钝，伴有中枢性高热，深昏迷则多为脑桥损害。如瞳孔光反应消失、眼球固定，伴深昏迷和颈项强直，多为原发性脑干伤。伤后伤侧瞳孔先短暂缩小继之散大，伴对侧肢体运动障碍，则往往提示伤侧颅内血肿。如一侧瞳孔进行性散大，光反射逐渐消失，伴意识障碍加重、生命体征紊乱和对侧肢体瘫痪，是脑疝的典型改变。如瞳孔对称性扩大、对光反射消失则伤员已濒危。

3. 生命体征对颅内继发伤的反映，以呼吸变化最为敏感和多变

颅脑损伤对呼吸功能的影响主要有：①脑损伤直接导致中枢性呼吸障碍；②间接影响呼吸道发生支气管黏膜下水肿出血、意识障碍者，呼吸道分泌物不能主动排出、咳嗽和吞咽功能降低，引起呼吸道梗阻性通气障碍；③可引起肺部充血、淤血、水肿和神经元性肺水肿致换气障碍，伤后脑细胞脆弱，血氧供给不足将加重脑细胞损害，呼吸功能障碍是颅脑外伤最常见的死亡原因，加强呼吸功能的监护对脑保护是至关重要的。

4. 护理操作时避免引起颅内压变化

头部抬高 30°，保持中位，避免前屈、过伸、侧转（均影响脑部静脉回流），避免胸腹腔压升高，如咳嗽、吸痰、抽搐（胸腹腔内压增高可致脑血流量增高）。

5. 掌握和准确执行脱水治疗

颅脑外伤的病员在抢救治疗中，常用的脱水剂有甘露醇，该药静脉快速注射后，血中浓度迅速增高，产生一时性血中高渗压，将组织间隙中水分吸入血管中，由于脱水剂在体内不易代谢，仍以原形经肾脏排泄而利尿能使组织脱水。颅脑外伤使用脱水剂后，可明显降低颅内压力，一般注射后 10 min 可产生利尿，2 ～ 3 h 血中达到高峰，维持 4 ～ 6 h。甘露醇脱水静滴时要求 15 ～ 30 min 内滴完，必要时进行静脉推注，及时准确收集记录尿量。

五、消化系统护理

重型颅脑损伤对消化系统的影响，一般认为可能有两个方面：一是由于交感神经麻痹使胃肠血管扩张、淤血，同时又由于迷走神经兴奋使胃酸分泌增加，损害胃黏膜屏障，导致黏膜缺血，局部糜烂。二是重型颅脑损伤均有不同程度缺氧，胃肠道黏膜也受累，缺氧水肿，影响胃肠道正常消化功能。对消化

道功能监护主要是观察和防治胃肠道出血和腹泻，尤其是亚低温状态下，伤员胃肠道蠕动恢复慢。伤后几日内应放置胃管，待肠鸣音恢复后给予胃肠道营养。

重型颅脑损伤，特别是丘脑下部损伤的患者，可并发神经源性应激性胃肠道出血。出血之前患者多有呼吸异常、缺氧或并发肺炎、呃逆，随之出现咖啡色胃液及柏油样便，多次大量柏油样便，可导致休克和衰竭。在处理上，要改善缺氧，稳定生命体征，记录出血情况，禁食，药物止血，如给予甲氰咪呱、止血敏、止血芳酸、云南白药等。必要时胃内注入少量肾上腺素稀释液，对止血有帮助，同时采取抗休克措施、输血或血浆，注意水电解质平衡，对于便秘 3 d 以上者可给缓泻剂，润肠剂或开塞露，必要时戴手套掏出干结大便块。

六、五官护理

（1）注意保护角膜，由于外伤造成眼睑闭合不全，故要防止角膜干燥坏死。一般可戴眼罩，眼部涂眼药膏，必要时暂时缝合上下眼睑。

（2）脑脊液漏及耳漏，宜将鼻、耳血迹擦尽，禁用水冲洗、禁加纱条、棉球填塞。患者取半卧位或平卧位多能自愈。

（3）及时做好口腔护理，清除鼻咽与口腔内分泌物与血液。用 3% 双氧水或生理盐水或 0.1% 呋喃西林清洗口腔 4 次 /d，长期应用多种抗生素者，可并发口腔霉菌，发现后宜用制霉菌素液每天清洗 3 ~ 4 次。

七、皮肤护理

昏迷及长期卧床，尤其是衰竭患者易发生褥疮，预防要点如下。

（1）勤翻身，至少 1 次 /2 h 翻身，避免皮肤连续受压，采用气垫床、海绵垫床。

（2）保持皮肤清洁干燥，床单平整，大小便浸湿后随时更换。

（3）交接班时，要检查患者皮肤，如发现皮肤发红，只要避免再受压即可消退。

（4）昏迷患者如需应用热水袋，一定按常规温度 50℃，避免烫伤。

八、泌尿系统护理

（1）留置导尿，每天冲洗膀胱 1 ~ 2 次，每周更换导尿管。

（2）注意会阴护理，防止泌尿系统感染，观察有无尿液含血，重型颅脑伤者每日记录尿量。

九、血糖监测

高血糖在脑损伤 24 h 后发生较为常见，它可进一步破坏脑细胞功能，因此对高血糖的监测防治也是必需的。监测方法应每日采血查血糖，应用床边血糖监测仪和尿糖试纸监测血糖和尿糖 4/d，脑外伤术后预防性应用胰岛素 12 ~ 24 U 静脉滴注，每日 1 次。

护理要点是：①正确掌握血糖、尿糖测量方法；②掌握胰岛素静脉点滴的浓度，每 500 mL 液体中不超过 12 U，滴速 < 60 滴 /min。

十、伤口观察与护理

（1）开放伤或开颅术后，观察敷料有无血性浸透情况，及时更换，头下垫无菌巾。

（2）注意是否有脑脊液漏。

（3）避免伤口患侧受压。

十一、躁动护理

颅脑伤急性期因颅内出血，血肿形成，颅内压急剧增高，常引起躁动。此外，缺氧、休克兴奋期、尿潴留、膀胱过度膨胀、脑外伤恢复期也可有躁动。对患者躁动应适当将四肢加以约束，防止自伤、防止坠床，分析躁动原因并针对原因加以处理。

十二、高热护理

颅脑损伤患者出现高热时，急性期体温可达 38 ～ 39℃，经过 5 ～ 7 d 逐渐下降。

（1）如体温持续不退或下降后又高热，要考虑伤口、颅内、肺部或泌尿系统并发感染。

（2）颅内出血，尤其脑室出血也常引起高热。

（3）因丘脑下部损伤发生的高热可以持续较长时间，体温可高达 41℃以上，部分患者因高热不退而死亡。

高热处理：①一般头部枕冰袋或冰帽，酌用冬眠药；②小儿及老年人应着重预防肺部并发症；③长期高热要注意补液；④冬眠低温是治疗重型颅脑伤、防治脑水肿的措施，也用于高热时；⑤目前我们采用亚低温，使患者体温降至 34℃左右，一般 3 ～ 5 d 可自然复温；⑥冰袋降温时要外加包布，避免发生局部冻伤；⑦在降温时，观察患者时需注意区别药物的作用与伤情变化引起的昏迷。

十三、癫痫护理

颅骨凹陷骨折、急性脑水肿、蛛网膜下隙出血、颅内血肿、颅内压增高、高热等均可引起癫痫发作，应注意以下几点。

（1）防止误吸与窒息，有专人守护，将患者头转向一侧，上下牙之间加牙垫防舌咬伤。

（2）自动呼吸停止时，应即行辅助呼吸。

（3）大发作频繁，连续不止，称为癫痫持续状态，可造成脑缺氧而加重脑损伤，一旦发现应及时通知医生作有效的处理。

（4）详细记录癫痫发作的形式与频度以及用药剂量。

（5）癫痫持续状态用药，常用安定、冬眠药、苯妥英钠。

（6）癫痫发作和发作后不安的患者，要倍加防范，避免坠床而发生意外。

十四、亚低温治疗的护理

亚低温治疗重型颅脑伤是近几年临床开展的有效新方法。大量动物实验研究和临床应用结果都表明，亚低温对脑缺血和脑外伤具有肯定的治疗效果，但亚低温保护的确切机制尚不十分清楚，可能包括以下几个方面。

（1）降低脑组织氧耗量，减少脑组织乳酸堆积。

（2）保护血脑屏障，减轻脑水肿。

（3）抑制内源性毒性产物对脑细胞的损害。

（4）减少钙离子内流，阻断钙对神经元的毒性作用。

（5）减少脑细胞结构蛋白破坏，促进脑细胞结构和功能修复。

（6）减轻弥漫性轴索损伤，弥漫性轴索损伤是导致颅脑伤死残的主要病理基础，尤其是脑干网状上行激活系统轴索损伤是导致长期昏迷的确切因素。

亚低温能显著地控制脑水肿，降低颅内压，减少脑组织细胞耗能，减轻神经毒性产物过度释放等。目前临床常用半导体冰毯制冷与药物降温相结合方法，使患者肛温一般维持在 30 ～ 34℃，持续 3 ～ 10 d。

亚低温治疗状态下护理要点如下。

（1）生命体征监测：亚低温状态下会引起血压降低和心率缓慢，护理工作中应该严密观察伤员心率、心律、血压等，尤其是儿童和老年患者以及心脏病、高血压伤员应该重视，采用床边监护仪连续监测。

（2）降温毯置于患者躯干部，背部和臀部皮肤温度较低，血循环减慢，容易发生褥疮，每小时翻身一次，避免长时间压迫，血运减慢而发生褥疮。

（3）防治肺部感染。亚低温状态下，患者自身抵抗力降低，气管切开后较易发生肺部感染。加强翻身叩背、吸痰，呼吸道冲洗时将冲洗液吸净是关键护理措施。

十五、精神与心理护理

不论伤情轻重，患者都可能对脑损伤存在一定的忧虑，担心今后的工作能否适应、生活是否受影响。护士对患者从机体的代偿功能和可逆性多作解释，给患者安慰和鼓励，以增强自信心。对饮食、看书、学习等不宜过分限制，早期锻炼有利康复。因器质性损伤引起失语、瘫痪者，宜早期进行训练与功能锻炼。

十六、康复催醒治疗的护理

目前认为颅脑伤者伤后持续昏迷 1 个月以上为长期昏迷。长期昏迷催醒治疗应包括：预防各种并发症、使用催醒药物，减少或停用苯妥英钠和巴比妥类药物，交通性脑积水外科治疗等。

高压氧是目前用于长期昏迷患者催醒的行之有效的方法之一，颅脑伤昏迷患者一旦伤情平稳，应该尽早接受高压氧治疗，疗程通常过 30 d 左右。对于高热、高血压、心脏病和活动性出血的昏迷患者应该慎用此类治疗以防发生意外。

长期昏迷的正规康复治疗包括早期和后期康复治疗。早期康复治疗是指患者在伤后住院期间由医护人员所进行的康复治疗；后期康复治疗是指患者出院后转至康复中心，在康复体疗、心理等方面的医护人员指导下进行的康复训练和治疗。康复治疗的原则包括以下几点。

（1）从简单基本功能训练开始循序渐进。

（2）放大效应：如收录机音量适当放大，选用大屏幕电视机、放大康复训练器材和生活用具，选择患者喜爱的音像带等。

（3）反馈效应：在整个训练康复过程中，医护人员要经常给患者鼓励、称赞和指导性批评。有条件时将患者整个康复治疗过程进行录像定期放给患者看，使其感到在康复的过程中，神经功能较前逐渐恢复，增强自信心。

（4）替代方法：若患者不能行走则教会患者如何使用各种辅助工具行走。

（5）重复训练，是在相当长的康复训练过程中，既要让患者反复训练以促进运动功能重建，又要不断改进训练方法和器材，才能不使患者产生厌倦情绪。迄今已经有大量随机双盲前瞻性临床观察结果表明，正规康复治疗对重型颅脑伤患者运动神经功能恢复较未接受正规康复治疗患者明显。早期（小于 35 d）较晚期（大于 35 d）开始正规康复治疗的患者神经功能恢复快一倍以上。对正规康复治疗伤后 7 d 内开始与 7 d 以上开始者进行评分，前者明显高于后者。一般情况下，早期康复治疗疗程 1 ～ 3 个月，重残颅脑伤患者需要 1 ～ 2 年。

目前临床治疗颅脑伤患者智能障碍的主要药物包括三大类：儿茶酚胺类、胆碱能类和智能增强剂。近年来发现神经节苷脂和促甲状腺释放激素对颅脑伤患者智能的恢复也有促进作用。

颅脑伤患者伤后智能障碍主要临床表现为：记忆力障碍、语言障碍和计数能力障碍。记忆力障碍主要包括视觉记忆力障碍、听觉记忆力障碍、空间记忆力障碍和颞叶定向障碍，语言障碍主要包括阅读理解障碍、失认症、失写症、语言理解障碍、发音和拼音障碍等。近年来采用智能训练和药物结合治疗颅脑伤患者智能障碍已受到人们重视。智能康复训练加药物治疗有助于颅脑伤患者的智能恢复。然而，智能康复训练应与体能康复训练同期进行。目前我们的智能康复训练主要包括仪器工具训练、反复操作程度训练以及帮助记忆力的技巧训练等。

康复期伤病患者需加强心理护理：对于轻型伤患者应鼓励尽早自理生活、防止过度依赖医务人员。要鼓励他们树立战胜伤病的信心，清除“脑外伤后综合征”的顾虑。脑外伤后综合征是指脑外伤后患者所出现的临床精神神经症或主诉，主要包括头痛、眩晕、记忆力减退、软弱无力、四肢麻木、恶心、复视和听力障碍等。应该向伤员患者作适当解释，让伤员患者知道有些症状属于功能性的，可以恢复。对于遗留神经功能残疾伤员患者的今后生活工作问题，偏瘫失语的锻炼等问题，应该积极向伤员患者及家属提出合理建议和正确指导，帮助伤员患者恢复，鼓励伤员患者面对现实、树立争取完全康复的信心。

第七章

普外科疾病的护理

第一节　肠梗阻的护理

肠内容物不能正常、顺利通过肠道称为肠梗阻，是常见的外科急腹症之一。发病后不但可引起肠管本身解剖和功能的改变，并可导致全身性的生理紊乱，可出现腹痛、呕吐、腹胀、肛门停止排便排气等症状。临床表现复杂多变，病情变化比较快，在临床外科中具有特殊的重要性。

一、护理措施

（一）非手术治疗的护理

（1）禁食，胃肠减压：口服液状石蜡（有胃管者给予胃管内注入，注入后夹管半小时）。

（2）无休克者可取半卧位。

（3）禁食期间，严格记录出入量，静脉补充液体及营养，纠正水、电解质紊乱和酸碱失衡。

（4）密切观察生命体征及腹部症状的变化：了解有无脱水及休克症状，如发生绞窄性肠梗阻应立即手术。

（5）给予心理护理，减轻焦虑。

（二）术后护理

1. 病情观察　密切观察生命体征的变化。监测腹部体征。

2. 卧位　全麻清醒后取半卧位。

3. 管道护理　做好胃肠减压及腹腔引流管护理。

4. 切口护理　观察腹部切口有无渗血、渗液及感染征象，如有渗血应及时换药。

5. 鼓励患者早期活动　预防皮肤并发症及肠粘连的发生。

6. 饮食　禁食期间遵医嘱给予营养支持，注意补液原则。观察尿量，维持水、电解质平衡。肠蠕动恢复以后，可进食少量流食，根据患者情况逐渐过渡为半流食至普食。

7. 并发症的观察及护理　如术后出现腹部胀痛、持续发热、白细胞计数增高，腹壁切口红肿或腹腔引流管周围流出粪臭味液体时应警惕腹腔内、切口感染及肠瘘的可能。

二、健康教育

（1）注意饮食卫生，多吃易消化的食物，少食多餐，避免暴饮暴食。

（2）避免腹部受凉或饭后剧烈活动；保持大便通畅。

（3）有腹痛等不适时要及时就诊。

第二节　急性化脓性腹膜炎的护理

腹膜受到细菌、化学性刺激或损伤所引起的腹膜急性炎症性病变，称为急性腹膜炎。主要表现为急性腹痛、恶心、呕吐、腹膜刺激征和全身感染症状。

一、解剖概要

腹膜是一层很薄的浆膜，分相互连续的脏腹膜和壁腹膜两部分。壁腹膜贴附于腹壁内面；脏腹膜覆盖在腹腔脏器的表面，成为内脏的浆膜层。腹膜腔是壁腹膜和脏腹膜之间的潜在腔隙，是人体最大的体腔。腹膜腔分大、小腹膜腔两部分，即大腹膜腔和网膜囊，两者经网膜孔相连。男性腹膜腔是密闭的，女性腹膜腔经输卵管、子宫、阴道与外界相通。

腹膜具有润滑、吸收和渗出、防御和修复等生理功能，能吸收大量积液、血液、空气和毒素，腹膜能渗出大量液体稀释毒素和减少刺激，当大量毒素需要腹膜吸收时可导致感染性休克。

二、病因和病理

腹膜受到细菌或胃肠道内容物的刺激后迅速发生充血、水肿等反应，并失去原有光泽；继而产生大量浆液性渗出液，以稀释腹膜腔内的毒素；渗出液中的吞噬细胞、中性粒细胞及坏死组织、细菌和凝固的纤维蛋白原使渗出液变浑浊。以大肠埃希菌为主的脓液呈黄绿色，常与其他致病菌混合感染而变得稠厚，并有粪臭味。

腹膜炎的专归与患者全身情况和腹膜局部防御能力有关外，还取决于污染细菌的性质、数量和污染的持续时间。腹膜的严重充血水肿可引起机体水、电解质紊乱；腹腔内大量渗出液浸泡肠管可导致麻痹性肠梗阻，肠管扩张使膈肌上移影响心肺功能，肠腔内大量积液又使血容量明显减少，细菌入侵和毒素吸收导致感染性休克。严重者可致死亡。病变轻者，病变经大网膜包裹或填塞而被局限，形成局限腹膜炎。

三、临床表现

（一）急性腹膜炎

根据病因不同，腹膜炎的症状可以是突然发生，也可以是逐渐出现的。空腔脏器损伤破裂或穿孔引起的腹膜炎发病较突然。

1. 症状　如下所述。

（1）腹痛是最主要的临床表现，疼痛的性质与发病的原因、炎症的轻重、年龄、身体素质等有关。剧烈腹痛，难以忍受，呈持续性。深呼吸、咳嗽、改变体位时疼痛加重。腹痛先从原发病变部位开始，随炎症扩散而波及全腹。

（2）恶心、呕吐：腹膜受到刺激，可引起反射性恶心、呕吐，呕吐物为胃内容物，发生麻痹性肠梗阻时呕吐物为黄绿色胆汁，甚至是褐色粪水样内容物。

（3）体温、脉搏：骤然发病的病例，体温由正常逐渐升高、脉搏逐渐加快；年老体弱者体温可不升高，多数患者脉搏加速与体温成正比，若脉搏快体温反而下降，常提示病情恶化。

（4）感染中毒表现：患者可相继出现寒战、高热、脉速、呼吸浅快及口干；随着病情进展，可出现面色苍白、口唇发绀、肢端发冷、呼吸急促、血压下降、神志恍惚等全身感染、中毒表现。严重者可出现代谢性酸中毒及感染性休克。

2. 体征　腹胀，腹式呼吸减弱或消失。腹部压痛（tenderness）、腹肌紧张（rigidity）和反跳痛（rebound tendemess）是腹膜炎的标志性体征。腹胀加重是病情恶化的重要标志。胃肠或胆囊穿孔引起强烈的腹肌紧张，甚至呈“木板样”强直。婴幼儿、老年人或极度虚弱的患者腹肌紧张不明显，易被忽视。

（二）腹腔脓肿

1. 膈下脓肿　脓液积聚于膈肌以下、横结肠及其系膜以上的间隙内，统称为膈下脓肿（subphrenic abscess），膈下脓肿的临床特点是出现明显的全身症状，发热，初为弛张热，脓肿形成后呈持续性高热。脓肿刺激膈肌可引起呃逆。感染波及胸膜时可出现胸腔积液、气促、咳嗽和胸痛等表现。

2. 盆腔脓肿　盆腔处于腹腔最低位置，腹膜炎时，腹腔内炎性渗出物及脓液易积聚于此而形成盆腔脓肿（pelvic abscess）。因盆腔腹膜面积较小，吸收能力较低，故盆腔脓肿的特点是局部症状明显而全身中毒症状较轻。

四、辅助检查

1. 实验室检查　血常规检查示白细胞计数及中性粒细胞比例增高，可出现中毒颗粒。病情危重或机体反应能力低下者，白细胞计数不升高反而降低，仅有中性粒细胞比例增高。

2. 影像学检查　如下所述。

（1）腹部 X 线检查：立、卧位平片见小肠普遍胀气并有多个小液平；胃肠穿孔时，立位平片多数可见膈下游离气体；膈下脓肿时，患侧膈肌升高，肋膈角模糊或胸腔积液。

（2）B 超检查：显示腹腔内积液量，但不能鉴别液体性质。

（3）CT 检查：对腹腔内实质性脏器的病变有诊断价值，也可明确脓肿的大小及部位。

3. 诊断性腹腔穿刺穿或腹腔灌洗　根据抽出液性状、气味、浑浊度，涂片、细菌培养以及淀粉酶测定等有助于诊断。

五、治疗原则

1. 非手术治疗　对病情较轻或病程较长已超过 24 h、腹部体征已减轻或炎症已局限以及原发性腹膜炎者可行非手术治疗。

（1）禁食和胃肠减压。

（2）静脉输液，纠正水、电解质紊乱；补充热量或提供营养支持。

（3）合理应用抗菌药。

（4）对症处理镇静、止痛和吸氧等。

（5）物理治疗盆腔脓肿未形成或较小时，可辅助热水坐浴、温盐水保留灌肠等治疗。

2. 手术治疗　如下所述。

（1）手术适应证：经非手术治疗 6 ~ 8 h 后（一般不超过 12 h），腹膜炎症状加重和体征器官破裂等；腹腔内炎症较重，出现严重的肠麻痹或中毒症状，合并休克；腹膜炎病因不明且无局限趋势者。

（2）手术处理：剖腹探查，明确病因，处理原发病灶；清理腹腔，充分引流；引流已形成的腹腔脓肿。

六、护理评估

1. 术前评估　如下所述。

（1）健康史和相关因素：询问既往史，尤其注意有无胃、十二指肠溃疡病史，慢性阑尾炎发作史，其他腹腔内脏器官疾病和手术史；近期有无腹部外伤史。儿童应注意近期有无呼吸道、泌尿道感染史、营养不良或其他导致抵抗力低下的原因。

（2）身体状况：了解患者腹痛的性质、程度、是否周期性发作；是否有呕血、黑便等症状；是否有腹部刺激征、程度及范围。患者的生命体征是否平稳、有无感染或休克的表现。便血前后是否有心悸、头晕、目眩、甚至晕厥。患者是否有恶心、呕吐及发生的时间，了解呕吐物的性质。患者是否有水、电解质失衡及营养不良。

（3）心理 - 社会状况：了解患者对疾病的态度；情绪是否稳定；对疾病、检查、治疗及护理是否配合；对医院环境是否适应；对手术是否接受及程度；是否了解康复知识及掌握程度。了解家属及亲友的心理状态；家庭经济承受能力等。

2. 术后评估　如下所述。

（1）向手术医生、麻醉师了解患者手术经过、生命体征的平稳、手术方式，腹腔炎症情况，发病类型及输液情况。

（2）了解患者术后留置各种引流管的位置、用途，引流情况。切口渗血情况，引流液的颜色、性质和量。

（3）了解患者术后伤口疼痛程度，腹部肠蠕动情况，食欲、康复知识掌握程度及功能锻炼完成情况，以及家属、亲友的配合情况等。

七、护理问题

1. 体温过高　与腹膜炎毒素吸收有关。
2. 腹痛、腹胀　与腹膜炎炎症反应和刺激、毒素吸收有关。
3. 体液不足　与腹膜腔大量渗出、高热或体液丢失有关。
4. 潜在并发症　腹腔脓肿或切口感染。

八、护理目标

（1）患者体温逐渐降至正常范围。

（2）患者腹痛、腹胀等不适症状减轻或缓解。

（3）患者水、电解质平衡得以维持，未发生酸碱失衡。

（4）并发症　得到预防或及时处理。

九、护理措施

（一）术前护理

1. 心理护理　安慰患者，减轻腹胀、腹痛促进患者舒适。

2. 体位　患者取半卧位，促进腹腔内渗出液流向盆腔，以减少毒素吸收、减轻中毒症状、利于引流和局限感染。避免腹胀所致的膈肌抬高，减轻腹胀对呼吸循环的影响。休克患者应取中凹卧位。

3. 禁食、胃肠减压　吸出胃肠道内容物和气体，改善胃、肠壁的血液循环和减少消化道内容物继续流入腹腔，减轻腹胀和腹痛。

4. 止痛　明确诊断的患者，可用哌替啶类止痛剂镇痛。诊断不明或需要继续观察的患者，慎用止痛药物，以免掩盖真实病情。做好急诊手术的准备工作。

（二）控制感染，加强支持治疗

1. 合理应用抗生素　继发性腹膜炎多为混合性感染，应根据细菌培养及药敏结果选择广谱抗生素。但抗生素的使用不能完全替代手术治疗。

2. 降温　高热患者，应给予药物降温协同物理降温。

3. 支持治疗　急性腹膜炎的患者由于炎症、机体应激反应和长时间禁食的原因所致营养不良及贫血，应给予肠内外营养支持，提高机体防御能力和愈合能力。

（三）维持体液平衡和生命体征平稳

1. 输液　迅速建立静脉通路，补充液体和电解质等，纠正电解质及酸碱失衡。尽量选择上肢粗大血管穿刺，必要时留置中心静脉。根据病情输入全血或血浆提高胶体渗透压，维持有效循环血量。

2. 准确记录出入量　维持每小时尿量 30 ～ 50 mL。

3. 抗休克治疗　患者发生休克时，加快补液速度的同时应定时监测中心静脉压、血气分析、肾功、离子血糖等指标。

（四）术后护理

1. 一般护理　全麻清醒或硬膜外麻醉患者去枕平卧术后 6 h 后，生命体征平稳改半卧位。若患者病情允许，鼓励患者早期活动，活动量因人而异。

2. 术后并发症的预防和护理 如下所述。

（1）严密观察病情：术前或术后密切观察心率、血压、血氧饱和度、中心静脉压数值等。

（2）术后 6 h 鼓励患者尽早下床活动，预防肠管粘连。

（3）妥善固定胃管、尿管、引流管等，保持引流通畅，避免管路扭曲、受压、打折、脱出。每 24 h 更换负压引流器、尿袋、引流袋一次，严格无菌操作，防止管路逆行感染。准确记录引流液的颜色、性状、引流量。

（4）遵医嘱为患者做雾化吸入，稀释痰液，及时为患者叩背，预防肺部感染。

（5）遵医嘱应用血液循环治疗仪，预防下肢静脉血栓的形成。

（6）做好口腔护理、尿管护理、皮肤护理，预防感染。

（7）密切观察切口敷料情况，如有渗出及时通知医生更换敷料。保持切口敷料清洁干燥。

十、护理评价

（1）恐惧（焦虑）是否减轻或缓解，情绪是否稳定。

（2）疼痛是否减轻或缓解，睡眠状况是否改善。

（3）营养状况是否改善，体重是否稳定或增加，低蛋白血症及贫血是否得到纠正。

（4）水、电解质是否维持平衡，生命体征是否平稳，皮肤弹性是否良好。

（5）术后并发症是否得到预防，是否及时发现和处理并发症。

十一、健康指导

（1）有消化系统疾病者及时就诊。

（2）告知患者注意休息、避免过劳，保持乐观的情绪，同时劝告患者放弃喝酒、吸烟等对身体有危害性的不良习惯。

（3）告知患者及家属有关手术后期可能出现的并发症的相关知识。

（3）患者的恐惧程度是否得到缓解或减轻，情绪是否稳定，能否主动配合各项治疗和护理。

（4）患者有无发生损伤部位的再出血和腹腔脓肿；若发生是否得到及时发现与处理。

第三节 胃及十二指肠溃疡的护理

胃、十二指肠局限性圆形或椭圆形的全层黏膜缺损，称为胃、十二指肠溃疡（gas－troduodenal ulcer）。因溃疡的形成与胃酸－蛋白酶的消化作用有关，也称为消化性溃疡（pepticulcer）。纤维内镜技术的不断完善、新型制酸剂和抗幽门螺杆菌（helicobacterpylori，HP）药物的应用使得溃疡病诊断和治疗发生了很大改变。外科治疗主要用于急性穿孔、出血、幽门梗阻或药物治疗无效的溃疡患者以及胃溃疡恶性变等情况。

一、胃及十二指肠解剖生理概要

（一）胃的解剖

1. 胃的位置和分区 胃位于食管和十二指肠之间，上端与食管相连的入口部位称贲门，距离门齿约 40 cm，下端与十二指肠相连接的出口为幽门。腹段食管与胃大弯的交角称贲门切迹，该切迹的黏膜面形成贲门皱襞，有防止胃内容物向食管逆流的作用。幽门部环状肌增厚，浆膜面可见一环形浅沟，幽门前静脉沿此沟的腹侧面下行，是术中区分胃幽门与十二指肠的解剖标志。将胃小弯和胃大弯各作三等份，再连接各对应点可将胃分为三个区域，上 1/3 为贲门胃底部 U（upper）区；中 1/3 是胃体部 M（middle）区，下 1/3 即幽门部 L（lower）区。

2. 胃的韧带　胃与周围器官有韧带相连接，包括胃膈韧带、肝胃韧带、脾胃韧带、胃结肠韧带和胃胰韧带，胃凭借韧带固定于上腹部。

3. 胃的血管　胃的动脉血供丰富，来源于腹腔动脉。胃小弯动脉弓供血胃小弯。胃大弯的动脉弓供血胃大弯。胃短动脉供应胃底。胃后动脉分布于胃体上部与胃底的后壁。胃有丰富的黏膜下血管丛，静脉回流汇集到门静脉系统。胃的静脉与同名动脉伴行，胃短静脉、胃网膜左静脉均回流入脾静脉；胃网膜右静脉则回流入肠系膜上静脉；胃左静脉（即冠状静脉）的血液可直接注入门静脉或汇入脾静脉；胃右静脉直接注入门静脉。

4. 胃的淋巴引流　胃黏膜下淋巴管网丰富，并经贲门与食管、经幽门与十二指肠交通。胃周淋巴结，沿胃的主要动脉及其分支分布，淋巴管回流逆动脉血流方向走行，经多个淋巴结逐步向动脉根部聚集。胃周共有 16 组淋巴结。按淋巴的主要引流方向可分为以下四群：①腹腔淋巴结群，引流胃小弯上部淋巴液；②幽门上淋巴结群，引流胃小弯下部淋巴液；③幽门下淋巴结群，引流胃大弯右侧淋巴液；④胰脾淋巴结群，引流胃大弯上部淋巴液。

5. 胃的神经　胃受自主神经支配，支配胃的运动神经包括交感神经与副交感神经。胃的交感神经主要抑制胃的分泌和运动并传出痛觉；胃的副交感神经主要促进胃的分泌和运动。交感神经与副交感神经纤维共同在肌层间和黏膜下层组成神经网，以协调胃的分泌和运动功能。

6. 胃壁的结构　胃壁从外向内分为浆膜层、肌层、黏膜下层和黏膜层。胃壁肌层外层是沿长轴分布的纵行肌层，内层由环状走向的肌层构成。胃壁肌层由平滑肌构成，环行肌纤维在贲门和幽门处增厚形成贲门和幽门括约肌。黏膜下层为疏松结缔组织，血管、淋巴管及神经丛丰富。由于黏膜下层的存在，使黏膜层与肌层之间有一定的活动度，因而在手术时黏膜层可以自肌层剥离开。

（二）胃的生理

胃具有运动和分泌两大功能，通过其接纳、储藏食物，将食物与胃液研磨、搅拌、混匀，初步消化，形成食糜并逐步分次排入十二指肠为其主要的生理功能。此外，胃黏膜还有吸收某些物质的功能。

（三）十二指肠的解剖和生理

十二指肠是幽门和十二指肠悬韧带（Treitz 韧带）之间的小肠，长约 25 cm，呈 C 形，是小肠最粗和最固定的部分。十二指肠分为四部分：①球部，长 4 ~ 5 cm，属腹膜间位，活动度大，黏膜平整光滑，球部是十二指肠溃疡好发部位。胆总管、胃十二指肠动脉和门静脉在球部后方通过。②降部，与球部呈锐角下行，固定于后腹壁，腹膜外位，仅前外侧有腹膜遮盖，内侧与胰头紧密相连，胆总管和胰管开口于此部中下 1/3 交界处内侧肠壁的十二指肠乳头，距幽门 8 ~ 10 cm，距门齿约 75 cm。从降部起十二指肠黏膜呈环形皱襞。③水平部，自降部向左走行，长约 10 cm，完全固定于腹后壁，属腹膜外位，横部末端的前方有肠系膜上动、静脉跨越下行。④升部，先向上行，然后急转向下、向前，与空肠相接，形成十二指肠空肠曲，由十二指肠悬韧带（Treitz 韧带）固定于后腹壁，此韧带是十二指肠空肠分界的解剖标志。整个十二指肠环抱在胰头周围。十二指肠的血供来自胰十二指肠上动脉和胰十二指肠下动脉，两者分别起源于胃十二指肠动脉与肠系膜上动脉。胰十二指肠上、下动脉的分支在胰腺前后吻合成动脉弓。

十二指肠接受胃内食糜以及胆汁、胰液。十二指肠黏膜内有 Brunner 腺，分泌的十二指肠液含有多种消化酶如蛋白酶、脂肪酶、蔗糖酶、麦芽糖酶等。十二指肠黏膜内的内分泌细胞能够分泌胃泌素、抑胃肽、胆囊收缩素、促胰液素等肠道激素。

二、胃及十二指肠溃疡急性穿孔

急性穿孔（acute perforation）是胃及十二指肠溃疡严重并发症，为常见的外科急腹症。起病急、病情重、变化快，需要紧急处理，若诊治不当可危及生命。近来溃疡穿孔的发生率呈上升趋势，发病年龄渐趋高龄化。十二指肠溃疡穿孔男性患者较多，胃溃疡穿孔则多见于老年妇女。

（一）病因和病理

90% 的十二指肠溃疡穿孔发生在球部前壁，而胃溃疡穿孔 60% 发生在胃小弯，40% 分布于胃窦及其他各部。急性穿孔后，有强烈刺激性的胃酸、胆汁、胰液等消化液和食物溢入腹腔，引起化学性腹膜炎。

导致剧烈的腹痛和大量腹腔渗出液，约 6 ~ 8 h 后细菌开始繁殖并逐渐转变为化脓性腹膜炎。病原菌以大肠埃希菌、链球菌为多见。由于强烈的化学刺激、细胞外液的丢失以及细菌毒素吸收等因素，患者可出现休克。胃十二指肠后壁溃疡，可穿透全层并与周围组织包裹，形成慢性穿透性溃疡。

（二）临床表现

多数患者既往有溃疡病史，穿孔前数日溃疡病症状加剧。情绪波动、过度疲劳、刺激性饮食或服用皮质激素药物等常为诱发因素。

1. 症状 穿孔多在夜间空腹或饱食后突然发生，表现为骤起上腹部刀割样剧痛，迅速波及全腹，患者疼痛难忍，可有面色苍白、出冷汗、脉搏细速、血压下降等表现。常伴恶心、呕吐。当胃内容物沿右结肠旁沟向下流注时，可出现右下腹痛，疼痛也可放射至肩部。当腹腔有大量渗出液稀释漏出的消化液时，腹痛可略有减轻。由于继发细菌感染，出现化脓性腹膜炎，腹痛可再次加重。偶尔可见溃疡穿孔和溃疡出血同时发生。溃疡穿孔后病情的严重程度与患者的年龄、全身情况、穿孔部位、穿孔大小和时间以及是否空腹穿孔密切有关。

2. 体征 体检时患者表情痛苦，仰卧微屈膝，不愿移动，腹式呼吸减弱或消失；全腹压痛、反跳痛，腹肌紧张呈“板样”强直，尤以右上腹最明显。叩诊肝浊音界缩小或消失，可有移动性浊音；听诊肠鸣音消失或明显减弱。患者有发热，实验室检查示白细胞计数增加，血清淀粉酶轻度升高。在站立位 X 线检查时，80% 的患者可见膈下新月状游离气体影。

（三）治疗原则

1. 非手术治疗 适用于一般情况好，症状体征较轻的空腹穿孔；穿孔超过 24 h，腹膜炎已局限者；或是经水溶性造影剂行胃十二指肠造影检查证实穿孔已封闭的患者。非手术治疗不适用于伴有出血、幽门梗阻、疑有癌变等情况的穿孔患者。治疗措施主要包括：①持续胃肠减压，减少胃肠内容物继续外漏；②输液以维持水、电解质平衡并给予营养支持；③全身应用抗生素控制感染；④经静脉给予 H_2 受体阻断剂或质子泵拮抗剂等制酸药物。非手术治疗 6 ~ 8 h 后病情仍继续加重，应立即转手术治疗。非手术治疗少数患者可出现膈下或腹腔脓肿。痊愈的患者应胃镜检查排除胃癌，根治幽门螺杆菌感染并采用制酸剂治疗。

2. 手术治疗 如下所述。

（1）单纯穿孔缝合术：单纯穿孔修补缝合术的优点是操作简便，手术时间短，安全性高。一般认为：穿孔时间超出 8 h，腹腔内感染及炎症水肿严重，有大量脓性渗出液；以往无溃疡病史或有溃疡病史未经正规内科治疗，无出血、梗阻并发症，特别是十二指肠溃疡患者；有其他系统器质性疾病不能耐受急诊彻底性溃疡手术，为单纯穿孔缝合术的适应证。穿孔修补通常采用经腹手术，穿孔以丝线间断横向缝合，再用大网膜覆盖，或以网膜补片修补；也可经腹腔镜行穿孔缝合大网膜覆盖修补。对于所有的胃溃疡穿孔患者，需做活检或术中快速病理检查除外胃癌，若为恶性病变，应行根治性手术。单纯穿孔缝合术术后溃疡病仍需内科治疗，HP 感染阳性者需要抗 HP 治疗，部分患者因溃疡未愈仍需行彻底性溃疡手术。

（2）彻底性溃疡手术：优点是一次手术同时解决了穿孔和溃疡两个问题，如果患者一般情况良好，穿孔在 8 h 内或超过 8 h，腹腔污染不严重；慢性溃疡病特别是胃溃疡患者，曾行内科治疗，或治疗期间穿孔；十二指肠溃疡穿孔修补术后再穿孔，有幽门梗阻或出血史者可行彻底性溃疡手术。手术方法包括胃大部切除术外，对十二指肠溃疡穿孔可选用穿孔缝合术加高选择性迷走神经切断术或选择性迷走神经切断术加胃窦切除术。

胃溃疡常用的手术方式是远端胃大部切除术（见图 7–1），胃肠道重建以胃十二指肠吻合的 Billroth Ⅰ式（见图 7–2）为宜。Ⅰ型胃溃疡通常采用远端胃大部切除术，胃的切除范围在 50% 左右，行胃十二指肠吻合；Ⅱ、Ⅲ型胃溃疡宜采用远端胃大部切除加迷走神经干切断术，Billroth Ⅰ式吻合，如十二指肠炎症明显或是有严重瘢痕形成，则可行 Billroth Ⅱ式胃空肠吻合；Ⅳ型，即高位小弯溃疡处理困难。

根据溃疡所在部位的不同可采用切除溃疡的远端胃大部切除术，可行 Billroth Ⅱ式（图见 7–3）胃空肠吻合，为防止反流性食管炎也可行 Roux – en –Y 胃空肠吻合。溃疡位置过高可以采用旷置溃疡的远端胃大部切除术或近端胃大部切除术治疗。术前或术中应对溃疡做多处活检以排除恶性溃疡的可能。对溃疡恶变病例，应行胃癌根治术。

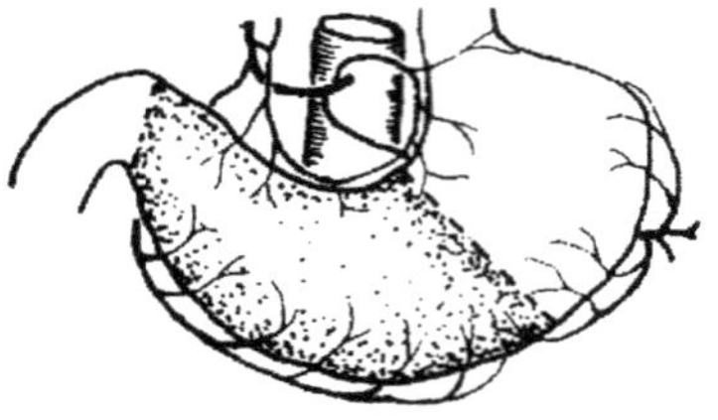

图 7-1 胃大部切除范围

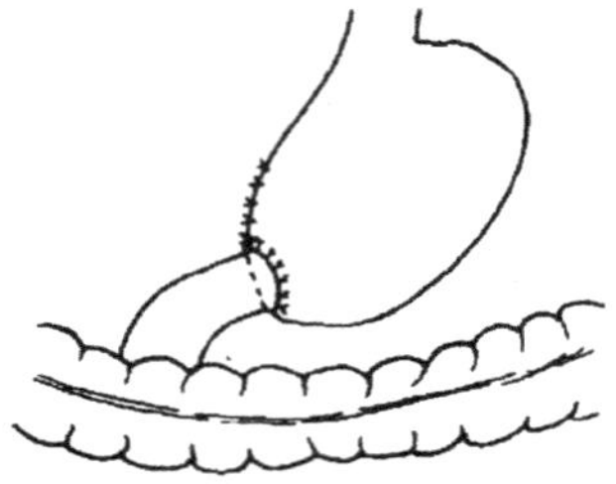

图 7-2 Billroth Ⅰ式胃切除示意图

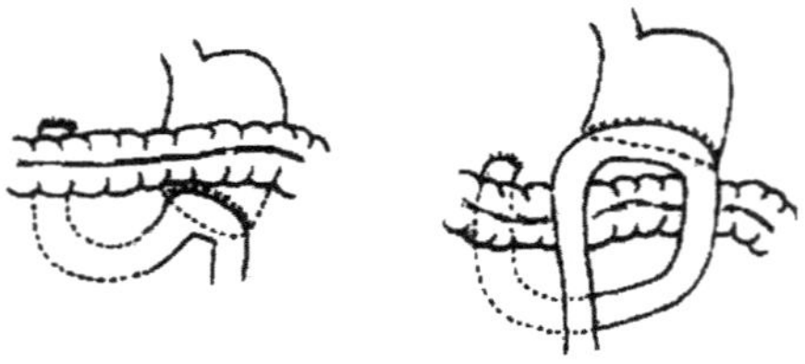

A. 结肠后胃肠吻合　B. 结肠前胃空肠吻合

图 7-3 Billroth Ⅱ式胃切除术

三、胃及十二指肠溃疡大出血

胃及十二指肠溃疡患者有大量呕血、柏油样黑便，引起红细胞、血红蛋白和血细胞比容明显下降，脉率加快，血压下降，出现为休克前期症状或休克状态，称为溃疡大出血。胃十二指肠溃疡出血，是上消化道大出血中最常见的原因，约占 50% 以上。

（一）病因和病理

溃疡基底部的血管壁被侵蚀并导致破裂出血。胃溃疡大出血好发于胃小弯，出血源自胃左、右动脉及其分支。十二指肠溃疡大出血好发于球部后壁，出血源自胰十二指肠上动脉或胃十二指肠动脉及其分支。大出血后血容量减少、血压降低、血流缓慢、可在血管破裂处形成凝血块而暂时止血。由于胃肠道蠕动和胃十二指肠内容物与溃疡病灶的接触，暂时停止的出血可能再次出血。

（二）临床表现

胃及十二指肠溃疡大出血的临床表现取决于出血量和出血速度。患者的主要症状是呕血和解柏油样黑便，多数患者只有黑便而无呕血，迅猛的出血则为大量呕血与紫黑血便。呕血前常有恶心，便血前后可有心悸、眼前发黑、乏力、全身疲软，甚至出现晕厥。患者过去多有典型溃疡病史，近期可有服用阿司匹林等情况。如出血速度缓慢则血压、脉搏改变不明显。短期内失血量超过 800 mL，可出现休克症状。患者焦虑不安、四肢湿冷、脉搏细速、呼吸急促、血压下降。如血细胞比容在 30% 以下，出血量已超过 1 000 mL。大出血通常指的是每分钟出血量超过 1 mL 且速度较快的出血。患者可呈贫血貌、面色苍白，脉搏增快；腹部体征不明显，腹部稍胀，上腹部可有轻度压痛，肠鸣音亢进。腹痛严重的患者应注意有无伴发溃疡穿孔。大量出血早期，由于血液浓缩，血象变化不大，以后红细胞计数、血红蛋白值、血细胞比容均呈进行性下降。

（三）治疗原则

治疗原则是补充血容量防治失血性休克，尽快明确出血部位并采取有效止血措施。

1. 补充血容量　建立可靠畅通的静脉通道，快速滴注平衡盐液，作输血配型试验。同时严密观察血压、脉搏、尿量和周围循环状况，并根据失血量指导补液。失血量达全身总血量的 20% 时，应输注羟乙基淀粉、右旋糖酐或其他血浆代用品，用量在 1 000 mL 左右。出血量较大时可输注浓缩红细胞，也可输全血，并维持血细胞比容不低于 30%。输入液体中晶体与胶体之比以 3：1 为宜。监测生命体征，测定中心静脉压、尿量，维持循环功能稳定和良好呼吸、肾功能十分重要。

2. 留置鼻胃管　用生理盐水冲洗胃腔，清除血凝块，直至胃液变清，持续低负压吸引，动态观察出血情况。可经胃管注入 200 mL 含 8 mg 去甲肾上腺素的生理盐水溶液，每 4 ~ 6 h 一次。

3. 急诊纤维胃镜检查　可明确出血病灶，还可同时施行内镜下电凝、激光灼凝、注射或喷洒药物等局部止血措施。检查前必须纠正患者的低血容量状态。

4. 止血、制酸、生长抑素等药物的应用　经静脉或肌注巴曲酶；静脉给予 H_2 受体拮抗剂（西咪替丁等）或质子泵抑制剂（奥美拉唑等）；静脉应用生长抑素（善宁、施他宁等）。

5. 急症手术止血　多数胃十二指肠溃疡大出血，可经非手术治疗止血，约 10% 的患者需急症手术止血。手术指征为：①出血速度快，短期内发生休克，或较短时间内（6 ~ 8 h）需要输入较大量血液（大于 800 mL）方能维持血压和血细胞比容者；②年龄在 60 岁以上伴动脉硬化症者自行止血机会较小，对再出血耐受性差，应及早手术；③近期发生过类似的大出血或合并穿孔或幽门梗阻；④正在进行药物治疗的胃十二指肠溃疡患者发生大出血，表明溃疡侵蚀性大，非手术治疗难以止血；⑤纤维胃镜检查发现动脉搏动性出血，或溃疡底部血管显露再出血危险很大。急诊手术应争取在出血 48 h 内进行，反复止血无效，拖延时间越长危险越大。胃溃疡比十二指肠溃疡再出血机率大 3 倍，应争取及早手术。

四、胃及十二指肠溃疡瘢痕性幽门梗阻

胃、十二指肠溃疡患者因幽门管、幽门溃疡或十二指肠球部溃疡反复发作形成瘢痕狭窄，合并幽门痉挛水肿可以造成幽门梗阻（ pyloric obstruction ）。

（一）病因和病理

溃疡引起幽门梗阻的机制有痉挛、炎症水肿和瘢痕三种，前两种情况是暂时的、可逆性的，在炎症消退、痉挛缓解后幽门恢复通畅。瘢痕造成的梗阻是永久性的，需要手术方能解除。瘢痕性幽门梗阻是由于溃疡愈合过程中瘢痕收缩所致，最初是部分性梗阻，由于同时存在痉挛或是水肿使部分性梗阻渐趋完全性。初期，为克服幽门狭窄，胃蠕动增强，胃壁肌层肥厚，胃轻度扩大。后期，胃代偿功能减退，失去张力，胃高度扩大，蠕动消失。胃内容物滞留，使胃泌素分泌增加，使胃酸分泌亢进，胃黏膜呈糜烂、充血、水肿和溃疡。由于胃内容物不能进入十二指肠，因吸收不良患者有贫血、营养障碍；呕吐引起的水电解质丢失，导致脱水、低钾低氯性碱中毒。

（二）临床表现

腹痛与反复呕吐是幽门梗阻的主要表现。早期，患者有上腹部膨胀不适、阵发性胃收缩痛，伴有嗳气、恶心与呕吐。呕吐多在下午或夜间发生，量大者一次可达 1 000 ~ 2 000 mL，呕吐物含大量宿食有腐败酸臭味，但不含胆汁。呕吐后自觉胃部饱胀改善，故患者常自行诱发呕吐以减轻症状。患者常有少尿、便秘、贫血等慢性消耗表现。体检时，患者营养不良性消瘦、皮肤干燥、弹性消失、上腹部隆起可见胃型和蠕动波，上腹部可闻及振水声。

（三）治疗原则

怀疑幽门梗阻患者可先行盐水负荷试验，空腹情况下置胃管，注入生理盐水 700 mL，30 min 后经胃管回吸，回收液体超过 350 mL 提示幽门梗阻。经过一周包括胃肠减压、全肠外营养以及静脉给予制酸药物的治疗后，重复盐水负荷试验。如幽门痉挛水肿明显改善，可以继续保守治疗；如无改善则应考虑手术。瘢痕性梗阻是外科手术治疗的绝对适应证。术前需要充分准备，包括禁食，留置鼻胃管以温生理盐水洗胃，直至洗出液澄清。纠正贫血与低蛋白血症，改善营养状况；维持水、电解质平衡，纠正脱水、低钾低氯性碱中毒。手术目的在于解除梗阻，消除病因。术式以胃大部切除为主，也可行迷走神经干阻断术加胃窦部切除术。如老年患者、全身情况极差或合并其他严重内科疾病者可行胃空肠吻合加迷走神经切断术治疗。

五、护理

（一）护理评估

1. 术前评估　如下所述。

（1）健康史：了解患者的年龄、性别、职业及饮食习惯等；了解患者发病过程、治疗及用药情况，特别是非甾体类抗炎药加阿司匹林、吲哚美辛，以及肾上腺皮质激素、胆汁酸盐等。了解患者既往是否有溃疡病史及胃手术病史等。

（2）身体状况：了解患者是否有上消化道症状；评估患者腹痛的性质、程度、是否周期性发作；是否有呕血、黑便等症状；是否有腹部刺激征、程度及范围。患者的生命体征是否平稳、有无感染或休克的表现。便血前后是否有心悸、头晕、目眩甚至晕厥。患者是否有恶心、呕吐及发生的时间，了解呕吐物的性质。患者是否有水、电解质失衡及营养不良。

（3）心理－社会状况：了解患者对疾病的态度；情绪是否稳定；对疾病、检查、治疗及护理是否配合；对医院环境是否适应；对手术是否接受及接受程度；是否了解康复知识及掌握程度。了解患者家属及亲友的心理状态；家庭经济承受能力等。

2. 术后评估　如下所述。

（1）了解患者麻醉方式，手术方法，术中出血量、补液量及性质，放置引流管位置、数量、目的，麻醉及手术经过是否顺利。

（2）了解生命体征、切口、胃肠减压及引流情况；肠蠕动恢复及进食情况；是否发生并发症。

（3）了解患者术后各种不适的心理反应。患者和家属是否配合术后治疗、护理、饮食、活动及相关的康复知识的掌握情况。

（二）护理问题

1. 恐惧、焦虑　与疾病知识缺乏、环境改变及担心手术有关。

2. 疼痛　与胃十二指肠黏膜受侵蚀或胃肠内容物对腹膜的刺激及手术创伤有关。

3. 营养失调：低于机体需要量　与摄入不足及消耗增加有关。

4. 有体液不足的危险　与禁食、穿孔后大量腹腔渗出液、幽门梗阻患者呕吐而致水、电解质丢失等有关。

5. 潜在并发症　出血、感染、吻合口破裂或瘘、术后梗阻、倾倒综合征等。

（三）护理目标

（1）患者恐惧（焦虑）减轻或缓解。

（2）疼痛减轻或缓解。

（3）营养状况得到改善。

（4）体液维持平衡。

（5）并发症得到预防、及时发现与处理。

（四）护理措施

1. 术前护理　如下所述。

（1）一般护理：急症患者立即禁食、禁饮；择期手术患者给予高蛋白、高热量、富含维生素、易消化、无刺激的食物；穿孔患者取半卧位；休克患者取休克体位。

（2）病情观察：密切监测生命体征、腹痛、腹膜刺激征及肠鸣音等变化。若患者有休克症状，根据医嘱及时补充液体和应用抗生素，维持水、电解质平衡和抗感染治疗；做好急症手术前的准备工作。

（3）用药护理：严格遵医嘱使用解痉及抗酸的药物，减少胃酸分泌，并观察药物疗效，防止并发症的发生。

（4）溃疡大出血患者的护理：严密观察呕血、便血情况，并判断记录出血量；监测生命体征变化，观察有无口渴、四肢发冷、尿少等循环血量不足的表现；患者应取平卧位；禁食、禁饮；若患者过度紧张，应给予镇静剂；遵医嘱，及时输血，补液、应用止血药物，以纠正贫血和休克；同时，做好急症手术前的准备工作。

（5）幽门梗阻患者的护理：完全性梗阻患者禁食、禁饮，不完全性梗阻者，给予无渣半流质，以减少胃内容物潴留。遵医嘱输血补液，改善营养状况，纠正低氯、低钾性碱中毒。做好术前准备，术前3 d，每晚用300 ~ 500 mL温生理盐水洗胃，以减轻胃壁水肿和炎症，以利于术后吻合口愈合。

（6）对拟行迷走神经切除术患者的护理：术前测定患者的胃酸，包括夜间12 h分泌量、最大分泌量及胰岛素试验分泌量，以供选择手术方法参考。

（7）术前准备：包括皮肤准备、药物敏感试验、术前插胃管、尿管等。

（8）心理护理：及时安慰患者，缓解紧张、恐惧情绪，解释相关的疾病和手术的知识。

2. 术后护理　如下所述。

（1）患者术后取平卧位：严密监测生命体征，血压平稳后取低半卧位。卧床期间，协助患者翻身。若患者病情允许，鼓励患者早期活动，活动量因人而异。对年老体弱或病情较重者，活动量适当减少。

（2）术后禁食：待肠功能恢复拔除胃管当日进食。注意维持水、电解质平衡；及时应用抗生素；准确记录24 h出入水量，以便保证合理补液；若患者营养状况差或贫血，应补充血浆或全血，以利于吻合口和切口的愈合。

（3）饮食饮水方法：患者拔除胃管当日可饮少量水或米汤，第2 d进半量流质饮食，若患者无腹痛、腹胀等不适，第3 d进全量流质，第4 d可进半流质饮食，以稀饭为好，第10 ~ 14 d可进软食。少进食牛奶、豆类等产气食物，忌生、冷、硬及刺激性食物。进食应少量多餐，循序渐进，每日5 ~ 6餐，逐渐减少进餐次数并增加每次进餐量，逐渐过渡为正常饮食。拔除胃管当日可少量饮水，每次4 ~ 5汤勺，每1 ~ 2 h一次。

（4）妥善固定胃肠减压管和引流管，保持通畅，尤其是胃管应保持负压状态。观察并记录胃管和引流管引流液体的颜色、性质和量。

（5）安全管理加强风险评估，根据需要给予保护措施及警示标识。

（6）并发症的观察和护理

①吻合口出血常在术后24 h内发生，可从胃管不断吸出新鲜血液，患者有脉搏增快、血压下降等低血容量的表现。应立即报告医生，加快输液。遵医嘱应用止血药物和输新鲜血。通过非手术治疗止血效果不佳或出血量大于500 mL/h，应行手术止血。

②十二指肠残端破裂多发生于术后3 ~ 6 d，是毕罗Ⅱ式胃切除术后早期最严重的并发症。原因一是患者术前营养不良未有效纠正；二是术中处理不当；三是术后胃管引流不畅。患者表现为突发上腹部剧痛，发热、腹膜刺激征及白细胞计数增加，腹腔穿刺可有胆汁样液体。一旦诊断，应立即手术治疗。并加强营养支持，局部引流。

③吻合口破裂或瘘多发生于术后5 ~ 7 d。贫血、水肿、低蛋白血症的患者更易发生。如患者出现高热、脉速、腹痛及弥漫性腹膜炎的表现，应及时通知医生。

④胃排空障碍胃切除术后，患者出现上腹持续性饱胀、钝痛、伴呕吐含有食物和胆汁的胃液。X线上消化道造影检查显示：残胃扩张，无张力，蠕动波少而弱，胃肠吻合口通过欠佳。

多数患者经保守治疗而好转，包括禁食、胃肠减压，肠外营养，纠正低蛋白，维持水、电解质和酸碱平衡，应用促胃动力药物等。若患者经保守治疗，症状不改善，应考虑可能合并机械性梗阻。

⑤术后梗阻主要原因有吻合口缝合组织内翻过多、肠系膜间隙处理不当、局部粘连和水肿所致。根据梗阻部位分吻合口梗阻、输入襻梗阻和输出襻梗阻，后两者见于毕罗Ⅱ式胃切除术后。

a. 输入襻梗阻：完全梗阻，表现上腹部剧烈疼痛、频繁呕吐伴上腹部压痛，呕吐物量少，多不含胆汁，上腹部有时可扪及包块。急性完全性输入襻梗阻属于闭襻性肠梗阻易发生肠绞窄，病情不缓解者应行手术解除梗阻。慢性不完全性输入襻梗阻，也称“输入襻综合征”，表现为餐后半小时左右上腹胀痛或绞痛，伴大量呕吐，呕吐物为胆汁，几乎不含食物，呕吐后症状缓解消失。不完全性输入襻梗阻应采取保守治疗，包括：禁食、胃肠减压、营养支持等方法。若无缓解，可行手术治疗。

b. 输出襻梗阻：进食后患者上腹部饱胀、呕吐含胆汁的胃内容物。若保守治疗无效，应行手术治疗。

c. 吻合口梗阻：吻合口过小或吻合口的胃壁或肠壁内翻太多，或因术后吻合口炎症水肿出现暂时性梗阻。若非手术治疗无效，应行手术解除梗阻。

⑥倾倒综合征：根据症状出现的早晚分两种类型。

a. 早期倾倒综合征：多于进食后 30 min 内，患者出现心悸、心动过速、出汗、无力、面色苍白等表现，伴有恶心、呕吐、腹部绞痛、腹泻等消化道症状。多数患者经调整饮食后，症状能减轻或消失。处理方法：少量多餐，避免过甜、过咸、过浓流质食物，宜进食低碳水化合物、高蛋白饮食。进餐时限制饮水。进餐后平卧 10 ~ 20 min。饮食调整后症状不缓解，应用生长抑素治疗。手术治疗应慎重。

b. 晚期倾倒综合征：又称低血糖综合征。患者表现为餐后 2 ~ 4 h 出现头晕、心慌、无力、出冷汗、脉细弱甚至晕厥，也可导致虚脱。处理方法：饮食调整、食物中加入果胶延缓碳水化合物吸收等措施，症状即可缓解。症状严重者，可应用生长抑素奥曲肽 0.1 mg 皮下注射，每日 3 次，能改善症状。

⑦碱性反流性胃炎患者表现为上腹或胸骨后烧灼痛、呕吐胆汁样液体及体重减轻。抑酸剂治疗无效，较顽固。一般应用胃黏膜保护剂、胃动力药及胆汁酸结合药物。症状严重者，应考虑手术治疗。

⑧溃疡复发患者再次出现溃疡病症状、腹痛、出血等症状。可采取保守治疗，无效者可再次手术。

⑨营养性并发症：患者表现为体重减轻、营养不良、贫血等症状。患者应调节饮食，给予高蛋白、低脂饮食，补充铁剂和丰富的维生素。饮食调整结合药物治疗，营养状况可改善。

⑩残胃癌：胃十二指肠溃疡患者行胃大部切除术后 5 年以上，残留胃发生的原发癌，好发于术后 20 ~ 25 年。患者表现为上腹部疼痛不适、进食后饱胀、消瘦、贫血等症状，纤维胃镜可明确诊断。

（五）护理评价

（1）恐惧（焦虑）是否减轻或缓解，情绪是否稳定。

（2）疼痛是否减轻或缓解，睡眠状况是否改善。

（3）营养状况是否改善，体重是否稳定或增加，低蛋白血症及贫血是否得到纠正。

（4）水、电解质是否维持平衡，生命体征是否平稳，皮肤弹性是否良好。

（5）术后并发症是否得到预防，是否及时发现和处理并发症。

（六）健康指导

（1）告诉患者术后一年内胃容量受限，饮食应定时，定量，少量多餐，营养丰富，逐步过渡为正常饮食。少食腌、熏制食品，避免进食过冷、过硬、过烫、过辣及油煎炸的食物。

（2）告知患者注意休息、避免过劳，保持乐观的情绪，同时劝告患者放弃喝酒、吸烟等对身体有危害性的不良习惯。

（3）遵医嘱指导患者服用药物时间、方法、剂量及药物不良反应等。避免服用对胃黏膜有损害性的药物，如阿司匹林、吲哚美辛、皮质类固醇等药物。

（4）告知患者及家属有关手术后期可能出现的并发症，如有不适及时就诊。

第八章

骨科疾病的护理

第一节　骨质疏松症的护理

骨质疏松症（osteoporosis，OP）是一种以骨量降低和骨组织微结构破坏为特征，导致骨脆性增加和易于骨折的代谢性疾病。本病各年龄段均可发病，但常见于老年人，尤其是绝经后女性，其发病居所有代谢性骨病的首位。

一、病因与发病机制

正常成熟骨的代谢主要以骨重建（bone remodeling）形式进行。凡使骨吸收增加和（或）骨形成减少的因素都会导致骨丢失和骨质量下降，脆性增加，直至发生骨折。

1. 骨吸收及其影响因素

（1）妊娠和哺乳：妊娠和哺乳期间，饮食含钙量不足，易导致母体骨质疏松。

（2）性激素缺乏：雌激素缺乏使破骨细胞功能增强，骨丢失加速，这是绝经后骨质疏松症的主要病因。而雄激素缺乏在老年性 OP 的发病率中起重要作用。

（3）活性维生素 D 缺乏和甲状旁腺激素（PTH）升高：由于高龄和肾功能减退等原因致肠钙吸收和 1，25（OH）$_2D_3$ 生成减少，PTH 呈代偿性分泌增多，加强了破骨细胞介导的骨吸收过程。

（4）细胞因子表达紊乱：骨组织的 IL-1、IL-6 和 TNF 升高，导致破骨细胞活性增强和骨吸收增加。

2. 骨形成及其影响因素

（1）遗传因素：青春发育期是人体骨量增加最快的时期，约在 30 岁达到峰值骨量（PBM）。遗传因素决定了 70% ~ 80% 的 PBM。

（2）钙摄入量：钙是骨质中最基本的矿物质成分，当钙摄入量不足时，可造成峰值骨量下降。

（3）生活方式和生活环境：活动过少或过度运动均容易发生骨质疏松症。高龄、吸烟、酗酒、长期卧床、长期服用糖皮质激素、光照减少、钙和维生素 D 摄入不足等均为骨质疏松症的易发因素。

（4）骨重建功能衰退：可能是老年性 OP 的重要发病原因，成骨细胞的功能与活性缺陷导致骨形成不足和骨丢失量增多。

二、临床表现

1. 骨痛和肌无力　轻者无症状，较重者常诉腰背部疼痛、乏力或全身骨痛。骨痛通常为弥漫性，无固定部位，检查不能发现压痛区（点）。常于劳累或活动后加重，负重能力下降或不能负重。

2. 骨折　是骨质疏松症最常见和最严重的并发症，常因轻微活动、创伤、弯腰、负重、挤压或跌倒后发生骨折。多发部位为脊柱、髋部和前臂。椎体骨折多见于绝经后骨质疏松，可引起驼背和身高变矮。

3. 并发症　驼背和胸廓畸形者常伴胸闷、气短、呼吸困难，甚至发绀等表现。髋部骨折者常因感染、心血管病或慢性衰竭而死亡；幸存者生活自理能力下降或丧失，需长期卧床，从而加重骨丢失，使骨折极难愈合。

三、辅助检查

1. 骨量的测定　包括单光子吸收测定法、双能 X 线吸收测定法、定量 CT 和超声检查。

2. 骨转换的生化测定

（1）与骨吸收有关的生化指标：空腹尿钙或 24 h 尿钙排量测定是反映骨吸收状态最简易的方法。

（2）与骨形成有关的生化指标：包括血清碱性磷酸酶、血清 I 型前胶原羧基前肽和血骨钙素。

3. 骨形态计算和微损伤分析　主要用于探讨 OP 的早期形态与功能变化。

4. X 线检查　操作简单，较易普及。

四、治疗要点

1. 一般治疗

（1）适当运动：适当的运动对预防跌倒、减少骨折的发生有好处，运动的类型、方式和量应根据患者的具体情况而定。

（2）合理膳食：补给足够的蛋白质有助于 OP 的治疗，多进富含异黄酮类食物，如大豆等。少饮酒、咖啡和浓茶，不吸烟。

（3）补充钙剂和维生素 D：不论何种 OP 均应补充适量钙剂，使每日元素钙的总摄入量达 800 ～ 1 200 mg。除增加饮食钙含量外，可补充碳酸钙、葡萄糖酸钙、枸橼酸钙等制剂，同时补充维生素 D 400 ～ 600IU/d。

2. 特殊治疗

（1）性激素补充疗法：雌激素是女性绝经后骨质疏松症的首选用药。雄激素则可用于男性老年患者。

（2）应用抑制骨吸收药物：二磷酸盐能抑制破骨细胞生成和骨吸收，增加骨密度，缓解骨痛。常用制剂有依替膦酸二钠、帕米膦酸钠和阿伦膦酸钠。

（3）介入治疗：又称椎体成形术，是一种脊柱微创手术。适用于有疼痛症状的新鲜或陈旧性骨质疏松性椎体压缩性骨折。

3. 对症治疗　有疼痛者可给予适量非甾体镇痛药，如阿司匹林或吲哚美辛；发生骨折或遇顽固性疼痛时，可应用降钙素制剂。骨畸形者应局部固定或采用其他矫形措施以防止畸形加剧。骨折者应给予牵引、固定、复位或手术治疗，同时应尽早辅以物理康复治疗。

五、护理措施

1. 饮食护理

（1）指导患者摄入充足的富含钙食物，如牛奶、小鱼和海带。蛋白质的摄入也应保证，但动物蛋白不宜过多，可多摄入植物蛋白，如豆制品。

（2）应增加富含维生素 D、维生素 A、维生素 C 及含铁的食物，以利于钙的吸收。

（3）戒烟酒，少饮碳酸饮料，少吃糖及食盐。

2. 疼痛的护理

（1）休息：使用硬板床，卧床休息数天到 1 周，可缓解疼痛。

（2）对症护理：①使用骨科辅助物，必要时使用背架、紧身衣等，以限制脊柱的活动度和给予脊柱支持，从而减轻疼痛。②物理疗法：对疼痛部位给予湿热敷，可促进血液循环，减轻肌肉痉挛，缓解疼痛。给予局部肌肉按摩，以减少因肌肉僵直所引发的疼痛。也可用各种物理治疗仪达到消炎和镇痛效果。

（3）用药护理：正确评估疼痛程度，遵医嘱用药，并观察药物的效果和不良反应。

3. 用药护理

（1）服用钙剂时要增加饮水量，以增加尿量，减少泌尿系结石形成的机会。空腹服用效果最好，服用维生素 D 时，不可同时进食绿叶蔬菜，以免形成钙螯合物而减少钙的吸收。

（2）性激素必须在医师的指导下使用，剂量要准确，并要与钙剂、维生素 D 同时服用。服用雌激素应定期进行妇科检查和乳腺检查，阴道反复出血应减少用量，甚至停药。服用雄激素应定期监测肝功能。

（3）服用二磷酸盐时，应晨起空腹服用，同时饮清水 200 ~ 300 mL，服药后至少半小时内不能进食或喝饮料，也不能平卧，应采取立位或坐位，以减轻对食管的刺激。同时，应嘱患者不要咀嚼或吮吸药片，以防发生口咽部溃疡。如果出现下咽困难、吞咽痛或胸骨后疼痛，警惕可能发生了食管炎、食管溃疡和食管糜烂情况，应立即停止用药。

（4）服用降钙素应注意观察不良反应，如食欲缺乏、恶心、颜面潮红等。

（5）镇痛药物如吲哚美辛、阿司匹林等应餐后服用，以减轻胃肠道反应。

4. 预防跌倒的护理

（1）保证住院环境安全：如走廊、厕所有扶手，病房和浴室地面干燥，灯光明暗适宜，过道避免有障碍物等。

（2）生活护理：指导患者维持良好姿势，且在改变体位时动作应缓慢，必要时建议患者使用手杖或助行器，以增加其活动时的稳定性；将日常用物放于患者随手可及处；鞋子大小适中，衣服穿着合适，有利于活动。

（3）加强巡视，防止意外发生。

（4）对使用利尿剂和镇静药的患者，应密切观察，防止其因频繁如厕或精神恍惚而发生意外。

5. 心理护理　骨质疏松患者由于疼痛及害怕骨折，常不敢运动而影响日常生活；当发生骨折时，需限制活动，不仅患者本身需要角色适应，其家属亦要面对此情境。因此，护士要协助患者及家属适应其角色，尽量避免对患者康复治疗不利心理因素的出现。

6. 健康指导

（1）用药指导：嘱患者按时服用各种药物，学会自我监测药物不良反应。

（2）预防跌倒：加强预防跌倒的宣传教育和保护措施，如家庭、公共场所防滑、防绊、防碰撞措施。

（3）疾病预防：指导青少年合理的生活方式和饮食习惯，其中运动、充足的钙摄入较为可行有效。成年后的预防主要是尽量延缓骨丢失的速度和程度，除一般运动、生活指导外，绝经后骨质疏松患者应早期补充雌激素或雄、孕激素合剂。

（4）适当运动：运动要循序渐进、持之以恒、因人而异。指导患者进行步行、游泳、慢跑、骑自行车等运动，应避免剧烈、有危险的运动。老年人规律的户外活动有助于全身肌肉和关节运动的协调性和平衡性，对预防跌倒、减少骨折的发生很有好处。

第二节　骨软化症和佝偻病的护理

一、疾病概述

骨软化症和佝偻病是新形成的骨基质不能以正常的方式进行矿化的一种代谢性骨病。骨软化症指在骨骺已经闭合的成人身上发生骨质矿化障碍；佝偻病发生在婴幼儿童身上，其长骨骨骺未闭合，骨骺软骨及骨的矿化都有缺陷，以骨骺软骨矿化缺陷为主，造成干骺端增宽，影响身高增长。

主要病理改变涉及骨、软骨和甲状旁腺。佝偻病的主要病理改变是骨骺矿化不良，骺板软骨不能矿化，骺板加宽，软骨细胞排列紊乱，正常结构消失。骨软化症的主要病理改变是类骨质增多、类骨质增加，矿化不规则。另外，由于存在继发性甲状旁腺功能亢进，可伴有纤维性骨炎、甲状旁腺组织增生。

二、护理评估

（一）健康评估

1. 维生素 D 内分泌系统的紊乱　主要见于维生素 D 缺乏、维生素 D 吸收不良、肾病综合征和维生素 D 代谢障碍。

2. 磷稳定性的异常　可由于肠道吸收磷减少、肾小管回吸收磷障碍等引起。

3. 酸中毒　见于肾小管酸性中毒、范科尼综合征。

4. 钙缺乏　由于饮食摄入钙质不足、钙需要量增加、肠道吸收钙不良、饮食中植酸过多妨碍磷酸和钙的吸收等导致。

5. 原发性骨基质病变　较罕见。

6. 矿化的抑制剂的使用　如二磷酸盐制剂等。

护士在评估时应重点在患者年龄、性别、既往健康状况，营养状况尤其是维生素 D 和钙剂的摄入是否充足，有无肾病和胃肠道疾病病史、家族史等。

（二）临床症状及评估

1. 佝偻病的临床表现　主要是骨骼疼痛、畸形、骨折、骨骺增大和生长缓慢。临床表现和病因关系密切，如磷稳定性异常者常有低磷血症，肌肉无力常为突出的症状；低钙血症明显常有手足抽搐；维生素 D 依赖性佝偻病常有秃发。

在生长发育的不同时期，佝偻病所累及的部位与发病年龄有关，如出生时头颅生长甚快，颅骨软化，前后囟门闭合晚，有乒乓球感，呈方颅。生后第一年上肢和肋骨生长快速，所以在这些部位的异常表现显著，呈现串珠肋、亨利腕似手镯，尺侧大。4 岁以后易形成永久性骨骼畸形，如个矮、“O”形腿或“X”形腿和弓形腿等。

佝偻病发生于 6 个月至 2 岁的婴幼儿童时，常有多汗、睡眠不安、激动、肌张力减低、腹大胀气、便秘、头发稀少、枕突等。病儿出牙、坐、爬、立和走路的年龄均延迟，严重者不能站立。另外还可有漏斗胸和鸡胸等体征。

2. 骨软化症的骨骼表现　早期症状可不明显。疼痛一般开始于负重部位，在几个月到几年内病情逐渐加重。严重时卧床不起，甚至不能翻身，大腿的内收肌痉挛，轻微扭伤或撞击或跌倒可发生病理性骨折。身高逐渐缩短，可达 10 余厘米。

3. 神经肌肉系统症状　婴幼儿佝偻病可出现全身惊厥或喉痉挛，严重者窒息死亡。成人表现为隐性或显性手足抽搐，发作时呈助产士手。

（三）辅助检查及评估

1. 血清钙、磷和碱性磷酸酶　血清钙和磷常正常或较低，血碱性磷酸酶增高。

2. 尿钙、磷钙　排量减少，尿磷与饮食进磷量密切有关。

3. 血清 25- 羟维生素 D 浓度　疾病早期可见降低。

4. 血甲状旁腺素浓度　大多升高，由于低血钙刺激甲状旁腺所致，血甲状旁腺素与血钙呈负相关。

5. 骨 X 线检查　骨密度普遍减低，骨小梁影像模糊。儿童腕关节干骺增宽，似杯状，边缘不清，毛刷样。成人有诊断意义的 X 线表现为假骨折。

（四）心理 – 社会评估

患者对疾病的反应包括对疾病的认识程度、应对方式、情绪、心理状况、对外形改变有无自卑、家庭经济情况等。

三、护理问题

1. 疼痛　与疾病导致骨质改变引起有关。

2. 活动无耐力　与疾病导致骨痛、无力等有关。

3. 营养失调——低于机体需要量　与疾病所致的维生素 D 和钙、磷代谢障碍有关。

4. 生活自理能力缺陷　与活动障碍或长期卧床有关。

5. 知识缺乏　与未接受过相关知识教育有关。

6. 自我形象紊乱　与疾病所致外形改变有关。

7. 有受伤的危险　与患者骨质疏松易导致病理性骨折有关。

四、护理目标

（1）住院期间患者能够在医护人员的治疗护理下主诉疼痛缓解，能够使用有效手段进行自我缓解疼痛。

（2）患者住院期间活动能力主诉能够有所恢复，无力症状明显好转。

（3）患者住院期间能够合理安排饮食，制定饮食计划。

（4）患者住院期间主诉生理生活需要能够得到满足。

（5）患者住院期间在护士的健康教育下，复述出有关疾病知识，并表示理解。

（6）患者住院期间能够在医护人员的帮助下能够表示出接受外形的改变，正视疾病，积极配合治疗护理，安排好自己的生活和工作。

（7）患者住院期间不发生骨折、外伤。

五、护理措施

（一）疼痛的护理

对于主诉疼痛的患者，评估患者的疼痛程度、性质、诱发因素、部位等，协助患者除去诱发因素，提供硬板床，防止疼痛诱发病理性骨折。为患者提供舒适的休息环境，操作尽量集中，动作轻柔，避免引起患者疼痛。教会患者自我缓解疼痛的方法，如调整呼吸、转移注意力、采用舒适体位等。可遵医嘱给予药物止痛，注意观察用药后的效果和药物的不良反应。

（二）活动与安全

评估患者活动能力，影响活动的因素，鼓励患者卧床休息。根据患者或病情需要协助日常生活活动，以减少能量需求。尽量为患者提供方便，将患者安排在靠近洗手间的房间，将生活用品摆放在患者容易取用的地方。为患者提供安全的环境，对于易跌倒的患者应多予观察，嘱其尽量减少下床活动，将呼叫器放于患者易拿到的地方，对于可自己行动的患者，教育其注意自我安全的防护，可使用助行器防止跌倒或外伤。

（三）饮食护理

根据患者身高、体重和化验结果评估患者营养状况。对于骨质疏松的患者，指导患者通过饮食补充钙质，除服用药物外还应进食富含钙质的食物，如牛奶、海产品、芝麻酱、坚果类食物等，另外还需多进行户外活动，保证充足的日光照射。鼓励患者在能力范围内适当活动，促进骨密度的增加，注意安全的防护。

（四）健康宣教

评估患者的知识水平、对疾病的认识程度，根据患者的具体情况和对知识的需求，制定健康教育计划，语言尽量通俗易懂，患者可复述出大部分内容，并表示理解。

（五）心理护理

观察患者心理反应，多与患者沟通，鼓励患者表达对疾病和治疗、进展和预后的想法，给予解释和帮助患者接受，协助患者制定合理的生活计划，增加患者治疗疾病的信心。

（六）治疗的护理

不同病因导致的骨软化症和佝偻病的治疗不同。护士应遵医嘱用药，并观察用药后患者反应。

1. 维生素 D 作用缺乏性佝偻病和骨软化症　应积极处理肠道等原发病，治疗最好肌内注射维生素 D 制剂。服抗癫痫药所致者，应把癫痫药减少至最少种类和最小量。

2. 维生素 D 依赖性佝偻病　用生理剂量或稍高于生理剂量的维生素 D_3 治疗有效，需终身服药。

3. 肾性骨营养不良　积极治疗原发性肾病，同时也需补充钙质、维生素 D。

4. 肿瘤引起的低血磷抗维生素 D 佝偻病或骨软化症　手术治疗肿瘤等原发病。

5. 肾小管性酸中毒　长期口服枸橼酸合剂纠正酸中毒。补充枸橼酸钾纠正低钾血症，当有佝偻病或骨软化症时服维生素 D_2、骨化三醇，同时口服钙剂。当骨骼病变修复时，补充维生素 D 制剂和钙剂。同时应治疗原发病。

6. 范科尼综合征　补充中性磷酸盐溶液、维生素 D 和钙剂。如有酸中毒宜服枸橼酸合剂或碳酸氢钠。继发性者应针对病因进行治疗。

（七）健康教育

（1）向患者讲述疾病有关知识，使患者了解疾病基本知识。

（2）指导患者合理饮食，适当补钙。

（3）指导患者进行适当的活动，进行自我保护，防止发生病理性骨折。

第三节　颈椎病的护理

一、概述

颈椎病是由于颈椎间盘退变，颈椎骨质增生或颈椎正常生理曲线改变后刺激或压迫颈神经根、颈部脊髓、椎动脉、交感神经而引起的一组临床综合征。颈椎病多发生于中老年人，颈 5 ～ 6 发病者约占 70%，其次为颈 6 ～ 7，颈 4 ～ 5 及颈 7 胸 1。

二、病因和发病机制

颈椎病发病主要与以下因素有关。

（一）颈椎间盘退行性变

颈椎间盘退行性变是颈椎病的发生和发展中最基本的原因。随着年龄的增长，颈部椎间盘中髓核的含水量减少，纤维环纤维增粗、玻璃样变性，甚至出现断裂、失去弹性，从而使椎间盘厚度减少、使椎间隙狭窄。

（二）慢性劳损

所谓慢性劳损是指超过正常生理活动范围的最大限度的活动，此种劳损是造成颈椎关节退变的主要因素之一。

1. 工作姿势不当　大量资料表明，处于坐位，尤其是长期从事低头工作者，如秘书、打字员、刺绣女工、会计、外科医师、电子元件及钟表修理工等，虽然工作量不大，但颈椎病发病率很高。其原因是长期低头造成颈后肌肉韧带组织的劳损，而且在屈颈状态下，椎间盘内压大大高于正常体位。

2. 枕头与睡眠姿势的影响　枕头的高度不当或垫的部位不妥，会导致颈椎内、外平衡的失调。不良的睡眠姿势，由于持续时间长会造成椎旁肌肉、韧带及关节的失调而波及椎管内组织，加速退变进程。

3. 不适当的体育锻炼　正常的体育锻炼有助于健康，但超过颈部耐受量的活动或运动，可加重颈椎负荷。尤其在缺乏正确指导下进行运动，一旦造成外伤，后果更加严重。

4. 反复落枕　由于风寒、劳累、枕头及睡眠姿势不当等造成反复落枕者发生颈椎病的机会较多。有人把反复落枕看作是颈椎病的先兆。

（三）头颈部外伤

在脊椎退变、失稳的基础上，头颈部的外伤更易诱发颈椎病的发生和复发。有资料表明，颈椎病患者中约有半数与外伤有直接关系。

1. 交通意外　除造成骨折脱位外，突然刹车可导致颈椎损伤。

2. 运动性损伤　常见于运动员在竞技前未做好充分的准备活动时。

3. 工作与生活中的意外　如突然使颈部过度前屈、后伸或侧弯等。

4. 其他意外　如不得法的推拿按摩、牵引等。

（四）风寒因素

中医认为“寒主凝滞”“寒主收引”，即风寒侵犯颈部肌肉，不但使得局部肌肉痉挛，血流凝滞，而且可以导致颈椎内外平衡失调，加重颈椎的失稳状态，特别是在单侧颈肌痉挛时，颈椎两侧肌肉、韧带张力不等，后关节受压不均，更易促进病变发作。

（五）咽喉部炎症

咽部及颈部的急、慢性感染，容易诱发颈椎病症状或使原有病情加重。这是由于该处的炎症改变可直接刺激邻近肌肉、韧带，或通过丰富的淋巴系统使炎症在局部扩散，以致造成该处肌张力低下，韧带松弛和椎节内外平衡失调，破坏了椎体间的稳定性。

（六）发育性椎管狭窄

许多临床资料表明，颈椎管内径与颈椎病发生有直接关系。椎管狭小者，当受外伤甚至轻伤时也易发病。

（七）精神因素

临床实践中发现情绪不好往往使颈椎病加重，而颈椎病加重或发作时，患者的情绪往往更不好，很容易激动和发脾气，从而使颈椎病的症状更为严重。

三、病理

颈椎病的主要病理改变如下。

（一）椎间盘变性

产生颈椎病的最初病理变化是颈椎间盘变性，主要表现为：①髓核的含水量减少，纤维网和黏液样基质逐渐为纤维组织和软骨细胞所代替，最后成为一个纤维软骨性实体而导致椎间盘变窄。②纤维环的纤维肿胀、变粗，继而发生玻璃样变性，甚至破裂。由于纤维环变性以后弹性减少，受肌肉上下牵拉，头颅重力等因素的影响而向周围膨出致使椎间隙变窄。③终板变性，逐渐变薄，甚至为髓核所侵蚀而发生缺损，从而导致纤维环失去附着点而变弱。

（二）椎体骨刺形成

由于椎间盘变性，可使纤维环、髓核突向韧带下方而引起韧带连同骨膜与椎骨间分离，形成韧带一椎间盘间隙，多同时伴有局部微血管撕裂与出血形成间隙血肿，随着血肿机化和钙盐沉积，最后形成突向椎管或椎体前缘的骨刺。

（三）关节突及其他附件的改变

椎间盘变性，可导致其耐压力和牵拉力降低，因而出现椎间隙变窄，关节突关节（小关节）错位或重叠，椎间孔上下径、前后径变窄，相邻椎体间稳定性减少等改变。

四、护理评估

（一）健康史

护士应询问患者的职业和工作体位。询问患者何时出现第一不适症状，是突然开始还是渐进发展，当时有无受到外伤、外力的重击或其他意外事件发生。让患者描述症状的程度及性质，如疼痛是尖锐痛还是钝痛，是否有放射性疼痛，哪些因素会使症状加重，使用过哪些方法来缓解症状，是否使用药物，休息或活动后是否会缓解症状等。

（二）临床表现

颈椎病的临床表现依病变部位、受压组织以及压迫轻重的不同而有所不同。其症状有的可以自行减轻或缓解，亦可反复发作。个别病例症状顽固，严重影响患者的生活及工作，根据临床表现颈椎病分为颈型、神经根型、脊髓型、椎动脉型、交感神经型。

1. 颈型　是指局部型颈椎病，患者可表现头、颈、肩、臂部的疼痛，并且有相应压痛点，但在X线片上并没有椎间隙狭窄等退行性改变；这种类型颈椎病属早期病变，它是头颈部长期处于单一姿势造成颈部肌肉、韧带和关节劳损所致；患者常感颈部易疲劳，不能长久看书和写字。晨起常感颈部发僵、发紧、活动不灵活，活动时有响声感。

2. 神经根型　此型是颈椎退变、增生，刺激或压迫了颈神经根所致，是颈椎病中最常见的一种，占颈椎病的 50% ~ 60%。此型的主要表现为头、颈、肩、臂和手部阵发性或持续性隐痛或剧痛，手指和患者的前臂可出现触电样或针刺样麻感，且当颈部活动或腹压增加时，症状加重。同时上肢感到发沉、无力、握力减退、持物坠落等现象。颈部有不同程度的僵硬、肌肉紧张、活动受限。此外，受累神经支配区皮肤可有感觉障碍、腱反射改变、肌力减弱甚至肌肉萎缩等表现。

体格检查：

（1）臂丛神经牵拉试验阳性：患者低头，检查者一手扶患者头颈部，另一手握住患者腕部，两手做相反方向推拉。此时因患者臂丛神经被牵拉，刺激已经受压神经根而出现放射性疼痛或麻木。

（2）偏头压颈试验：患者端坐，头稍偏向患侧，检查者双手在患者头上加压使椎间孔变小。如患者出现患侧肢体放射性痛或麻木即为阳性体征。

3. 脊髓型　此型是突出物压迫脊髓所致，占颈椎病的 10% ~ 15%，是比较严重的一种颈椎病。主要表现为单侧或双侧肢体麻木、酸胀、烧灼感、疼痛、无力、发僵等，严重者可出现不同程度的不全痉挛性瘫痪，如活动不便、走路不稳、卧床不起、大小便异常甚至呼吸困难。多始发生于下肢，然后发展至上肢。体格检查时可发现患者四肢肌张力增高，肌力减弱，腱反射亢进，浅反射消失，病理反射如 Hoffmann、Babinski 征等阳性。

4. 椎动脉型　这是突出物压迫了椎动脉所致，占颈椎病的 10% ~ 15%。由于椎动脉供应脑部不同部位血供，因此一旦受压出现症状十分复杂。常见的有眩晕、恶心、呕吐、头痛、耳鸣、耳聋等。症状于头后仰、低头看书或突然转头及反复左右转头时出现或加重，而当头部转离该方位时症状消失或明显好转。猝倒是此型特有的症状，往往在患者转动颈部时突然感到肢体无力而摔倒，摔倒时神志多半清醒，多能自己起来。患者还可伴有眼部症状，如眼前出现暗点、视力减退、复视甚至失明等，这主要是大脑视觉中枢缺血而引起的。

5. 交感神经型　发病率不高，只占颈椎病总数的 3% 左右。这是颈脊神经根、小关节囊上的交感神经纤维受到刺激所致。交感神经受到刺激，引起它所支配的内脏、腺体、血管的功能障碍。患者的主要症状有头昏、游走性头痛、视物模糊、听力改变、吞咽改变、心悸、胸闷、心律失常及肢体凉、皮肤温度低或手足发热、多汗等。

颈椎病除上述五种类型外，尚可同时有两种或多种类型的症状同时出现，有人将此称为“复合型”。

（三）辅助检查

1. X 线检查　颈椎侧位片可见颈椎曲度改变，如失去正常的生理性前突，甚至有时可出现反常弯曲。另外，在侧位片上还可见颈椎椎间隙变窄及椎体前后缘有骨质增生，斜位片上可见椎间孔前后径变小。

2. 磁共振（MRI）　不但可提供良好的轴位面相，而且可以矢状面纵切颈椎，清楚地看到脊髓、椎间盘以及黄韧带等的形态。

3. 脊髓造影　如果患者出现脊髓受压的症状，应当做脊髓造影。即用含碘的造影剂注射到蛛网膜下隙，以了解脊髓有无受压以及受压的节段。

4. 电子计算机断层扫描（CT）　CT 为诊断颈椎病提供了良好的依据，可以清楚地看到椎体轴面上的结构和椎间盘突出的情况。

5. 肌电图检查　可以判定有无神经根损害及损害神经根的具体节段。

（四）心理 – 社会评估

护士应评估患者的年龄、职业、既往史、婚姻状况、社会支持系统和常用的应对方式，以及由于颈椎病相关的一些症状给患者带来的种种不良情绪。由于颈椎病是个慢性病且具有一定的危险性，患者会非常焦虑，担心病情会逐渐加重甚至会发生瘫痪。一些晚期病例或者手术失败的患者容易悲观厌世，失去对生活的信心。另外颈椎病是一个慢性病，病情时发时止，时轻时重，单凭 1 ~ 2 次治疗不能完全治愈，因此很多患者出现烦躁情绪，总希望能得到“灵丹妙药”，能即刻治好。

五、护理诊断及医护合作性问题

1. 疼痛　与椎间盘突出刺激邻近组织的神经纤维有关。
2. 焦虑　与疾病的反复且具有一定的危险性有关。
3. 知识缺乏　缺乏颈椎病的医疗护理知识。
4. 有受伤的危险　与椎动脉供血不足有关。
5. 有周围神经血管功能障碍的危险　与手术有关。
6. 躯体移动障碍　与强制性约束不能活动有关。

六、计划与实施

颈椎病的治疗包括非手术和手术疗法，以非手术疗法为主。治疗目标是患者能够：①主诉疼痛减轻至无痛。②主诉焦虑减轻。③手术后无并发症的发生。④恢复日常生活及工作。

（一）非手术患者的护理

非手术治疗方法主要有卧床休息、佩戴颈托、颌枕带牵引、理疗、日常自我保健等。

1. 减轻焦虑　护士应该告诉患者虽然颈椎病有一定的危险性，但它不直接威胁人的生命，所以不必忧心忡忡，更不要相信什么“灵丹妙药”。要到医院去接受正规的治疗，只要治疗得当，大部分患者在非手术治疗下，其临床症状可完全消失。

2. 卧床休息　各型颈椎病的急性发作期或者初次发作的患者，都要注意适当休息，病情严重者应卧床休息 2 ~ 3 周。卧床休息的目的是减轻头部重量对颈部椎间盘的压力，使颈部肌肉放松，减少颈部活动，减轻组织充血水肿等。各型颈椎病的间歇期和慢性期，除症状较重的脊髓型患者外，应根据患者的具体情况，安排适当的工作。

3. 佩戴颈托或围领　颈托可以起到制动和保护颈椎、减少神经的磨损、有利于组织水肿的消退和巩固疗效防止复发的作用。它可适用于各型颈椎病患者。应注意的是长期应用颈托可引起颈背部肌肉萎缩、关节僵硬，因此佩戴时间不宜过长，且在应用期间应经常进行医疗体育锻炼，或配合其他治疗，如牵引、理疗等，在症状逐渐减轻后，要及时去除。一般来说如病情较轻，可于白天外出时带上为宜，尤其是乘车时，休息时则可去除。

4. 颌枕带牵引　适用于脊髓型以外的各型颈椎病。牵引的目的是：①限制颈部活动，有利于组织充血、水肿的消退。②解除颈部肌肉的痉挛，从而减少对椎间盘的压力。③增大椎间隙和椎间孔，从而缓和神经根所受到的刺激和压迫。坐、卧位均可进行牵引。

坐位牵引时，患者坐在椅子上，颈部轻度前屈 15°。距头高约 1 m 处有一横杠，其上附有两个滑车，两滑车之间约为 0.5 m。用布制枕颌牵引带固定在患者的下颌及枕部，向上垂直牵引，以体重作为反牵引力，滑轮另一端挂上重砣。牵引重量 2 ~ 6 kg。牵引时间以颈、背部肌能耐受为限，每日数次，每次 1 h。如无不适者，可行持续牵引，每日 6 ~ 8 h，2 周为一疗程。

卧位牵引时患者仰卧于床上，头部抬高，用四头带与身体纵轴呈 30° 角方向牵引，重量为 3 kg，每牵引 2 h 休息 1 h，可 1 d 多次，1 个月为一疗程。

牵引时注意防止耳郭和颞侧皮肤受压，开始牵引时患者可能会有不适反应，可坚持牵引 1 ~ 2 d，如果症状仍无改善或加重，应终止牵引。

5. 理疗　理疗在治疗颈椎病患者中也是一种常用的方法，它的作用机制主要是消除神经根及周围软组织的炎性水肿，改善脊髓、神经根及颈部的血液供应和营养状况，缓解颈部肌肉痉挛等。常用的方法有离子导入疗法、高频电疗法、石蜡疗法等。此外还可以用热毛巾、热水袋等进行湿热敷。应注意的是有的患者由于大量理疗后，神经根及周围组织更加充血，使得症状反而加重，遇到这种情况时应及时调整治疗方案。

6. 推拿按摩　对脊髓型以外的早期颈椎病有减轻肌肉痉挛，改善局部血液循环的作用。但手法需轻柔，不宜次数过多，否则反而会增加损伤。

7. 用药护理　目前尚无颈椎病的特效药物，所用非甾体抗炎药、肌松弛剂及镇静剂均需对症治疗。颈椎病是慢性疾病，如长期使用上述药物，会产生一定不良反应，因此在症状剧烈、严重影响生活时才短期、交替使用。

（二）手术治疗患者的护理

诊断明确的颈椎病经非手术治疗无效，或反复发作者，或脊髓型颈椎病诊断明确后适于手术治疗。根据手术途径不同，可分为三种：颈椎前路手术、颈椎前外侧路手术、颈椎后路手术。

1. 术前护理　由于颈椎病手术难度较大，再加上颈部解剖关系特殊，因此术前护士应协助医师做好充分的准备工作。向患者及家属做好思想工作，讲明手术的必要性、手术方式及术中术后可能发生的问题，打消患者对手术的恐惧心理，增强患者战胜手术的信心。

2. 术后护理　颈椎病手术的成功与否，除手术本身外，术后护理至关重要，特别是术后 24 h 内。

（1）体位护理：术后返回病房时应保护颈部，术后三人同时将患者移至床上动作协调，一人固定头部，保持头、颈、胸在同一水平面，切忌扭转、过屈或过伸，勿使颈部旋转。患者取仰卧位，头颈部两旁放置沙袋以固定头颈部，这样不仅可以减少出血还可防止所植骨块或人工关节的滑出。术后 6 h 可进行轴性翻身，翻身时保持头、颈及躯干呈一直线，防止颈部旋转。颈椎内固定手术，只要固定妥当，术后第 2 d 拔除引流管后，在颈托固定下可采取半坐位并逐渐下床活动。

（2）密切观察生命体征：每半小时到 1 h 测量血压 1 次，病情稳定后可改为每 4 h 1 次，同时在患者麻醉完全清醒后，监测四肢感觉及运动情况，与术前比较，观察有无神经损伤。

（3）为了防止脊髓及周围组织水肿，可静脉点滴 10% 葡萄糖 500 mL，加地塞米松 5 ～ 10 mg。

（4）鼓励患者咳嗽和深呼吸以预防肺部感染，必要时遵医嘱给予雾化吸入。

（5）严密观察有无并发症发生，及早发现通知医师。术后常见的并发症有：①呼吸困难、窒息：手术牵拉气管，可能造成气管水肿及喉头水肿，呼吸道分泌物增加；术后切口出血压迫；植骨块松动、脱落压迫气管，以上原因皆可造成气管受压，引起呼吸困难窒息，甚至死亡。呼吸困难是前路手术后最危急的并发症，一般多发生在术后 1 ～ 2 d，尤其在 24 h 内。因此床旁备好气管切开包，术后严密观察患者的呼吸频率、节律和深度以及监测血氧饱和度，如果患者出现呼吸困难，颈部增粗者要立即采取措施，拆除缝线放出积血或作气管切开。②神经损伤：上颈椎部位容易发生喉上神经的损伤，表现为患者术后在饮水及吃流质时，发生呛咳；下颈椎部位的手术容易发生喉返神经的损伤，主要表现为患者术后出现发音嘶哑等发音障碍。护士应告诉患者这种现象是暂时的，大约术后 1 ～ 3 个月后便可恢复。

（三）健康教育

出院前护士应明确患者和家属的需求，给患者相关指导，主要为患者日常生活中应注意的事项。

（1）长期伏案工作或学习时，应保证良好的坐姿。一般应采取自然端坐位，上身挺直，头部略微前倾，眼和桌面保持 33 cm 左右的距离。调整工作台高度和倾斜度，如工作台或桌子过高或过低都会使颈部仰伸或屈曲，这两种位置均不有利于颈椎的内外平衡。原则上，应使头、颈、胸部保持正常生理曲线为准。

（2）定期改变头颈部体位，在工作中定时改变姿势，每当头颈部向某一方向转动过久之后，应向另一相反方向转动，并可进行颈部前屈、后伸、侧屈及伸展锻炼，这样既有利于颈部保健，也利于消除疲劳。

（3）选择符合颈椎生理屈度要求的、质地柔软、透气性好的枕头：首先对枕头的外形要以中间低两端高的元宝形为佳。因为这种形状可利用中间的凹陷部来维持颈椎的生理屈度，也可对头颈部起到制动与固定作用。其次枕头的长度以超过自己肩宽 10 ～ 15 cm 为宜，高度以压缩后和自己的拳高相等或略低为宜。切忌“高枕无忧”，高枕可使颈椎过于前屈，颈部软组织过度紧张、疲劳，极易发生落枕。久而久之还会造成颈部的骨骼出现形态上的改变，如生理弯曲变直，反张等。

（4）自我牵引疗法：这是一种十分简单且非常有效的疗法，尤其是在出差、执行公务、参加会议中，如果感到颈部酸痛或肩背部及上肢有放射性痛时，可立即采用。具体做法如下：双手十指交叉合拢，并将其置于枕颈部，将头后仰，双手逐渐用力向头顶方向持续牵引 5 ~ 10 s，如此连续 3 ~ 4 次，即可起到缓解椎间隙内压力的作用。

（5）积极治疗咽喉部炎症，咽喉部的炎症可诱发颈椎病的发生或加重。因此，对于咽喉部各种急慢性炎症，如咽炎、扁桃体炎及其他骨与软组织炎均应采取积极态度进行治疗，防止其发展与蔓延。

七、预期结果与评价

经过治疗和护理患者达到：主诉疼痛减轻至无痛；主诉焦虑减轻；手术后无并发症的发生；恢复日常生活及工作。

第四节　胸腰椎损伤的护理

胸腰椎骨折脱位很常见，占脊柱骨折脱位的首位。胸腰椎损伤后局部疼痛，多较剧烈，翻身困难；伤处压痛明显，有叩击痛，可触及后突成角畸形；腰背肌肉痉挛，活动受限，重者不能站立或坐起；伴腹膜后血肿时，可因刺激自主神经而引起肠蠕动减慢，常出现腹痛、腹胀及便秘等症状；神经损伤时，损伤平面以下可查及感觉过敏、迟钝甚至消失；肌力减弱或消失。伤后早期损伤平面以下腱反射减弱或消失。恢复期，如系上运动神经元损伤，则损伤平面以下肌张力增高，腱反射活跃或亢进，出现病理征；如系下运动神经元损伤，则损伤平面以下肌张力减弱，腱反射减弱或消失，并可能出现大小便功能的失常。

稳定性骨折常采用非手术方法治疗，非稳定性骨折治疗方法尚有争议，目前切开复位内固定治疗不稳定性骨折已被大多数骨科医师认为是合理有效的方法。

一、病情观察

（1）警惕脊髓损伤：由于脊柱骨折、脱位等原因使椎管变形容积缩小，椎管内的脊髓也受到不同程度的损伤，可出现不同的临床体征。观察脊髓受损平面以下单侧或双侧同一水平的感觉（温、痛、触、位置、震荡感）、运动、反射及括约肌等功能减弱或消失的情况。如功能出现异常及时报告医生，采取有效措施。

（2）警惕休克：胸腰椎损伤合并胸腹脏器损伤时，由于脏器出血量大易发生休克。伤后应严密观察生命体征和尿量的变化，发现异常立即报告医生，及时配合抢救。

（3）警惕呼吸困难：高位胸椎损伤者，由于肋间肌部分瘫痪、呼吸道分泌物不易咳出、腹胀影响腹式呼吸等原因，患者易出现呼吸困难，须查找原因采取有效措施缓解呼吸困难。

二、体位护理

（1）搬运与翻身：搬运伤员所用的工具，最好是硬担架或木板，不宜用软担架或毯子，禁止背送或抬送，否则会加重损伤。搬运时先将双下肢理直靠拢，两上肢贴于体侧，特别注意保持脊柱中立位，担架或木板靠近患者一侧，由三人站于患者一侧，一人托肩颈和胸部，一人托腰和臀部，一人托大腿和小腿，齐用力搬至担架或病床上；或采用滚动法，即一人扶肩及腰，一人扶臀及下肢，将患者滚到担架上，并使其恢复仰卧位。翻身时使用轴线翻身法，注意保持脊柱中立位，协助者站于患者一侧，一手扶肩，一手扶腰臀部，患者一手搭于协助者的肩上，下肢屈曲蹬床，二人一齐用力翻身。

（2）卧位与活动：骨折后患者平卧于硬垫床上，病床铺橡胶单和中单，非手术者腰部垫气囊托板，托板放于床褥下，充气高约 10 cm，24 h 持续使用。各种类型的骨折及不同治疗方法下地活动时间有不同的要求，应遵从医嘱。一般非手术治疗患者，卧床治疗 4 ~ 6 周后佩戴文登整骨医院自行研制的充气式脊柱弹性固定支架下床活动，使用时患者应在床上戴好支架，然后下地活动，禁忌先下地后戴支架；手术后的患者一般术后 3 个月左右佩戴腰围下地活动。

三、功能锻炼

此锻炼方法简便安全，效果可靠，对非手术治疗患者可达到复位、稳定脊柱、改善全身血液循环、减少后遗症的作用。

1. 仰卧位腰背肌锻炼法　向患者讲明练功的必要性及要领，充分调动患者的积极性，开始可从数下或数十下练起，以后逐渐增加到每日 300 下左右，可分 3 ~ 5 次练习。

锻炼内容包括：

五点支撑法：患者用头部、双肘及双足作为承重点，抬高臀、腰部，使腰背部呈弓形挺起。一般伤后 1 ~ 2 d 疼痛减轻后，即要指导患者进行功能锻炼，在伤后 1 周内要达到此练功要求。

三点支撑法：用头和双足承重，全身呈弓形挺起，腰背尽力后伸。一般要求在伤后 2 ~ 3 周内达到此练功要求。

四点支撑法：用双手和双足承重，全身弓形挺起如拱桥。此练功方法难度较大，青壮年患者经过努力，在伤后 5 ~ 6 周内可达到此练功要求。

2. 俯卧位腰背肌锻炼法　此锻炼方法难度较大，对患者不做特别要求。

第一步：患者俯卧，两上肢置于体侧，抬头挺胸，两臂后伸，使头、胸及两上肢离开床面。

第二步：在双膝关节伸直的同时后伸下肢，并使其尽量向上翘起，两下肢可先交替后伸翘起，然后再一同后伸。

第三步：头、颈、胸及两下肢同时抬高，两臂后伸，仅使腹部着床，整个身体呈反弓形，如飞燕点水姿势。

3. 截瘫患者功能锻炼

①被动功能锻炼：胸腰椎骨折伴有截瘫或不全瘫的患者，应进行被动功能锻炼。操作时护士或陪护人可由足趾开始，依次做踝、膝、髋关节的屈伸动作，其次为髋关节的内收、外展并举高，并使其一侧足跟置于对侧膝部，然后沿小腿下滑至踝部，同时对下肢的肌肉给予按摩，每日 2 ~ 3 次，每次 30 ~ 60 min，防止关节僵硬、肌肉萎缩。对痉挛性肢体做被动活动时，要有耐心，缓慢进行，切忌粗暴。被动锻炼后保持肢体功能位，如膝下垫软枕，踝关节屈曲 90°，防止足下垂。

②躯体能力训练：a. 起坐：长期卧床患者初次起坐可能出现直立性低血压，感觉头晕、恶心，甚至虚脱。一般应进行卧位→靠坐→扶坐→自坐→床边垂足坐训练，注意每个动作的更替要循序渐进，患者适应一个动作后再进行下一个动作训练。b. 站立：在瘫痪肢体恢复随意运动之前，患者要依靠辅助工具，穿戴下肢支架才能站立。练站的程序是扒床边站→扶双杠站→扶双拐站→扶人站→直站→扶墙站立，两足之间的距离要与肩相等，肩、髋、踝三点应成一直线，重心落于髋关节之后，踝关节之前，注意保护膝部防关节后弓。c. 行走：骨折伴神经损伤者练行走的程序是扶双杠走→扶拐护膝走→扶双拐走→扶双棍走→扶单棍走→自己行走，截瘫患者要穿下肢支具，练行走时应有保护措施如提腰、扶腰、推膝和护行等。

四、常用治疗方法的护理

1. 非手术治疗的护理

①患者绝对卧床休息，腰部垫充气的气囊托板，翻身时采用轴线翻身法，防止脊柱再损伤。

②做好沟通解释，解除患者的恐惧、焦虑，使患者放松心情，帮助患者强化遵医行为，做好不遵医嘱随意下地行走者的心理护理。

③为患者备齐骨盆牵引所需的物品：骨盆下拉带、牵引弓、牵引绳、牵引重锤。

④骨盆牵引者为维护牵引效能，在牵引时重点观察以下几点：a. 牵引的位置：牵引带上缘位于髂前上棘稍上方。b. 牵引的时间：每日 5 ~ 8 次，每次 1 h，避开饭前、饭后半小时。c. 牵引的重量：成人一般 10 ~ 15 kg，遵医嘱，不可随意增减。d. 牵引带的松紧：松紧以牵引后不下滑，不影响患者呼吸，患者感到舒适为宜，牵引带内可垫海绵、毛巾，避免擦伤皮肤或压伤大腿两侧皮神经。

2. 手术治疗的护理

①术前准备：a. 术前留置尿管，避免术中尿潴留引起腹胀影响手术，同时便于术中观察尿量。b. 备皮范围：胸椎手术上自颈部以下，下至尾骨，两侧至腋中线。腰椎手术上齐腋窝，下至臀横纹，两侧至腋中线。

②术后护理：a. 采用三人搬运法平移患者于麻醉床，患者取仰卧位。b. 做好各种导管的护理：手术归来后带有氧气、静脉留置针、刀口引流管、尿管，搬运至病床后，及时固定、衔接好各种导管，并保证管道通畅，观察引流液、尿液的性质、量有异常时要告知医生。各种导管的拔除时间：全麻后如无异常不适可吸氧 24 h；刀口引流管术后 48 ～ 72 h 拔除；导尿管根据患者的具体情况，经夹管训练，如果尿液能从尿管四周渗出，可拔除。c. 观察四肢或双下肢的活动、感觉与术前有无变化，如有异常及时告知医生；观察患者有无腹胀，采取措施减轻腹胀。d. 术后切口的观察：观察切口渗血的量和性质，术后 1 ～ 3 d 切口少量渗血，陈旧骨折渗血较多、持续时间较长均属正常现象。如果渗血色淡，或渗出淡黄色渗液并持续时间较长，应警惕脑脊液漏，如有脑脊液漏者应采取头低足高位。e. 皮肤护理重点在于骶尾部、足跟部、肩胛部，按时翻身防压疮发生。

五、常见护理问题

1. 排便障碍　包括便秘与大便失禁。

（1）便秘：a. 大便时间：最好每日 1 次规律排便，应指导患者每天在较固定的时间段排便，训练排便习惯。b. 摄取水分：适度的水分摄取可软化粪便，特别是在早饭前冷饮，有助于促进胃肠蠕动。c. 饮食内容：食物的种类是决定大便形状的要因之一，排便调节训练时不可忽视。香蕉、橘子、苹果等的果汁及蔬菜等可软化大便，促进蠕动。d. 身体锻炼：身体活动量减少也会影响胃肠活动，应指导患者进行日常生活动作，对于不能进行上述动作者至少也应要求每日进行一次站立活动。e. 灌肠：对于肠胃运动障碍，宿便拖长者不得已而进行灌肠，切不可频繁进行。

（2）大便失禁：截瘫患者肛门括约肌不受意识控制，故不自主地排便产生大便失禁。a. 注意观察患者排便的时间，掌握排便的规律，定时给予便器以训练患者排便反射。b. 每次便后用温水洗净肛门周围及臀部皮肤，保持皮肤清洁干燥，必要时，肛门周围涂擦氧化锌或红霉素软膏以保护皮肤，避免破损感染。c. 及时更换污湿的衣裤、被单，定时开窗通风，除去不良气味。d. 教会患者进行肛门括约肌及盆底肌的收缩锻炼。

2. 腹胀　患者因胸腰椎损伤及腹膜后血肿的刺激，造成肠麻痹或自主神经功能紊乱而导致腹胀。①采用有效方法保持大小便通畅。②腹胀轻者可用棉签蘸松节油点擦神阙穴，配合腹部热敷③腹部按摩，每日以脐部为中心顺时针环形按摩 3 ～ 4 次，每次 15 ～ 30 min，以促进肠蠕动，注意按摩力度要深达肠壁。④顽固性腹胀伴恶心上逆者，可暂禁食，行肛管排气、胃肠减压或者遵医嘱肌注新斯的明以减轻肠胀气，逐步恢复胃肠功能。

六、出院指导

（1）骨折愈合内固定取出术后仍需卧床 4 周，3 个月内避免劳累、剧烈活动及扭腰动作。

（2）继续加强功能锻炼。

①非手术治疗患者每日坚持做五点式腰背肌锻炼，每日约 300 个，最少坚持 3 个月以上。

②手术治疗患者一般需卧床 3 个月，具体时间遵医嘱。卧床期间每日坚持全身功能锻炼早晚各 1 次，每次约 30 min。下地前注意体位的变化应由卧位→半坐位→坐位→床边垂足坐，然后再下地，防止直立性低血压。下地行走注意佩戴腰围，佩戴时间不可过长，一般 3 个月左右，同时加强腰背肌的锻炼。

（3）截瘫患者重点出院指导。

①截瘫患者应加强皮肤护理，定时翻身按摩，防压疮。

②截瘫患者应加强安全护理，慎用冷热敷法。用热水袋水温不超过 50℃，洗脚时水温较正常人低，睡热炕的患者注意炕温，防烫伤。

③加强主动和被动功能锻炼，上肢在自主活动时加强肌肉力量的锻炼，如举哑铃等，为日后坐轮椅或戴支具下地做准备。下肢做被动锻炼，防肌肉萎缩和关节僵硬。

④做好大小便的护理，保持会阴部清洁、干燥，每日饮水量不少于 2 500 mL，防止泌尿系感染。

⑤自理能力训练：告知患者和家属患者自己能干的事情一定自己干，如日常饮食、洗漱、下肢的被动锻炼等，培养患者回归社会的自信心。

第五节　脊柱骨折的护理

脊柱骨折（fracture of the spine）十分常见，约占全身骨折的 6.4%，其中胸腰段骨折最多见。脊柱骨折可并发脊髓或马尾神经损伤，特别是颈椎骨折 - 脱位合并有脊髓损伤最高可达 70%，能严重致残甚至丧失生命。

每块椎骨分椎体与附件两部分。从解剖结构和功能上可将脊柱分成前、中、后三柱（见图 8-1）。中柱和后柱组成椎管，容纳了脊髓和马尾神经，该区的损伤可以累及神经系统，特别是中柱损伤，碎骨片和髓核组织可以突入椎管的前半部而损伤脊髓，因此对每个脊柱骨折病例都必须了解有无中柱损伤。胸腰段脊柱（T_{10} ~ L_2）处于两个生理弧度的交汇处，是应力集中之处，也是常见骨折之处。

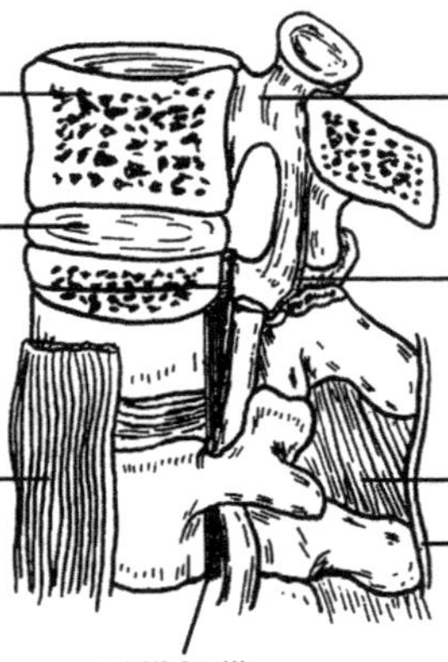

图 8-1　胸腰椎的解剖结构与三柱示意图

前柱：椎体的前 2/3，纤维环的前半部分和前纵韧带；中柱：椎体的后 1/3，纤维环的后半部分和后纵韧带；后柱：后关节囊，黄韧带，骨性神经弓，棘上韧带，棘间韧带和关节突

一、分类

（一）颈椎骨折分类

1. 屈曲型损伤　指颈椎在屈曲位时受暴力所致，表现为前柱压缩、后柱牵张损伤。

2. 垂直压缩型损伤　颈椎在直立位时受到垂直应力打击所致，无过屈或过伸力量，如高空坠物或高台跳水。

3. 过伸损伤　如下所述。

（1）无骨折 - 脱位的过伸损伤：常因跌倒时患者面部着地，颈部过伸所致，其特征性体征是额面部有外伤痕迹，这部分患者常有颈椎椎管狭窄，因而在过伸时常造成脊髓受压，也可发生于高速驾驶时，因急刹车或撞车，由于惯性作用，头部撞于挡风玻璃或前方座椅的靠背上，并迫使头部过度仰伸，接着又过度屈曲，使颈椎发生严重损伤（也称为“挥鞭损伤”–whiplash 损伤）。

（2）枢椎椎弓骨折：暴力来自颏部，使颈椎过度仰伸，在枢椎的后半部形成强大的剪切力量，致枢椎的椎弓发生垂直状骨折。以往多见于缢死者，故又称缢死者骨折（Hangman's fracture）。

4. 齿状突骨折 机制还不明确。暴力可能来自水平方向，从前至后，经颅骨而致齿状突。

（二）胸腰椎骨折的分类

1. 根据骨折的稳定性 如下所述。

（1）稳定性骨折：轻度和中度的压缩骨折，脊柱的后柱完整。单纯横突、棘突和椎板的骨折也属于稳定骨折。

（2）不稳定性骨折：①三柱中有两柱骨折。②爆裂骨折：中柱骨折后，椎体后部骨折块突入椎管，有神经损伤的可能性。③累及前、中、后三柱的骨折－脱位，常伴有神经损伤症状。

2. 根据骨折的形态分类 如下所述。

（1）压缩骨折：椎体前方受压缩楔形变。

（2）爆裂骨折：椎体呈粉碎骨折，骨折块向四周移位，向后移位可压迫脊髓、神经。

（3）Chance 骨折：经椎体、椎弓及棘突的横向骨折。

（4）骨折－脱位：脊柱骨折并脱位可能是椎体向前或向后的移位，可伴有关节突关节脱位或骨折。

二、临床表现

1. 症状 如下所述。

（1）局部疼痛：颈椎骨折的患者可有头、颈部疼痛，不能活动；胸腰椎骨折的患者因腰背部肌痉挛、局部疼痛，不能站立或站立时腰背部无力、疼痛加剧。

（2）腹胀、腹痛：由于腹膜后血肿对自主神经的刺激，可有腹胀、腹痛、肠蠕动减慢等症状。

2. 体征 如下所述。

（1）局部压痛和肿胀：损伤部位肿胀，有明显压痛。

（2）活动受限和脊柱畸形：颈、胸、腰段骨折患者，常表现为活动受限和后突畸形。严重者常合并脊髓损伤，造成截瘫，患者丧失部分或全部生活自理能力。

三、辅助检查

1. 影像学检查 如下所述。

（1）X 线检查：有助于明确脊椎骨折的部位、类型和移位情况。

（2）CT 检查：用于检查椎体的骨折情况、椎管内有无出血及碎骨片。

（3）MRI 检查：有助于观察及确定脊髓损伤的程度和范围。

2. 肌电图 测量肌的传导情况，鉴别脊髓完整性的水平。

四、治疗要点

1. 抢救生命 脊柱损伤患者伴有颅脑、胸、腹脏器损伤或并发休克时，首先处理紧急问题，抢救生命。

2. 卧硬板床 胸腰椎骨折和脱位，单纯压缩骨折椎体压缩不超过 1/3 者，可仰卧于木板床，在骨折部位加枕垫，使脊柱过伸。

3. 复位固定 较轻的颈椎骨折和脱位者用枕颌吊带做卧位牵引复位；明显压缩移位者做持续颅骨牵引复位。牵引重量 3 ~ 5 kg，复位后用头颈胸石膏固定 3 个月。胸腰椎复位 3 个月后用石膏背心、腰围或支具固定。也可用两桌法或双踝悬吊法复位。复位后不稳定或关节交锁者，可手术治疗，做植骨和内固定。

第六节　腰椎间盘突出症的护理

一、概述

腰椎间盘突出症又称腰椎间盘纤维环破裂症或腰椎间盘髓核突出症，是指腰部椎间盘变性、纤维环破裂，髓核组织突出压迫和刺激相应水平的神经根、马尾神经所表现的一种综合征。腰椎间盘突出症是骨科的常见病和多发病，也是引起腰腿痛最常见的原因，患者痛苦大，有马尾神经损害者可伴有大小便功能障碍，严重者可致截瘫，对患者的生活、工作和劳动均可造成严重影响。

腰椎间盘突出症好发于 20 ~ 50 岁的青壮年，因为这个年龄段的活动强度较大，而老年人则发病较少。男性多于女性，男女比约为 10 ： 1。由于腰骶部活动度大，承受的压力最大，因此腰 4 ~ 5 及腰 5 骶 1，椎间盘发病率最高。据文献报道，国外以腰 5 骶 1，椎间盘突出症为最多，国内则以腰 4 ~ 5 椎间盘突出为最多。从种族上看，印第安人、爱斯基摩人及非洲黑种人发病率要比其他民族的发病率低。

二、病因和发病机制

一般认为导致椎间盘突出的最主要原因是椎间盘的退行性改变。椎间盘由纤维环、髓核和透明软骨板构成。①纤维环：由纤维软组织组成，纤维排列成同心的环层。腰椎纤维环前厚后薄，前方有宽阔坚韧的前纵韧带加强，而后纵韧带较薄弱。②髓核：为胶样物质，含水量可达 80%，随着年龄的增加含水量逐渐减少。③透明软骨板：与椎体高度的增长有关，它有防止髓核突入椎体松质骨的作用。

正常的椎间盘富有弹性和韧性，具有强大的抗压能力，但是 20 岁以后椎间盘逐渐发生退行性变化。髓核中硫酸软骨素和含水量逐渐减少，膨胀力和弹性均减退，容易压缩。纤维环由于长期反复承受挤压、屈曲和扭转等负荷，因此很容易在纤维环的后部产生裂隙甚至断裂。在此基础上，一次较重的外伤，或反复多次的轻度外伤，甚至一些日常活动均可促使退变的纤维环进一步破裂。变性的髓核组织便可从破裂处膨出或脱出，压迫和刺激相应水平的坐骨神经根，从而引起一系列的症状和体征。

诱发腰椎间盘突出的因素有：①过度负荷：长期从事重体力劳动和举重运动的人可因过度负荷造成椎间盘的早期退变。另外长期从事弯腰工作的人如建筑工人、煤矿工人、纺织工人等，由于需要经常弯腰提取重物，腰部负荷过度，因此亦容易诱发腰椎间盘突出。②急性损伤：外伤如腰背扭伤，并不能引起腰椎间盘突出，只是引起腰椎间盘突出的诱因。③妊娠：妊娠期间整个韧带系统处于松弛状态，后纵韧带在原先退变的基础上可致椎间盘膨出。有调查显示，多次妊娠的妇女腰椎间盘突出发病率高。④吸烟：椎间盘的营养依靠椎间盘周围血管提供，长期吸烟可使椎间盘营养不良，促进椎间盘的退变。⑤受寒与受湿：寒冷和潮湿可引起小血管收缩及肌肉痉挛，使椎间盘的压力增加，从而导致髓核的破裂。

三、病理

腰椎间盘突出症的病理变化过程，大致分为三个阶段。

（一）突出前期

此期髓核因退变和损伤可变成碎块状物，或呈瘢痕样结缔组织。变性的纤维环可因反复损伤而变薄变软或产生裂隙。此期患者可有腰部不适或疼痛，但无放射性下肢痛。

（二）椎间盘突出

外伤或正常的活动使椎间盘的压力增加，髓核从纤维环薄弱处或破裂处突出，突出物刺激或压迫神经根即发生放射性下肢痛，或压迫马尾神经而出现尿、便排出障碍。髓核突出的病理形态，可有三种类型。

1. 膨隆型　纤维环部分破裂，表层完整，退变的髓核经薄弱处突出，突出物多呈半球状隆起，表面光滑完整。因后纵韧带和部分纤维环完整，突出物常可自行还纳，或经非手术疗法而还纳，临床表现呈间歇性发作。

2. 突出型　纤维环已完全破裂，退变和破碎的髓核由纤维环的裂口突出，突出物多不规则，多呈菜花状或碎片状，常需手术治疗。

3. 脱垂游离型 纤维环完全破裂，髓核经纤维环破口脱出，游离于后纵韧带之下，进入椎管内，造成广泛的神经根和马尾神经的损害，非手术治疗往往无效。

（三）突出晚期

腰椎间盘突出后，椎间盘本身和其他邻近结构可发生各种继发性病理改变：①椎间盘突出物纤维化：突出物可发生纤维化呈瘢痕样硬块，并和神经根、硬膜及周围组织紧密粘连。②椎间盘整个变性：椎间隙变窄，椎体上下面骨质硬化，边缘骨质增生，形成骨赘。③神经根损害：由于椎间盘突出物的刺激压迫，受累神经根在早期发生急性创伤性炎症反应，神经根充血、水肿、变粗和极度敏感，任何轻微刺激均可产生剧烈疼痛。后期神经根可发生粘连、变性和萎缩。④黄韧带肥厚：腰椎间盘突出症时，腰椎生理前凸往往消失或呈后凸畸形，使黄韧带经常处于紧张状态，张力和应力增加。侧方的增厚黄韧带，可造成侧隐窝狭窄，压迫神经根。⑤椎间关节退变与增生：因椎间盘突出及退变，椎间隙变窄，椎间关节代偿性负荷增加，可逐渐发生骨性关节炎。关节边缘骨质增生，可导致侧隐窝或椎间孔变窄，从而加重对神经根的压迫。

四、护理评估

（一）健康史

评估患者的年龄、身高及体重。询问患者的职业及工作体位，是否长期从事重体力劳动或从事经常弯腰的工作。评估患者有无腰部急性或慢性损伤。评估患者有无其他疾病史，如糖尿病等。

（二）身体评估

1. 腰部疼痛 是本病重要的症状，多数患者先有腰痛，过一段时间后才出现腿痛。疼痛范围较广泛，但主要在下腰部及腰骶部，以持续性的钝痛最为常见。疼痛程度差别很大，轻者可坚持工作，但不能从事重体力劳动，重者疼痛难忍，卧床不起，翻身困难。平卧时疼痛减轻，久站后疼痛加剧。疼痛的主要原因是椎间盘突出后刺激了邻近组织的神经纤维。

2. 坐骨神经痛 典型坐骨神经痛是从下腰部向臀部、大腿后方、小腿外侧至足跟部或足背，呈放射性刺痛。患者为了减轻疼痛被迫采取腰部前屈、屈髋位，以松弛坐骨神经的紧张。当弯腰、咳嗽、打喷嚏、用力大小便，甚至大笑或大声说话时，可使疼痛加重。

3. 马尾神经受压 向正后方突出的髓核或脱垂、游离椎间盘组织可压迫马尾神经，出现大小便障碍，鞍区感觉异常。

4. 体征 如下所述。

（1）腰部压痛及放射性痛：压痛点常在病变棘突旁 1 cm，其特点在于不但有压痛还会向下肢放射。

（2）一侧或两侧腰肌痉挛，同时脊柱腰段生理性前凸减小或消失，严重者可有后凸畸形，此外约有 65% 的患者有脊柱侧弯畸形。由于腰肌痉挛，脊柱前屈、后伸活动均可受限。

（3）直腿抬高试验和加强试验：患者取仰卧位，检查者站在患者右侧身旁，一手握患者踝下方，另一手置于股前方保持膝关节伸直，然后将下肢徐徐抬高到一定角度，如患者直腿抬高在 60° 以内即可出现坐骨神经痛，称为直腿抬高试验阳性。其阳性率约 90%。在直腿抬高试验阳性时，缓慢降低患肢高度，待放射痛消失，这时再被动背屈患肢踝关节以牵拉坐骨神经，如又出现放射痛称为加强试验阳性。

（4）神经系统表现

①感觉异常：约 80% 患者有感觉异常。腰 1 神经根受累者，小腿前外侧及足内侧的痛、触觉减退；骶 1 神经根受累者，外踝附近及足外侧痛、触觉减退。

②肌力下降：70% ~ 75% 患者肌力下降。腰 5 神经根受累者，踝及趾背伸力下降；骶 1 神经根受累者，趾及足跖屈力减弱。

③反射异常：约 71% 患者出现反射异常：踝反射减弱或消失表示骶神经根受累；如马尾神经受压，则为肛门括约肌张力下降及肛门反射减弱或消失。

（三）辅助检查

1. 影像学检查　腰椎 X 线平片正位片可见脊柱侧弯畸形，椎间隙左右宽度不一致；侧位片可见腰椎生理前凸减小或消失，严重者甚至后凸，椎间隙表现为前窄后宽。另外可见椎体前、后上下缘骨质增生，呈唇样突出。CT 可清楚地显示椎间盘突出的部位、大小、形态和神经根、硬脊膜囊受压移位的情况。并可同时显示椎板及黄韧带肥厚、小关节增生肥大、椎管及侧隐窝狭窄等情况。

2. 腰椎穿刺及脑脊液检查　多数腰椎间盘突出症患者脑脊液无异常变化，少数严重的中央型突出患者蛛网膜下隙可有部分梗阻而出现脑脊液蛋白含量轻度增高。

3. 肌电图检查　在肌电图检查中，通过测定神经根所支配肌肉出现失神经波来判定受损的神经根的范围和程度，进而推断腰椎间盘突出及其部位。

（四）心理 – 社会评估

应注意评估患者对疾病的反应、采取的态度及应对能力。对于病程反复的慢性患者来说，由于疼痛会给日常生活带来不便，有时患者会因此产生自责及自卑等心理。

五、护理诊断和医护合作性问题

1. 躯体移动障碍　与肌肉痉挛、牵引或手术有关。
2. 疼痛　与髓核突出、水肿、神经根受压及肌肉痉挛有关。
3. 有皮肤完整性受损的危险　与术后躯体活动受限或牵引治疗有关。
4. 有失用综合征的危险　与活动障碍有关。
5. 便秘　与长时间卧床、马尾神经受压有关。
6. 潜在的并发症：尿潴留　与马尾神经受压有关。
7. 潜在的并发症：脑脊液漏出　与手术损伤有关。
8. 知识缺乏　缺乏有关疾病的医疗护理知识。
9. 焦虑　与患病住院有关。

六、计划与实施

腰椎间盘突出症的治疗主要分为非手术治疗和手术治疗两种。多数患者能以非手术治疗使症状缓解。腰椎间盘突出症的总体治疗目标是患者能够主诉疼痛减轻至无痛，主诉焦虑减轻，没有手术并发症出现，能进行日常基本生活及活动。

（一）非手术治疗与护理

非手术治疗的指征是初次发病、病程较短或病程虽较长，但症状较轻，或年龄较大者，且 X 线片无椎管狭窄者。

1. 绝对卧床休息　当症状初次发作时，立即卧床休息。卧床休息是最好的非手术治疗方法，通过卧床可使肌肉、韧带、关节囊松弛，关节间隙增大，使局部的充血、水肿获得改善，进而减轻对神经根的压迫和刺激。护士应告诉患者即便是大小便也应在床上完成。卧床 3 周后可戴腰围起床活动，3 个月内不可做弯腰持物动作。

2. 佩戴腰围　佩戴腰围的主要的目的是制动，也就是限制腰椎的屈曲活动，以达到损伤的腰椎间盘可以局部充分休息，为患者机体恢复创造良好的条件。使用腰围时护士应指导患者注意以下几点。

（1）腰围的规格应与患者自身的腰长度及周径相适应，腰围的上缘需达肋下缘，腰围下缘至臀裂。腰围后侧不宜过分前凸，一般以平坦或略向前凸为宜。

（2）腰围佩戴的时间要根据病情适当掌握，在腰部症状过重时，如无不适感觉应经常佩戴，不要随意取下。病情较轻的患者，可在外出时，尤其是要较久站立或较长时间坐立时佩戴。应注意过长时间的使用腰围，可以使肌肉及关节活动大幅度降低，从而继发肌肉失用性萎缩以及腰椎各关节不同程度的强直，因此佩戴腰围的时间最长不应超过 3 个月。

（3）佩戴腰围后仍要注意避免腰部过度活动，一般以完成正常的日常活动及工作的活动为适度。

3. 药物治疗　可使用非甾体类消炎药，此类药物主要作用为解热、镇痛、抗炎作用。常用的代表性药物有阿司匹林、布洛芬、保泰松等。非甾体类消炎药的不良反应主要为胃肠不适，少数可引起溃疡；其他较少见的有头痛、头晕，肝、肾损伤，血细胞减少，水肿，高血压，过敏反应等。护士应指导患者在用药过程中注意监测药物不良反应。

4. 其他治疗　如下所述。

（1）推拿疗法：推拿疗法是利用牵、抖、斜扳等手法起到疏通经络、调和气血、解除肌肉痉挛和关节粘连。但应注意手法要轻柔，避免加重损伤。对神经损害严重者，如广泛感觉减退、肌肉瘫痪，尤其是有大小便排泄功能障碍者，不宜做推拿。对伴有椎管狭窄者，推拿效果差，有时推拿反而使症状加剧，故不宜采用推拿疗法。

（2）封闭治疗：硬脊膜外注射类固醇药物可抑制椎间盘破裂口和神经根所发生的炎症反应，具体方法是在椎间盘突出的间隙进针，向患侧徐徐注入醋酸泼尼松加 2% 普鲁卡因。

（3）髓核化学溶解疗法：此法是将木瓜凝乳蛋白酶等注入髓核，使髓核的主要成分软骨黏多糖蛋白解聚，释放硫酸软骨素，从而溶解髓核，解除对神经根的压迫。

（二）手术治疗及护理

已经确诊的腰椎间盘突出症患者，经严格非手术治疗无效，或马尾神经受压者可考虑手术治疗。常用的手术方式有髓核摘除术、半椎板或全椎板减压椎间盘摘除术。

1. 术前护理　如下所述。

（1）心理护理：腰椎间盘突出症患者由于病程较长，反复发作，需手术治疗者往往症状较重，要求手术尽快解除痛苦，但对手术后的效果及术后需长时间卧床，生活不能完全自理而顾虑重重。因此，术前护士应对患者寄予同情，以真诚同情之心对待患者，对患者的疑问要给予及时解答，向患者解释手术的重要性、手术后的效果等。鼓励患者消除顾虑，增强战胜疾病的信心，以取得患者对医护人员的充分信任，积极配合医护人员渡过手术关。

（2）了解病情，评估患者的临床症状：如疼痛性质、范围、感觉丧失区域及肢体麻木程度等，并做详细的记录，以便于术后做比较。

（3）训练患者翻身和正确地上下床，为术后下地活动增强信心：①下床法：患者俯卧在床的一侧，保持腰椎平直放松，屈双肘前臂与肩同宽，双腿先后着地，肘及前臂稍用力撑床抬起上身，双手撑床站立。②上床法：患者站在床一侧，双腿屈膝，两手扶床，上身俯卧床上，双腿先后上床。

（4）指导患者床上平卧位大小便，避免术后排便、排尿困难。

2. 术后护理　如下所述。

（1）卧床休息：术后先采取硬板床平卧位 6 h，然后每隔 2 ~ 3 h 协助患者翻身。翻身时护士应采取轴线翻身的原则，即一手扶住患者的肩胛部，另一手扶住患者的臀部，协助患者慢慢转动成侧卧位。

（2）引流管护理：护士应注意观察引流液的颜色、性质及量，定期处理引流物，保持管道通畅。术后第 2 d，如果引流量小于 50 mL，则可拔除引流管。如引流物颜色变清亮，引流量突然增多应及时通知医师。

（3）观察生命体征及神经功能：患者返回病房后，应每 1 ~ 2 h 测量体温、脉搏、呼吸、血压各一次，24 h 平稳后改为每 6 h 测量一次。观察伤口敷料有无渗血以及渗血的范围。术后 24 h 内严密观察患者双下肢及会阴部神经功能的恢复情况，并与术前进行对比，如出现神经受压症状并进行性加重者，应立即报告医师。

（4）术后并发症的观察：①椎间隙感染：椎间隙感染是手术的严重并发症，护士应严密注意观察。若患者于术后 1 ~ 3 d 突然出现腰部剧烈疼痛或下肢疼痛，活动加剧，不敢翻身并有低热、白细胞增多等，应考虑术后椎间隙感染，立即报告医师。②神经根水肿、粘连：如术后出现原麻木区和疼痛不消失或较前加重，应想到神经根水肿、粘连的可能。③尿潴留：大多数患者术后发生尿潴留与不习惯卧位排尿、麻醉时药物对骶神经阻滞或术中对马尾神经的牵拉有关。护士应先诱导患者排尿，如让患者听水声，用热水袋敷下腹部或轻按摩下腹部等，若经上述各种方法仍不能排尿而膀胱明显充盈，应采用导尿术。

（5）功能锻炼：术后功能锻炼是腰椎间盘突出症患者巩固疗效极为重要的措施，具体的锻炼方法及原则为：

①待麻醉作用消失后，协助患者直腿抬高，每次抬高 30° ~ 70° 。术后第 2 d 引流管拔除后应鼓励患者主动直腿抬高，协助患者进行屈膝屈髋等被动活动。下肢的屈伸移动可牵拉神经根，并使神经根有 1 cm 范围的移动，因此可防止神经根的粘连。

②卧床期间坚持每日活动四肢，以防失用性肌萎缩、肌力减退等，活动踝关节、膝关节以免影响日后下地行走。嘱患者做扩胸、深呼吸，以增加肺活量，促进换气功能，预防肺部并发症。教会患者自行按摩腹部，以增加腹肌的张力，减少腹胀、尿潴留及便秘的发生。

③术后第 7 d 开始锻炼腰背部肌肉，其目的在于增强腰背肌肌力，使肌肉韧带的弹性恢复，保持腰椎生理前凸，以增强脊柱的稳定性。具体锻炼的方法为五点支撑法：仰卧位先屈肘伸肩，而后屈膝伸髋，同时收缩背伸肌，以双脚双肘及头部为支点，使腰离开床面，每日坚持锻炼数十次。1 ~ 2 周后改为三点支撑法，即双肘屈曲贴胸，以双脚及头枕为三支点，使整个身体离开床面，坚持每日数十次，最少坚持 4 ~ 6 周。

（三）健康指导

出院前护士应叮嘱患者术后需要定期复查，如发现腰背部疼痛、下肢疼痛、麻木、感觉异常等及时与医师联系。另外，护士应明确患者和家属的需求，给予患者相关指导，主要为活动指导及日常生活中应注意的事项。

1. 活动指导　患者出院后的一切活动要严格遵照医师及护士的要求。术后第一个星期，患者可做短距离散步，可以坐车，但不可驾车。应避免举重物，不可爬楼梯，可自行淋浴，但不可参加运动。术后第 2 个星期，患者可坐、站、散步等. 但如感觉疲倦，需稍作休息，这一时期患者仍不可参加运动。术后第 3 ~ 8 个星期，患者能从事一些轻松的工作，但应避免弯腰、举重物、腰部旋转等。术后第 12 个星期，可逐渐恢复以往的工作量，但仍需注意避免由高处搬重物。术后半年到一年，仍避免腰部的过度劳累，以防手术后肌肉未痊愈前，再受到损伤而造成疾病复发或脊椎的伤害。

2. 日常生活中应注意的事项　如下所述。

（1）采取正确的站立体位：膝关节微屈，缩紧腹部肌肉以缩拢臀部，尽量使下背部平直。需长时间站立时，可两腿交替活动以减少髋部及脊椎的负重。

（2）坐姿与坐具的选择：坐位时应尽量保持上身的平直，最好使用有靠背的椅子，这样使腰背部有所依靠，以减轻其负担。坐具应以高矮合适并有适当后倾角的靠背为佳，椅子的靠背以后倾 100° 左右，高为 20 ~ 25 cm 为宜。椅子的高度以能使患者膝部屈曲 90° ~ 100° ，两足能平放地面为宜。

（3）床的选择：睡床应保证患者在仰卧位时能保持腰椎生理前凸，侧卧位时不使脊柱侧弯为宜。硬板床最好，绷紧的床次之。软钢丝床由于在患者仰卧位时可使脊柱呈弧形，易使腰部肌肉、韧带、骨关节等疲劳，因而不宜使用。

（4）弯腰搬物体：弯腰搬物时，较为适宜的姿势是先将身体尽可能靠近物体，屈曲膝关节和髋关节，充分下蹲后，将物体拾起，然后挺直胸、腰部将物体搬运起来。错误的搬运姿势是：直腿站立，在不屈曲膝关节和髋关节的情况下弯腰搬取物体。

（5）加强劳动保护及防护：如若在寒冷潮湿的环境中工作后，应坚持洗热水澡以去寒除湿，消除疲劳。另外，勿穿拖鞋及高跟鞋，以使身体重心平衡。

（6）指导患者继续加强背肌锻炼：主要目的是加强患者腰背部肌肉的力量。

七、预期结果与评价

经过治疗和护理患者达到：主诉疼痛或不适减轻，主诉焦虑减轻，没有手术并发症出现，能进行日常基本生活及活动。

第九章

产科疾病的护理

第一节　前置胎盘

一、疾病概要

胎盘正常附着处在子宫体部的后壁、前壁或侧壁。如果胎盘附着于子宫下段或覆盖在子宫颈内口处，位置低于胎儿的先露部，称为前置胎盘。前置胎盘是妊娠晚期出血的主要原因之一，为妊娠期的严重并发症，如处理不当，可危及母儿生命安全。其发生率为 0.24% ~ 1.57%，多见于经产妇，尤其是多产妇。

1. 病因　目前尚未明确，高龄产妇、多产妇、吸烟或吸毒妇女为高危人群。可能与以下因素有关。

（1）子宫内膜不健全：产褥感染、多产、上环、多次刮宫、剖宫产等，引起子宫内膜炎、子宫内膜缺损、血液供应不足，为了摄取足够营养，胎盘代偿性扩大面积，伸展到子宫下段。

（2）孕卵发育迟缓：孕卵在到达宫腔时滋养层尚未发育到能着床阶段，继续下移，植入子宫下段。

（3）胎盘面积过大：如多胎妊娠盘常伸展到子宫下段，形成前置胎盘。

2. 分类　以胎盘边缘与子宫颈口的关系，将前置胎盘分为三种类型（见图 9–1）。

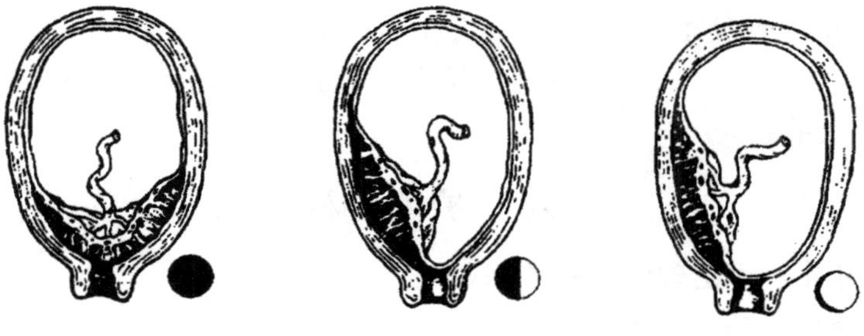

（1）完全性前置胎盘　（2）部分性前置胎盘　（3）边缘性前置胎盘

图 9–1　前置胎盘

（1）完全性前置胎盘：或称中央性前置胎盘，子宫颈内口全部为胎盘组织所覆盖。

（2）部分性前置胎盘：子宫颈内口部分为胎盘组织所覆盖。

（3）边缘性前置胎盘：胎盘附着于子宫下段，边缘接近但不超过子宫颈内口。

胎盘边缘与子宫颈内口的关系随着子宫颈管的消失和子宫颈口的逐渐扩大而改变，原则上以最后一次检查结果为诊断各类型前置胎盘的标准，这样有利于制订治疗方案。

3. 临床特点及处理原则

（1）临床特点：为妊娠晚期或分娩时，突然发生无诱因无痛性反复阴道出血症状。

（2）防治原则：止血、补充血容量、预防感染，根据具体情况选择继续妊娠或终止妊娠。

二、护理评估

1. 健康史　了解孕妇的健康状况、孕产史、产次及分娩情况。了解有无剖宫产、人工流产、子宫内膜炎、吸烟、吸毒等病史。孕中期特别是孕 28 周后，是否出现无诱因、无痛性、反复阴道流血症状。

2. 身体状况

（1）出血特点：妊娠晚期或分娩时，突然发生无诱因无痛性反复阴道出血症状。出血原因是在妊娠晚期或临产后子宫下段逐渐伸展，位于宫颈内口的胎盘不能相应伸展，导致胎盘自附着处剥离，使血窦破裂而出血。阴道流血发生时间的早晚、反复次数、流血量与前置胎盘的类型有关。完全性前置胎盘初次出血时间往往较早，多于妊娠 28 周左右，出血次数频繁，量较多，有时一次大量出血就可使患者出现休克；边缘性前置胎盘初次出血发生较晚，多在妊娠 37 ~ 38 周或临产后，出血量也较少；部分性前置胎盘初次出血的时间和量介于上述两者之间。一般初次出血量不多，剥落处血液凝固后，出血可停止，偶尔也有第一次出血较多的病例。随着妊娠月份增加，子宫下段不断伸展，出血反复发作，出血量也越来越多。患者可出现贫血。贫血程度与失血量成正比。严重出血者可导致休克，胎儿可因缺氧发生宫内窘迫，甚至死亡。

（2）腹部检查：子宫大小与停经周数相符，常触及高浮的胎头，因胎先露下降和入盆受阻，可并发胎位异常。有时可在耻骨联合上方听到胎盘杂音。

3. 辅助检查

（1）超声检查：对胎盘的定位准确率高达 95% 以上。超声检查可清楚显示子宫壁、胎盘、胎先露部及宫颈的位置，并根据胎盘下缘与宫颈内口的关系确定前置胎盘的类型。

（2）产后检查胎盘及胎膜：胎盘娩出后应详细检查，前置部位的胎盘有黑紫色陈旧血块附着。胎膜距胎盘边缘小于 7 cm，则为前置胎盘。

4. 心理 – 社会因素　孕妇及家属可因突然阴道流血担心母儿生命安全而感到焦虑和恐惧。

三、护理诊断及相关合作性问题

1. 组织灌注量不足　与无痛性阴道流血有关。

2. 恐惧　与阴道大量流血所致休克，危及母儿生命有关。

3. 有感染的危险　与失血、贫血产妇抵抗力降低，胎盘剥离面接近宫颈口细菌易于侵入有关。

4. 潜在并发症　胎儿窘迫。

四、护理目标

（1）生命体征维持正常，不出现休克症状。

（2）孕妇能叙述前置胎盘的相关知识，恐惧有所缓解。

（3）体温保持在正常范围。

（4）胎儿心率在正常范围，出现异常能及时发现和处理。

五、护理措施

1. 预防措施

（1）加强孕期保健指导：对妊娠期出血，不论量多少，均应及时就诊，做到及时诊断和处理。

（2）做好计划生育宣教：推广避孕措施，避免多次刮宫、多产等导致子宫内膜受损或感染。

2. 急救护理　对阴道大量流血者，立即建立静脉通道，及时输血补液，取头低足高位，吸氧、保暖。立即做好剖宫产术前准备，无条件手术时迅速护送转院治疗。

3. 一般护理

（1）卧床休息，增加营养：指导孕妇卧床休息，以左侧卧位为宜，吸氧，每日 3 次，每次 1 h，以提高胎儿的血氧供应。鼓励孕妇进食高蛋白易消化食品，以增加机体抵抗力。

（2）避免各种刺激，以减少出血的机会：医护人员在进行腹部检查时动作要轻柔，禁做阴道检查或肛门检查。

（3）保持外阴清洁：勤换月经垫，每日用1‰的苯扎溴胺擦洗会阴2次，保持会阴清洁。

4. 病情监测

（1）监测生命体征：严密观察孕妇的脉搏、呼吸、体温和血压。发现异常及时记录并报告医生。

（2）监测阴道流血情况：严密观察阴道流血的时间、量，出现变化及时报告医生。

（3）监测胎儿情况：及时听取胎心，确定胎儿在子宫内情况，出现异常及时报告医生。

5. 治疗配合

（1）对出血性休克的孕妇，遵医嘱采取抢救措施。迅速开通静脉通道，补充血容量。

（2）期待疗法：对孕周小于37周、胎儿体重低于2 500 g、阴道流血不多者，遵医嘱对孕妇采取观察治疗。具体护理如下：①定时测量生命体征，观察阴道流血量，指导孕妇保留用过的会阴垫以便评估出血量；②指导孕妇采取左侧卧位或前置胎盘的同侧卧位；③定时听取胎心音，分析判定胎儿在宫内的情况，必要时做胎儿电子监护；④预防感染：注意观察体温、血常规，出现异常及时报告医生，并遵医嘱用抗生素；⑤对症治疗：必要时遵医嘱给予宫缩抑制药、镇静药、止血药等；⑥选择最佳时机终止妊娠。

（3）终止妊娠：①终止妊娠的指征：对反复大量阴道流血甚至休克者无论胎儿成熟与否均应终止妊娠；胎龄达36周以上；胎儿成熟度检测提示胎儿肺成熟者；胎龄未达36周，出现胎儿窘迫征象者；②终止妊娠方法：剖宫产能迅速结束分娩，达到止血目的，使母儿相对安全，是目前处理前置胎盘的最好方法。护士应做好术前准备和术后护理工作。阴道分娩，适用于出血量不多的边缘性前置胎盘、枕先露、估计短时间内能经阴道分娩者。护士要做好接生和抢救新生儿的准备。胎儿娩出后，及时使用宫缩药，以预防产后出血。

6. 心理护理　鼓励孕妇及家属说出心里的焦虑、担心和恐惧，对其心理状态表示理解。采取多关心、多巡视、多解释、多陪伴的方式为孕妇提供心理支持。向孕妇和家属解释前置胎盘的相关知识，使孕妇和家属能理解和配合治疗，缓解患者心理压力，增加患者的信心和安全感。

7. 健康指导

（1）产褥期禁止盆浴、性交，保持清洁舒适，防止感染。

（2）对期待疗法有效的孕妇出院后，嘱多休息，避免剧烈活动和性生活。指导孕妇自我监测胎动、胎心，定期产前检查，若再次出现阴道流血、宫缩或胎儿出现异常，应及时到医院就诊。

（3）做好计划生育指导工作，指导产妇产后42 d到医院检查。

第二节　胎盘早剥

一、疾病概要

妊娠20周后或分娩期，正常位置的胎盘在胎儿娩出前部分或全部与子宫壁剥离，称为胎盘早期剥离，简称胎盘早剥。胎盘早剥为妊娠晚期的一种严重并发症，往往病情急，进展快，如处理不及时，可威胁母儿生命。多见于经产妇，再次妊娠时易再发。

1. 影响因素　胎盘早剥的发生可能与以下几种因素有关。

（1）血管病变：从临床观察发现，胎盘早期剥离的孕妇中并发重度妊娠期高血压疾病、慢性高血压及慢性肾脏疾病，尤其已发生全身血管病患者居多。底蜕膜螺旋小动脉痉挛或硬化，可引起远端毛细血管缺血坏死以致破裂出血，血液流到底蜕膜层形成血肿，便引起胎盘与子宫壁剥离。

（2）宫腔压力骤降：羊水过多破膜后大量羊水突然流出，或双胎妊娠第一胎胎儿娩出过快，均可因宫腔压力骤降、宫腔体积突然缩小而引起胎盘早剥。

（3）外伤：腹部直接受到撞击，或用粗暴的外转胎位术纠正胎位时，亦可造成胎盘早剥。

（4）脐带因素：脐带过短、绕颈、绕肢体，胎儿下降时牵拉而致胎盘早剥。

2. 类型及病理　胎盘早剥的主要病理变化是底蜕膜层出血，形成血肿，使胎盘自附着处剥离。如剥离面小，血液很快凝固，临床可无症状。如果胎盘剥离面大，继续出血，则形成胎盘后血肿，使胎盘剥离部分不断扩大，出血逐渐增多，血液冲开胎盘边缘流出。按胎盘剥离时情况不同，分为三种类型（见图 9–2）。

（1）显性剥离：又称显性出血，胎盘剥离后形成血肿，血液冲开胎盘边缘，沿胎膜与子宫壁之间经子宫颈管向外流出。

（2）隐性剥离：又称隐性出血。胎盘从中央剥离，形成胎盘后血肿，胎盘边缘仍附着于子宫壁上，或胎头固定于骨盆入口，使胎盘后血液不能外流。

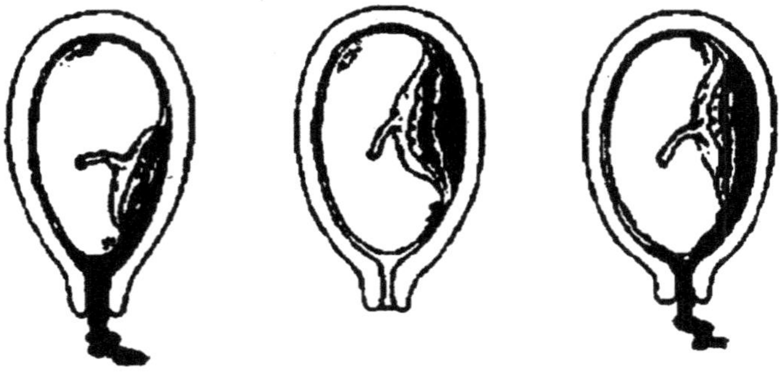

（1）显性剥离　　（2）隐性出血　　（3）混合性出血

图 9–2　胎盘早期剥离的类型

（3）混合性剥离：又称混合性出血。由于血液不能外流，胎盘后积血增多，子宫底也随之升高。当内出血过多时，血液仍可冲开胎盘边缘，向宫颈口外流。

胎盘早剥发生内出血时，血液积聚于胎盘与子宫壁之间，压力逐渐增大而使之侵入子宫肌层，引起肌纤维分离，甚至断裂、变性。当血液侵入深达子宫浆膜层时，子宫表面出现紫色瘀斑，尤其在胎盘附着处特别显著，称为子宫胎盘卒中。更严重时，血液可从子宫壁层渗入阔韧带以及输卵管系膜等处，甚至可经输卵管流入腹腔。严重的胎盘早剥往往发生凝血功能障碍，主要是由于从剥离处的胎盘绒毛和蜕膜中释放出大量的组织凝血活酶，进入母体血循环，激活凝血系统而发生弥散性血管内凝血。胎盘早剥持续的时间长，促凝物质陆续不断地进入母体循环内，弥散性血管内凝血在不停地发展，病情即随之加剧。

3. 临床特点及处理原则

（1）胎盘早剥的临床特点：妊娠晚期突发的腹部持续性疼痛，伴有或不伴有阴道流血。

（2）治疗原则：积极纠正休克，及时终止妊娠，控制并发症。

二、护理评估

1. 健康史　了解患者有无慢性高血压、慢性肾脏疾病。了解孕产史和本次妊娠情况。详细了解本次患病过程中腹痛情况，有无阴道流血以及休克情况。了解有无外伤史等。

2. 身体状况

（1）轻型胎盘早剥：胎盘剥离面积小于 1/3，多为显性出血，腹痛轻或不明显。子宫软，局部有轻压痛，子宫大小与妊娠月份相符，胎位清楚，胎心多正常。

（2）重型胎盘早剥：胎盘剥离面积超过胎盘总面积的 1/3，表现为持续性腹痛、腰酸、腰痛。重型胎盘早剥以内出血和混合性出血为主，阴道出血可有可无，贫血程度与外出血量不相符，常伴有恶心、呕吐及休克症状。检查子宫底升高，硬如板状，压痛明显，拒按，胎位不清。当胎盘剥离面积大于 1/2 时，胎儿多因缺氧死亡、胎心消失。严重时可发生子宫胎盘卒中、弥散性血管内凝血、产后出血、急性肾衰竭及羊水栓塞等。

3. 辅助检查

（1）实验室检查：血常规、血小板、出凝血时间及纤维蛋白原检查等，必要时做有关弥散性血管内凝血项目检查。

（2）B 型超声检查：正常胎盘 B 型超声图像显示胎盘紧贴子宫壁。若胎盘早剥，B 超显示胎盘与子宫壁之间有液性暗区或胎盘增厚；若胎盘后血肿增大，胎盘胎儿面可突向羊膜腔，甚至使子宫内的胎儿偏向对侧；显性剥离未形成胎盘后血肿时无上述表现。

4. 心理－社会因素　因剧烈腹痛、大量阴道流血，使孕妇感到自身和胎儿的生命受到威胁，表现出紧张、恐惧。因住院治疗改变了孕妇生活环境，生活不便和治疗费用增加等均给孕妇及家属带来一定的心理压力。

三、护理诊断及相关合作性问题

1. 恐惧　与担心自身与胎儿生命安全有关。

2. 知识缺乏　与对胎盘早剥的认识不足有关。

3. 有胎儿受伤的危险　与胎盘功能障碍和胎盘剥离面积有关。

4. 潜在并发症　失血性休克、弥散性血管内凝血、肾衰竭、子宫胎盘卒中等。

四、护理目标

（1）孕妇及家属了解胎盘早剥知识，恐惧感减轻。

（2）孕妇的出血得到有效控制。

（3）孕妇、胎儿安度妊娠期和分娩期。

五、护理措施

1. 预防措施

（1）加强孕期管理：加强产前检查，积极防治妊娠期高血压疾病、慢性肾炎等疾病。

（2）避免外伤：妊娠晚期避免长时间仰卧与外伤；进行外转胎位术纠正异常胎位时，要严格掌握指征，操作必须轻柔。

（3）防止宫内压力骤减：对羊水过多及双胎妊娠分娩者，要避免宫内压力骤减；人工破膜时，应选择在宫缩间歇期，破裂口宜小而靠上，放出羊水速度要缓慢，必要时用纱布包裹的手阻于阴道口，使羊水缓慢流出；进行羊膜腔穿刺时，应避开胎盘。双胎分娩时，第一个胎儿娩出速度不可过快。

2. 急救护理　对重型胎盘早剥的孕妇应立即采用以下措施。

（1）迅速建立静脉通道，遵医嘱输血、输液，补充血容量，尽快恢复正常血压。

（2）立即面罩给氧，纠正缺氧状态。

（3）立即做好手术前准备。

3. 一般护理

（1）指导孕妇饮食与休息：指导孕妇进食高热量、高蛋白、高维生素、富含铁剂的食物。嘱孕妇绝对卧床休息，取左侧卧位，做好床边护理。

（2）保持外阴清洁：定期用 1‰的苯扎溴铵清洁外阴，勤更换会阴垫，保持外阴清洁。

4. 病情监测

（1）监测孕妇生命体征，定时测量血压、脉搏、呼吸、尿量，并及时记录。

（2）严密监测子宫高度，孕妇腹痛情况，阴道流血的量、颜色、性状，判断外出血量与失血量是否相符。

（3）监测胎心音是否正常，胎位是否清楚，有无胎儿宫内窘迫情况。

5. 治疗措施

（1）协助分娩：在孕妇一般情况好、胎盘剥离面积小、外出血量不多、宫口已开全、胎心正常的情况下，护士做好接生和新生儿抢救准备。若胎盘剥离面积大，外出血量与贫血程度不符，胎儿出现宫内窘迫，或短时间不能经阴道分娩时，均应立即做好剖宫产准备。术后监测患者生命体征，注意观察阴道流血及腹壁手术切口出血情况，遵医嘱给予止血药物等。

（2）防止产后出血：胎盘娩出后及时使用宫缩剂，按摩子宫，减少产后出血的发生，必要时做好子宫切除的准备。

（3）遵医嘱使用抗生素预防感染。

6. 心理护理

（1）解除恐惧心理：评估恐惧程度，鼓励孕妇说出心理感受，对有关胎盘早剥知识给予解释，尽快解除心理障碍，积极配合治疗与护理。

（2）提供心理支持：对失去胎儿或新生儿的孕妇和家属提供心理支持。患者因病情严重可能失去胎儿、新生儿，也可能因出血处理无效进行子宫切除手术，要将此患者安排在周围没有新生儿的房间，允许家属陪伴，以减轻患者心理压力。

7. 健康指导

（1）指导母乳喂养：新生儿存活者，正确指导产妇进行母乳喂养；如新生儿死亡，及时指导产妇采用退奶措施，可在分娩后 24 h 内尽早服用大剂量雌激素，水煎生麦芽当茶饮，紧束双乳，少进汤类食物。

（2）指导采取合理避孕措施。

（3）进行产褥期卫生知识宣教，要求产后 42 d 到产科门诊复查。

第三节　妊娠期高血压

一、疾病概要

妊娠期高血压是妊娠期特有的疾病，发生率在我国约为 9.4%。妊娠期高血压主要表现为高血压、蛋白尿等症状，重度患者伴有头痛、眼花，甚至抽搐、昏迷。本病严重威胁母婴健康，是引起孕产妇和围产儿死亡的主要原因。

1. 影响因素

（1）好发因素：①精神过度紧张；②年轻初产妇或高龄初产妇；③有慢性高血压、肾炎、糖尿病等病史的孕妇；④营养不良者；⑤体型较胖，体重指数大于 0.24 者；⑥子宫张力过高者，如双胎、羊水过多等；⑦家族中有高血压病史；⑧寒冷季节或气温变化大时。

（2）胎盘浅着床：胎盘浅着床可能是孕早期母体和胎盘间免疫耐受发生改变，导致子宫螺旋小动脉生理重铸过程障碍，胎盘灌注减少，滋养细胞缺血，致滋养细胞功能受损和浅着床。临床上本病易发生于腹壁较紧的初产妇、多胎妊娠、羊水过多等产妇，可能与发生胎盘浅着床有关。

（3）免疫学说：认为胎儿胎盘是具有半抗原性移植体，正常妊娠的维持，有赖于胎儿母体间免疫平衡的建立和稳定。这种免疫平衡一旦失调，即可导致特殊的排斥或变态反应，引起血管内皮细胞病变，从而发生该病。

（4）其他：近几年来，还认为本病与血管内皮受损、遗传因素、营养缺乏、胰岛素抵抗等因素有关。

2. 病理　本病基本的病理生理变化是全身小动脉痉挛，全身各系统脏器血液灌注量减少，对母儿造成危害，甚至导致母儿死亡。由于小动脉痉挛，造成脉管狭窄，外周阻力增加，肾脏缺血，肾小球受损，通透性增加，体液和蛋白质渗漏，表现为血压升高、蛋白尿、水肿。全身各系统脏器因缺血、缺氧而受到不同程度的损害，胎盘供血不足，可致胎儿宫内生长发育迟缓（IUGR）。病情变化急剧时，可致胎死宫内，严重时胎盘小血管破裂，导致胎盘早剥；脑组织缺氧、水肿，严重时出血，出现头昏、头痛、恶心、呕吐，重者抽搐、昏迷，形成脑疝而致死亡；心肌缺血，可导致左心衰竭，继而发生肺水肿；肾脏受损，肾小球滤过率减少，出现尿少，导致水钠潴留，严重者出现肾衰竭；肝脏由于缺血，使血清谷丙转氨酶升高，出现黄疸表明病情严重，严重者肝实质缺血坏死、肝包膜下出血；血液系统可因血管壁渗透性增加，血液浓缩，红细胞比容增加，重症患者可致微血管病性溶血（又称 HELLP 综合征，主要表现溶血、肝脏酶升高及血小板减少）等。

3. 临床特点及防治原则

（1）临床特点：为高血压、水肿、蛋白尿，严重时患者出现头痛、眼花、胸闷、恶心、呕吐，甚至抽搐和昏迷。

（2）防治原则：解痉，降压、镇静、利尿、扩容，适时终止妊娠，预防并发症。

二、护理评估

1. 健康史　详细询问是否存在妊娠期高血压疾病的诱发因素，既往有无高血压、慢性肾病及糖尿病史；详细询问孕妇的自觉症状，胎儿生长情况等。

2. 身体状况　见表 9–1。

表 9–1　妊娠期高血压疾病分类

分类	临床表现
妊娠期高血压	血压≥ 140/90 mmHg（18.62/11.97kPa），妊娠期首次出现，并于产后 12 周恢复正常；尿蛋白（–）；患者可伴有上腹不适或血小板减少，产后方可确认。
子痫前期轻度	血压≥ 140/90 mmHg（18.62/11.97kPa），孕 20 周后出现，尿蛋白≥ 300 mg/24 h 或（+）。可伴有上腹不知、头痛等症状。
重度	血压≥ 160/110 mmHg（21.28/14.63kPa）；尿蛋白≥ 2.0 g/24 h；持续性头痛或其他脑神经或视觉障碍；持续性上腹不适。
子痫	子痫前期孕妇出现抽搐、昏迷，不能用其他原因解释。
慢性高血压并发子痫前期	高血压孕妇妊娠 20 周以前无尿蛋白，若出现尿蛋白≥ 300 mg/24 h；高血压孕妇 20 周前突然尿蛋白增加，血压进一步升高或血小板＜ 100×10^9/L。
妊娠并发慢性高血压	血压≥ 140/90 mmHg（18.62/11.97kPa），孕前或孕 20 周以前或孕 20 周后首次诊断高血压并持续到产后 12 周后。

（1）血压：血压的高低与病情有直接关系。测血压时，要注意与基础血压比较。初测血压升高者，应休息 1 h 再次测量。

（2）水肿：妊娠期高血压病出现水肿，可分为 4 级，用“+”表示。“1+”：水肿局限在踝部、小腿；“2+”：水肿延及大腿；“3+”：水肿延及腹部、外阴；“4+”：全身水肿或伴腹水。水肿不明显，但体重每周增加＞ 0.5 kg 的隐性水肿应重视。妊娠期因增大的子宫压迫下腔静脉，使血液回流受阻，引起水肿，营养不良性低蛋白血症及贫血也可引起水肿，应注意鉴别。孕妇体重突然增加每周超过 0.9 kg，或每月增加超过 2.7 kg 是子痫前期的信号。

（3）尿蛋白：取中段尿检验，凡 24 h 尿液蛋白定量≥ 300 mg 者为异常。尿蛋白量的多少直接反映肾血管痉挛的程度以及肾小管上皮细胞因缺氧致功能受损的程度。

（4）抽搐与昏迷：子痫前期患者在高血压、水肿、蛋白尿的基础上出现头痛、眼花、胸闷、呕吐、上腹的不适。在此基础上出现抽搐、昏迷为子痫。若发生在临产前称产前子痫；若发生在分娩期称产时子痫，临床多见；若发生在产后 7 d 内，特别是产后 24 h 内称产后子痫。子痫抽搐进展迅速，前驱症状短暂，表现为抽搐、面部充血、口吐白沫、深昏迷；随之深部肌肉僵硬，很快发展成典型的全身高张阵挛惊厥，有节律的肌肉收缩和紧张，持续 1.0 ~ 1.5 min，其间患者无呼吸动作。此后抽搐停止，呼吸恢复，但患者仍昏迷，最后意识恢复，但困倦、易激惹、烦躁。护士应特别注意抽搐发作时间、持续时间、间隔时间、发作状态及频率、神志情况，有无舌咬伤、窒息、摔伤、骨折、吸入性肺炎等。

3. 辅助检查

（1）血液检查：检查血常规、血细胞比容、血浆黏度、电解质、二氧化碳结合力及出、凝血时间、凝血酶原时间、血小板计数等。

（2）尿液检查：尿蛋白定量、定性检查，尿比重检查。

（3）肝、肾功能检查：谷丙转氨酶、血尿素氮、肌酐及尿酸等测定。

（4）眼底检查：正常动静脉管径比为 2：3。通过眼底检查若发现动静脉管径比为 1 ：2，甚至 1 ：4 时，表示眼底小动脉痉挛，提示病情严重。严重时可致视网膜剥离，乃致失明。

（5）其他检查：胎盘功能、胎儿成熟度、B 超、心电图、超声心动图等检查视病情需要而选择。

4. 心理 – 社会因素　孕妇得知血压升高后常表现出担心和焦虑，因怕胎儿受到损害而感到恐惧。此时家属会感到极为无助，求助医护人员以保证母子安全。也有孕妇及家属因对疾病缺乏认识，表现出淡漠、不重视、不按时产前检查，而使病情加重。

三、护理诊断及相关合作性问题

1. 焦虑　与担心胎儿安全有关。
2. 知识缺乏　与缺乏妊娠期高血压病的知识有关。
3. 体液过度　与水钠潴留、低蛋白血症有关。
4. 有受伤的危险　与发生子痫抽搐和昏迷有关。
5. 潜在并发症　急性肾衰竭、胎盘早剥、子痫、脑出血。

四、护理目标

（1）孕妇焦虑得到缓解。

（2）孕妇了解孕期保健的重要性，积极配合产前检查和治疗。

（3）孕妇的水肿被正确评估和处理。

（4）孕妇受伤因素被及时评估和控制。

（5）并发症得到及时评估和控制。

五、护理措施

1. 预防措施

（1）加强孕期健康教育：切实开展孕期卫生宣教，正确进行产前检查，使孕妇了解妊娠期高血压病对母儿的危害，做到自觉从早孕开始检查，发现异常，及时处理。

（2）正确指导孕妇的营养与休息：增加富含蛋白质、维生素、铁、钙和其他微量元素的食品，控制盐和脂肪的摄入。从妊娠 20 周起，每日补充钙剂 2 g，可降低该病的发生。

（3）翻身实验预测妊娠期高血压病：孕妇左侧卧位测血压直到稳定后，翻身仰卧 5 min 再测血压。若仰卧位舒张压较左侧卧位≥ 20 mmHg（2.66kPa）为阳性，提示孕妇有发生妊娠期高血压病的倾向。

2. 一般护理

（1）休息：轻度妊娠期高血压病孕妇在家休息，保证每天睡眠 6 ～ 8 h，以左侧卧位为宜。重度患者住院治疗，保持病室安静。必要时用镇静药物保证充分休息。

（2）加强营养：指导孕妇增加蛋白质、维生素、铁、钙等食物，减少盐和脂肪的摄入。

（3）教会孕妇自我监测：监测自觉症状（头痛、头晕、恶心等），计胎动，指导家属学会听胎心。

（4）间断吸氧：可增加血氧含量，改善全身主要脏器和胎盘的氧供。

3. 病情监测

（1）监测生命体征：密切注意血压、脉搏、呼吸、体温。每小时测记血压、脉搏、呼吸 1 次，每 4 h 测记体温一次。随时观察和询问孕妇有无头晕、头痛、目眩等症状的出现。

（2）监测子痫表现：观察记录抽搐发作次数、持续时间、频率、神志表现。

（3）监测分娩征兆：观察有无宫缩、阴道出血、宫口扩张、胎先露下降等情况，监测胎心变化。

4. 急救护理对子痫患者的护理措施

（1）专人护理：详细记录病情，观察和检查结果、液体出入量、治疗经过，为制订治疗方案提供依据。

（2）避免刺激：病室保持安静，光线宜暗，保持空气流通，避免一切外来刺激（声音、光亮），护理操作相对集中，动作轻柔，防止诱发抽搐。

（3）做好必备物品的准备：气管插管、吸引设备、开口器或用纱布包裹的压舌板、有护栏的病床等。

（4）保持呼吸道通畅：患者昏迷或未完全清醒时应禁食、禁水，将头偏向一侧，防止呕吐物引起窒息或吸入性肺炎，及时用吸引器吸出呕吐物和呼吸道分泌物。

（5）防止受伤：在患者抽搐时及时将开口器或用纱布包裹的压舌板置于上下磨牙之间，防止舌咬伤。在孕妇的病床上加护栏，防止抽搐以及昏迷时坠地摔伤。

5. 治疗配合

（1）解痉药物：首选 25% 的硫酸镁。镁离子作用于神经肌肉连接点，抑制运动神经纤维的冲动，减少乙酰胆碱释放，从而使肌肉松弛，痉挛解除，能有效地预防和控制子痫发作。镁离子还具有中枢抑制，降低颅内压，改善氧代谢，调节细胞内离子代谢及钠泵运转，直接抑制子宫及血管平滑肌，解除血管痉挛，改善子宫胎盘血流等作用。镁离子适用于重度高血压和子痫患者。①用药方法：25% 硫酸镁 20 mL 加入 10% 葡萄糖 20 mL 中缓慢静脉注射，5 ~ 10 min 推完；继之用 25% 硫酸镁 60 mL 加于 5% 葡萄糖 500 mL 内静脉滴注，按每小时 1 ~ 2 g 滴入；必要时临睡前再肌内注射 5 g，24 h 总量 25 ~ 30 g。夜间停止静脉滴注，次日重复治疗，可连续给药 3 ~ 5 d；②注意事项：硫酸镁的治疗浓度与中毒剂量比较接近，正常孕妇血清镁离子浓度为 0.75 ~ 1.00 mmol/L，治疗有效血清镁离子浓度为 1.07 ~ 3.00 mmol/L，若高于 3.00 mmol/L 即发生中毒症状，治疗过程中应严密观察，以防过量中毒。要求膝反射必须存在；呼吸不得少于 16 次 /min；24 h 尿量不少于 600 mL，以免蓄积中毒。出现呼吸抑制、心律失常等中毒症状时，立即在 3 min 内静脉推注 10% 葡萄糖酸钙 10 mL 解毒。

（2）镇静药：冬眠药物可广泛抑制神经系统，有助于解痉降压、控制子痫抽搐。常用冬眠合剂，如哌替啶 100 mg、氯丙嗪 50 mg、异丙嗪 50 mg，加于 10% 葡萄糖液 500 mL 中静脉滴注。或哌替啶 50 mg、氯丙嗪 25 mg、异丙嗪 25 mg，肌内注射；间隔 12 h 可重复使用。若估计 6 h 内分娩者禁用，由于氯丙嗪可使血压急剧下降，对母儿有一定的损害作用，现仅用于硫酸镁治疗效果不佳者。

（3）降压药物：降压药物虽可使血压下降，但同时减少重要脏器血流量，特别是子宫胎盘的血流量，对胎儿有一定危害，故轻度高血压较少采用。经硫酸镁治疗血压仍≥ 160/110 mmHg（21.28/14.63kPa）者，为防止脑血管意外、胎盘早剥等并发症，酌情选择不影响心输出量、肾脏及子宫胎盘血流量的降压药物。血压不宜降得过快过低，避免影响胎儿。常用药物者肼屈嗪、硝苯地平、拉贝洛尔、甲基多巴等。

（4）利尿药物：过去常规用利尿药，现在认为利尿药加重血容量减少和电解质紊乱，使病情恶化，故一般不主张利尿。以下几种情况可以酌情利尿：①并发心力衰竭、肺水肿；②全身水肿或伴有腹水；③严重贫血，血容量过多者。常用药物有呋塞米、甘露醇等。

（5）扩容：一般不主张扩容。如果扩容，原则是解痉基础上扩容，扩容基础上利尿。对血容量减少、血液浓缩、黏稠度高的患者，或有慢性弥散性血管内凝血改变者，扩容治疗可以改善微循环灌注，防治弥散性血管内凝血，减少围产儿死亡。指征：①尿比密（重）≥ 1.020；②血细胞比容 > 0.35（35%）；③全血黏度 > 3.6，血浆黏度 > 1.6。禁忌证：心力衰竭和肺水肿。扩容剂一般用人血浆蛋白、血浆、全血等。扩容时应严密观察，防止心脏负荷过重而发生心力衰竭和肺水肿。

（6）终止妊娠：该病是妊娠特有的疾病，一旦终止妊娠，病情迅速好转，故适时终止妊娠仍是根本的治疗措施。终止妊娠的指征：①子痫前期患者经积极系统治疗 24 ~ 72 h 后，病情控制不满意或病情恶化者；②子痫前期患者孕周已超过 34 周者；③子痫前期患者孕龄虽不足 34 周，胎盘功能减退，胎儿已成熟者；④子痫前期患者，孕龄不足 34 周，胎盘功能减退，胎儿尚未成熟者，可用地塞米松促进肺成熟后终止妊娠；⑤子痫控制后 2 h 可考虑终止妊娠。

终止妊娠的方式：①引产：适用于病情控制后，宫颈条件成熟者。先行人工破膜后加用缩宫素静脉滴注，严密观察产程进展，对产妇、胎儿密切监护，保持产妇安静，适当缩短第二产程。采取会阴切开、胎头吸引、低位产钳助产；②剖宫产：适用于有产科指征者；宫颈条件不成熟，不能在短时间内结束的分娩者；引产失败者；胎盘功能明显减退，或已有胎儿窘迫者。

（7）防止产后子痫：产后 10 d 内特别是产后 24 h，仍有发生子痫的可能。应严密观察，及时防止。

6. 心理护理　向孕妇及家属说明本病的病理变化是可逆的，在产后多能恢复正常。耐心倾听孕妇的倾诉，了解其心理状态，并表示理解。嘱孕妇听轻音乐，与人交流，缓解紧张、焦虑情绪。解释采取治疗及护理的理由及目的，使其配合治疗。

7. 健康指导

（1）给予孕妇卫生宣教，定期进行产前检查，发现异常及时到医院就诊。

（2）使得产妇及家属认识妊娠高血压病的危害，如本次妊娠婴儿死亡，嘱血压正常后 1 ~ 2 年再妊娠，并在孕早期到高危门诊就诊检查。

第四节　产褥感染

一、概述

产褥感染是指在分娩期和产褥期病原体侵入生殖道引起的局部或全身性炎症反应。产褥感染发病率约为 60%。产褥病率指分娩 24 h 后的 10 d 内，每日用口表测体温 4 次，间隔 4 h，有 2 次体温大于等于 38℃。产褥感染与产褥病率之间，既有区别又有联系。产褥病率的主要原因是生殖道感染，但也可能是其他系统、器官的感染，如常见的上呼吸道感染、泌尿系感染、乳腺炎等。

二、病因

（一）诱因

能够造成产妇生殖道防御功能和自净作用降低的因素均为产褥感染的诱因。

（1）胎膜早破，病原体侵入子宫。

（2）胎盘残留，组织坏死有利于病原体生长。

（3）产程延长、难产时，手术助产造成产道损伤，病原体入侵。

（4）妊娠期生殖道感染未得到控制，妊娠后期性生活不注意卫生，感染扩散。

（5）孕期贫血、产后出血，导致产妇身体虚弱，抵抗力下降。

以上因素增加了病原体侵入生殖道的机会。

（二）病原体

妊娠期、产褥期女性生殖道内寄生着大量病原体，有厌氧菌、需氧菌、真菌、支原体、衣原体等，其中一部分是非致病菌，但在特定环境下可以致病。

1. 需氧性链球菌　是外源性产褥感染的主要原因，其中以 β－溶血性链球菌致病性最强，感染迅速扩散，可引起败血症。

2. 厌氧革兰阳性球菌　正常情况下阴道中寄生着消化链球菌和消化球菌，当有产道损伤、胎盘残留、局部组织坏死缺氧时，细菌迅速繁殖，与大肠杆菌混合感染，分泌物有异常恶臭气味。

3. 葡萄球菌　主要是金黄色葡萄球菌和表皮葡萄球菌。前者多为外源性感染，可引起严重的伤口感染。后者存在于阴道菌群中，引起的感染较轻。

4. 大肠杆菌属　大肠杆菌与其相关的革兰阴性杆菌、变形杆菌常寄生于阴道、会阴、尿道口周围，能产生内毒素，是菌血症和感染性休克的最常见原因。

5. 其他病原体　厌氧芽孢梭菌产生的外毒素可溶解蛋白，产生气体和溶血，产气荚膜梭菌可引起子宫内膜炎、腹膜炎，严重时引起溶血、急性肾衰竭、气性坏疽导致死亡。厌氧革兰阴性杆菌可加速血液凝固，引起感染临近部位的血栓性静脉炎。沙眼衣原体寄生在女性生殖道内，可引起感染，但临床表现轻微，多无明显症状。

（三）感染来源

造成产褥感染的病原体来源有两个：一是内源性感染，正常孕妇生殖道和身体其他部位寄生有病原体，多数不致病，当身体抵抗力下降时可转化为致病菌引起感染。研究表明内源性感染更为重要，因为孕妇生殖道内的病原体不仅可以引起产褥感染，还可以透过胎盘、胎膜、羊水感染胎儿，导致流产、早产、胎膜早破、胎死宫内等。二是外源性感染，病原体可通过被污染的手术器械、敷料、衣服、甚至医务人员的手传播。

三、护理评估

（一）健康史

了解患者的既往健康状况，有无泌尿系统及生殖道感染史；全身营养状况，是否有严重的贫血、营养不良；个人卫生习惯。

（二）本次妊娠、分娩经过

重点了解妊娠、分娩的经过。是否合并糖尿病、心脏病，是否并发妊娠期高血压疾病；分娩过程中有无产程延长、胎膜早破、手术助产、产道损伤；产后评估会阴、腹部伤口状况、恶露性状、子宫复旧情况以及产妇体温变化。

（三）临床表现

发热、疼痛、恶露异常是产褥感染的三个主要症状，一般出现在产后 3 ~ 7 d，血栓静脉炎症状出现在产后 7 ~ 14 d。症状因感染的病原体、部位、严重程度不同而不同。

1. 急性外阴、阴道、宫颈炎　通常由于自然分娩时损伤或手术助产引起，病原体主要为葡萄球菌和大肠杆菌。会阴裂伤或侧切伤口可见红肿，有压痛，产妇不能取坐位，伤口裂开，有脓性分泌物，感染蔓延可出现发热。阴道裂伤或挫伤时表现为阴道黏膜充血、溃疡、脓性分泌物增多。感染部位较深时，可引起阴道旁结缔组织炎。宫颈裂伤感染可出现黏膜充血、溃疡、分泌物增多，向深部蔓延可达宫旁组织，引起盆腔结缔组织炎。

2. 急性子宫内膜炎、子宫肌炎　病原体经过胎盘剥离面侵入子宫内膜形成子宫内膜炎，侵入子宫肌层形成子宫肌炎。临床表现为子宫内膜坏死，恶露增多，脓性，有臭味。炎症侵入子宫肌层，子宫复旧不佳，恶露呈脓性，下腹痛加重，宫底部有压痛，伴寒战，体温升高达 38℃，白细胞数量增多。

3. 急性盆腔结缔组织炎、急性输卵管炎　病原体侵入宫旁组织，形成炎性包块，并波及输卵管，形成输卵管炎。产妇可出现寒战、高热、腹胀、下腹压痛、反跳痛、肌紧张等症状和体征，严重时病变可波及整个盆腔形成“冰冻骨盆”。

4. 急性盆腔腹膜炎及弥漫性腹膜炎　病原体还可扩散至子宫浆膜层，形成盆腔腹膜炎，继续发展为弥漫性腹膜炎，出现高热、恶心、呕吐、腹胀等全身中毒症状，下腹部有明显的压痛、反跳痛。急性期治疗不彻底可转为慢性腹膜炎。

5. 血栓性静脉炎　以厌氧菌感染为主。血栓来自胎盘剥离处，随血液循环播散，侵入子宫静脉、卵巢静脉、髂内静脉、髂总静脉，盆腔静脉炎向下扩散可形成下肢深静脉炎。盆腔内血栓静脉炎患者表现为寒战、高热。下肢静脉血栓的产妇可出现下肢持续性疼痛，局部静脉压痛或触及硬索状物，血液回流受阻，皮肤发白、疼痛，下肢水肿，俗称“股白肿”。

6. 脓毒血症及败血症　脱落的感染血栓或大量病原体进入血液循环，引起脓毒血症、败血症，患者可出现持续高热、寒战等全身中毒症状，严重时可出现感染性休克，危及生命。

（四）辅助检查

1. 血常规　白细胞总数增高，中性粒细胞升高明显，血沉加快。

2. 药物敏感试验　会阴伤口分泌物、宫腔分泌物培养、血液细菌培养和药物敏感试验，寻找病原体，为选择抗生素提供依据。

3. B超　检查子宫及盆腔组织，可发现炎症包块、脓肿的位置及性质。

4. C-反应蛋白　检测血清C-反应蛋白 > 8 mg/L，有助于早期诊断感染。

（五）社会－心理评估

产褥感染的产妇因发热、腹痛等身体不适，可能降低母乳喂养和对新生儿的照顾能力，感染严重时，因治疗需要可能停止母乳喂养甚至造成母子分离，产妇常表现为疲劳、烦躁、睡眠不佳、焦虑等。

（六）治疗原则

1. 抗生素治疗　先根据临床表现选用广谱高效抗生素，然后根据细菌培养和药物敏感试验结果调整抗生素种类和剂量。对于中毒症状严重的患者，为提高机体的应激能力，可加用肾上腺皮质激素。

2. 支持疗法　为患者提供高热量、高蛋白质易消化的食物，以增加机体抵抗力。高热患者应行物理降温；病情严重者注意纠正水、电解质失衡；贫血患者可少量多次输血。

3. 局部治疗　会阴伤口或腹部切口感染的患者，行切开引流；盆腔脓肿者可经后穹隆切开引流；胎盘胎膜残留者应清除宫腔内容物；产妇取半坐卧位以利恶露引流，使炎症局限于盆腔。

4. 血栓性静脉炎的治疗　在应用抗生素治疗的同时，加用肝素、尿激酶进行溶栓治疗，用药期间注意监测凝血功能。口服双香豆素、阿司匹林等。

四、护理诊断和医护合作性问题

1. 体温过高　与产褥感染有关。
2. 体液不足　与发热消耗、摄入减少有关。
3. 疼痛　与伤口裂开有关。
4. 焦虑　与担心自身健康及新生儿喂养有关。
5. 母乳喂养中断　与产褥感染有关。

五、计划与实施

（一）预期目标

（1）产妇炎症得到控制，体温及各项生命体征恢复正常。

（2）产妇液体的摄入能够满足机体需要，未出现电解质失衡。

（3）产妇主诉疼痛缓解。

（4）产妇能复述疾病、自我护理及新生儿喂养相关知识。

（5）新生儿得到有效喂养，生长发育正常。

（二）护理措施

1. 一般护理　如下所述。

（1）做好生活护理，满足患者基本需要，提供舒适的休养环境，保证患者能够充分休息；协助取半坐卧位，促进恶露排出。

（2）增加营养，提供高热量、高蛋白、高维生素的食物，补充消耗，增强机体抵抗力，同时要保证液体的摄入，保持电解质平衡，必要时可通过静脉输液补充液体。

2. 病情观察　如下所述。

（1）监测患者的体温、脉搏及其他生命体征；观察患者全身状况，有无寒战、腹痛等；监测血清电解质、白细胞计数变化；准确记录出入量。

（2）评估会阴、腹部伤口情况；观察恶露的量、颜色、性状、气味；每日定时检查子宫复旧情况。

（3）观察患者有无下肢持续性疼痛、局部静脉压痛或触及硬索状物，下肢是否水肿及皮肤颜色。

3. 配合治疗　如下所述。

（1）遵医嘱给予抗生素治疗，保持有效血药浓度；定期采血检查，了解白细胞计数、分类。

（2）协助医生进行脓肿引流、伤口清创或清除宫腔残留物，术后注意观察引流液的量、性状、伤口愈合情况，子宫收缩及阴道出血情况。

4. 预防感染　妊娠、分娩过程中注意预防感染，减少阴道操作。产妇的便盆等用物应一人一物，用后消毒，防止交叉感染。医护人员在操作过程中要严格执行无菌操作原则，被污染的物品要按规定处理，避免医源性感染。

（三）健康指导

（1）产褥感染的预防：平时应养成良好的卫生习惯，积极治疗生殖道炎症。妊娠后期避免性生活及盆浴。

（2）指导产妇注意个人卫生，做好会阴部护理。每日用 1 ∶ 5 000 高锰酸钾溶液或 1 ∶ 40 络合碘溶液冲洗外阴两次；产后 10 d 可温水坐浴，每日 2 次；教会产妇正确、及时地更换会阴垫。

（3）指导母乳喂养，新生儿吸吮乳头，反射性地刺激子宫收缩，促进恶露排出。

（4）向产妇讲解产褥感染及其治疗的相关知识，缓解产妇的焦虑情绪。如母婴分离，指导产妇、家属如何挤出和贮存乳汁，喂养新生儿。

（5）教会产妇及家属识别产褥感染的症状、体征。有发热、腹痛、恶露异常应及时就医。

（6）提供产后休养、饮食、活动、产后复查等相关信息。

六、评价

产妇的感染症状得到及时控制，体温恢复正常，疼痛缓解，心理状态趋于稳定，能够进行产后自我护理，新生儿生长发育正常。

第十章

儿科疾病的护理

第一节　儿童脑积水

儿童脑脊液产生过程和形成量与成人相同，平均每小时 20 mL，儿童脑积水多为先天性和炎症所致，国外资料报告，先天性脑积水的发病率在 4/10 万 ~ 10/10 万，是最常见的先天神经系统畸形疾病之一，所有先天性脑积水几乎都是由于脑脊液通路阻塞所致，尤其是中脑导水管和第四脑室出口部位的阻塞，因脑脊液的产生增加和吸收减少而常伴有颅内压增高。先天性脑积水还可伴有其他神经系统畸形，以脊柱裂多见，在有家族性脑积水的儿童中，男女之间均有同样高的发病率。

一、护理评估

（一）病因分析

宫内病毒、弓形虫、螺旋体及细菌感染，引起先天异常如中脑导水管闭塞、脑池发育不良、室间孔闭锁等；蛛网膜研究证明，胎儿宫内脑积水的病因有异质性，约 75% 的宫内脑积水的胎儿出生后死亡，只有约 7.5% 的宫内脑积水的胎儿出生后可正常生长发育。如是先天性导水管狭窄畸形：除发育畸形外，先天性病毒感染也有影响；先天性第四脑室形成大囊，枕部突出及小脑畸形称之为 Dandy-Walker；Galen 大静脉畸形，压迫导水管引起脑积水；Arnold-Chiari 综合征：小脑扁桃体下蚓部疝入椎管内，脑桥和延髓扭曲延长，并且部分延髓向椎管内移位；在先天性脑积水中，有些发生在儿童期或以后出现寻水管狭窄性脑积水多为散发性，病因不清。散发性导水管狭窄也可在儿童期或青春期出现进行性脑积水。

（二）临床观察

儿童脑积水的临床表现是根据患者的发病年龄而变化的。婴幼儿期以头围不正常的速度增长，颅缝裂开，前囟饱满，头皮变薄，头皮静脉清晰可见并有怒张，用强光照射时有头颅透光现象，叩诊头顶呈实性鼓音。病儿易激惹，表情淡漠，饮食差，出现持续高调短促的哭泣。头颅与面不相称，头大而面小，双眼球呈下视状态，亦称“落日征”，2 周岁以内儿童出现弱视。儿童期由于骨缝闭合，脑积水与婴幼儿不同，主要表现为颅压高症状，双侧颈部疼痛，恶心、呕吐。部分有暂时或持久性视力降低及智力发育障碍，精神运动发育迟缓，轻度痉挛及瘫痪。

（三）辅助检查

颅透光试验阳性，颅脑超声或 CT 观察脑室大小。

（四）治疗

1. 药物治疗

药物治疗只适用于轻度脑积水，一般用于分流术前暂时控制脑积水的发展。

2. 脑室分流术

儿童脑积水目前主要以手术治疗为主，临床通常首选脑室 - 腹腔分流术。另外不能行腹腔分流的患者可采用脑室 - 心房分流；脊髓 - 蛛网膜下隙 - 脑室分流术只适用于交通性脑积水。

3. 非分流手术

切除侧脑室脉络丛和第三脑室造瘘，非分流手术效果不好，很少用。

二、常见护理问题

1. 颅压增高

在婴幼儿期颅压增高主要表现为骨缝裂开、前囟饱满、严重者头皮变薄和头皮静脉清晰可见，并有怒张；儿童期由于骨缝闭合，颅压高症状同颅内占位。

2. 神经系统发育障碍

脑积水严重者可引起神经系统功能损害，如智力低下、语言障碍和发育异常。

3. 营养低于机体需要量

脑积水引起颅内压增高后，食欲缺乏、恶心、呕吐。

4. 自理能力缺陷

与年龄和疾病有关。

5. 家庭应对能力改变

与脑积水可能威胁生命，信息不足难以照顾会使家属产生罪恶感。

三、护理目标

（1）发现颅压高的症状及时抢救。

（2）提供合理营养膳食。

（3）保证患者生活需要得到满足。

（4）让家长了解脑积水对儿童生长发育的损害，提高应对能力。

四、护理措施

1. 观察疾病进展情况

（1）定时测量和记录头围（枕额径：沿眉毛上方、耳朵顶端到枕骨隆凸处）。

（2）观察及记录前囟门的大小及膨胀程度。

（3）观察颅压增高的症状（有无恶心、呕吐、前囟门张力、意识、瞳孔和生命体征改变）。

（4）外观改变：头的大小、额是否突出、落日眼、角弓反张姿势。

2. 及时处理颅压高情况

（1）通知医师，备好抢救物品。

（2）抬高头部 30°。

（3）保持呼吸道通畅，防止误吸、窒息。头偏向一侧。

（4）开放静脉，按医嘱给药，控制输液速度。

（5）给予心电监护，监测生命体征、瞳孔变化。

（6）保持病室安静，减少环境对患儿的不良刺激。

3. 给予适当营养

（1）少量多餐喂患儿，喂食前后减少活动，减少呕吐，若频繁呕吐应配合医师监测体液不足及电解质变化。

（2）抱着患儿成半坐位姿势，如患儿头很重，护士手臂应放在椅子把手上以支托头部，卧位时应抬高床头侧卧或头偏向一侧。

（3）喂食后抬高床头，防止呕吐后发生吸入性肺炎，给予充裕时间排气。

（4）记录出入量。

4. 保持皮肤完整性及功能位

（1）患儿置于柔软平整的床上，有条件可用气垫床。

（2）保持头皮和全身皮肤清洁干燥。

（3）定时翻身，翻身时注意头部与身体轴向旋转，保持良肢位。

（4）眼睑闭合不良的患儿，要保持眼睛潮湿，预防角膜溃疡及感染。

5. 给予患儿父母情感支持，促进应对能力

（1）提供正确的知识和相关解释。

（2）纠正错误观念减轻家属的焦虑与自责。

（3）若发现有严重的适应不良，由专业医师给予解答咨询与辅导。

6. 术后护理

（1）保持伤口完整性，防止患儿用手抓伤口，枕上应垫无菌巾，配合医师换药。患儿哭闹、护理人员或家长要耐心护理，禁止使用镇静剂。

（2）术后有饮食差和呕吐频繁的患儿要及时补充各种营养，防止水电解质紊乱。

（3）观察患儿头部、腹部伤口有无渗出、感染。记录引流量、颜色和尿量尿色及尿比重。观察患儿腹部有无不耐管体征，如腹痛、腹泻、呕吐等。观察感染指正：体温变化、伤口脓性分泌物、分流管路周围红肿及压痛、血象变化。

（4）观察有无颅内压增高症状：如情绪激动、囟门膨胀、嗜睡、呕吐和血压变化等。

（5）患儿应卧于健侧，避免头部伤口骨骼及硬脑膜受压，耳部应放棉垫保护。

（6）脑脊液分流术后，应观察记录囟门膨出或紧绷的情况，作为调整患儿姿势的依据。

（7）促进患儿形成正向的身体心像，较大患儿很在意术前剃发，术后头皮下导管，护士应与患儿沟通，让他们表达自己的害怕和担忧，建立自尊，鼓起面对现实的勇气。

第二节　小儿急性上呼吸道感染

急性上呼吸道感染是小儿最常见的疾病，主要侵犯鼻、鼻咽和咽部，常诊断为“急性鼻咽炎（普通感冒）”“急性咽炎”“急性扁桃体炎”等，也可统称为上呼吸道感染，或简称“上感”。

一、病因

各种病毒和细菌都可引起上呼吸道感染，尤以病毒为多见，约占“上感”发病病原体的60%甚至90%以上，常见有鼻病毒、腺病毒、副流感病毒、流感病毒、呼吸道合胞病毒等，其他病毒如冠状病毒、肠道病毒、单纯疱疹病毒、EB病毒等也可引起。细菌感染常继发于病毒感染之后，其中溶血性链球菌占重要地位，其次为肺炎链球菌、葡萄球菌、嗜血流感杆菌，偶尔也有革兰阴性杆菌。亦有报告肺炎支原体菌亦可引起上呼吸道感染。

二、病理改变

病变部位早期表现为毛细血管和淋巴管扩张，黏膜充血水肿、腺体及杯状细胞分泌增加及单核细胞和吞噬细胞浸润，以后转为中性粒细胞浸润，上皮细胞和纤毛上细胞坏死脱落。恢复期上皮细胞新生、黏膜修复、恢复正常。

三、临床表现

本病多为散发，偶然亦见流行。婴幼儿患病症状较重，年长儿较轻。婴幼儿患病时可有或无流涕、鼻塞、喷嚏等呼吸道症状，常突发高热、呕吐、腹泻、甚至因高热而引起惊厥。年长儿患者常有流涕、鼻塞、喷嚏、咽部不适、发热等症状，可伴有轻度咳嗽与声嘶。部分患儿发病早期可出现脐周围阵痛、咽炎、咽痛等症状，咽黏膜充血，若咽侧索也受累，则在咽两外侧壁上各见一纵行条索状肿块突出。疱疹性咽峡炎，在咽弓、软腭、悬雍垂黏膜上可见数个或数十个灰白色小疱疹，直径1～3 mm，周围有红

晕，1 ~ 2 d 破溃成溃疡。咽结合膜热患者，临床特点为发热 39℃左右，咽炎及结合膜炎同时存在，而有别于其他类型的上呼吸道感染。急性扁桃体炎除了发热咽痛外，扁桃体可见明显红肿，表面有黄白色脓点，可融合成假膜状。

四、实验室检查

病毒感染时白细胞计数多偏低或正常，粒细胞不增高。病因诊断除病毒分离与血清反应外，近年来广泛利用免疫荧光、酶联免疫等方法开展病毒学的早期诊断，对初步鉴别诊断有一定帮助。细菌感染时白细胞计数及中性粒细胞可增高；由链球菌引起者血清抗链球菌溶血素“O”滴度增高，咽拭子培养可有致病菌生长。

五、诊断

急性上呼吸道感染具有典型症状，如发热、鼻塞、咽痛、扁桃体肿大等全身和局部症状，结合季节、流行病学特点等，临床诊断并不困难，但对病原学的诊断则需依靠病毒学和细菌学检查。

六、鉴别诊断

（1）症状中以高热惊厥和腹痛严重者，须与中枢神经系统感染和急腹症等疾病相鉴别。

（2）很多急性传染病早期，也有上呼吸道感染的症状，虽然现在预防接种比较普遍及传染病发病率明显下降，但在传染病流行季节要仔细询问麻疹、猩红热、腮腺炎、百日咳、流感以及脊髓灰质炎的流行接触史。当夏季时尤要注意和中毒性疾病的早期症状相鉴别。

（3）如有高热、流涎、拒食、咽后壁及扁桃体周围有小疱疹及小溃疡者，可诊断为疱疹性咽峡炎；如高热、咽红伴眼结膜充血，可诊为咽结膜热；扁桃体红肿且有渗出者为急性扁桃体炎或化脓性扁桃体炎；如有明显流行史、高热、四肢酸痛、头痛等全身症状而较鼻咽部症状更重时，要考虑为流行性感冒。

七、治疗

（一）一般治疗

充分休息，多饮水，注意隔离，预防并发症。WHO 在急性呼吸道感染的防治纲要中指出，关于感冒的治疗主要是家庭护理和对症处理。

（二）对症治疗

1. 高热

高热时口服阿司匹林类，剂量为 10 mg/（kg·次），持续高热可每 4 h 口服 1 次；亦可用对乙酰氨基酚，剂量为 5 ~ 10 mg/（kg·次），市场上多为糖浆剂，便于小儿服用。高热时还可用赖氨匹林或安痛定等肌注，同时亦可用冷敷、温湿敷、酒精擦浴等物理方法降温。

2. 高热惊厥

出现高热惊厥可针刺人中、十宣等穴位或肌注苯巴比妥钠 4 ~ 6 mg/（kg·次），有高热惊厥史的小儿可在服退热剂同时服用苯巴比妥等镇静剂。

3. 鼻塞

乳儿鼻塞妨碍喂奶时，可在喂奶前用 0.5% 麻黄碱 1 ~ 2 滴滴鼻，年长儿亦可加用扑尔敏等脱敏剂。

4. 咽痛

疱疹性咽峡炎时可用冰硼酸、锡类散、金霉素鱼肝油或碘甘油涂抹口腔内疱疹或溃疡处；年长儿可口含碘喉片及其他中药利咽喉片，如华素片、度美芬、四季润喉片、草珊瑚、西瓜霜润喉片等。

（三）病因治疗

如诊断为病毒感染，目前常用 1% 病毒唑滴鼻，每 2 ~ 3 h 双鼻孔各滴 2 ~ 3 滴，或口服三氮唑核苷口服液（威乐星），或用三氮唑核苷口含片。亦有用口服金刚烷胶、病毒灵（吗啉双胍片），但疗效不肯定。如明确腺病毒或单纯性溃疡病毒感染亦有用疱疹净（碘苷）、阿糖胞苷。近年来有报道用干扰素治疗重症病毒性感染取得较好疗效。如诊断为细菌感染，大多合并有中耳炎、鼻窦炎、化脓性扁桃体炎、淋巴结炎以及下呼吸道炎症时，可选用复方新诺明、氨苄西林、羟氨苄青霉素或其他抗生素。但多数上呼吸道感染病例不应滥用抗生素。

（四）风热两型

风热两型治法以清热解表为主，常用中成药有银翘解毒片、桑菊感冒片、感冒退热冲剂、板蓝根冲剂以及双黄连口服液等。

八、预防

减少上呼吸道感染的根本办法在于预防。平时要多参加户外活动，增强体质，要避免交叉感染，特别是在感冒流行季节要少去公共场所或串门；注意气候骤变，及时添减衣服；对体弱儿及反复呼吸道感染儿可服玉屏风散或左旋咪唑，0.25 ~ 3 mg/（kg·d），每周服 2 d 停 5 d，3 个月为一疗程，亦可口服卡慢舒。这些治疗目的多是增强机体抵抗力，预防呼吸道感染复发。

九、并发症

正常 5 岁以下小儿平均每年患急性呼吸道感染 4 ~ 6 次。但有的患儿患呼吸道感染的次数过于频繁，可称为反复呼吸道感染，简称复感儿。

（一）影响因素

由于小儿正处在生长发育之中，身体的免疫系统还未发育完善，缺乏抵御微生物侵入的能力，故很容易患急性呼吸道感染，但有的患儿由于环境因素或机体本身条件比一般小儿更易患急性呼吸道感染，影响因素有以下几点。

1. 机体条件

如患儿长期营养不良，婴儿母乳不足又未及时添加辅食，体内缺乏必须的蛋白质、脂肪及热量不足，影响器官组织的正常发育致抵抗力低下；也有的家庭经济条件并不差，但父母缺乏科学育儿知识，偏食或喂养不合理，特别是只喝牛奶、巧克力，缺乏多种维生素和微量元素如铁、锌等，也会对免疫系统造成损害，抗病能力下降而易患病。

2. 环境因素

环境因素特别是大气污染或被动吸烟。如冬天屋内生炉子，空气中大量烟雾、粉尘以及有害物质进入小儿呼吸道；同样被动吸烟也是不好的因素。这些有害物质不但损伤呼吸道正常黏膜，而且还可降低抵抗力，诱发呼吸道感染。有报道在吸烟家庭中生长的婴儿比无吸烟家庭的小儿患急性呼吸道感染的机会大数倍至近 10 倍。

3. 先天因素

小儿患有先天的免疫缺陷病或暂时性免疫低下也可造成反复呼吸道感染。

（二）诊断

根据全国小儿呼吸道疾病学术会议讨论标准做出诊断（见表 10–1）。

表 10–1　小儿反复呼吸道疾病诊断标准

年龄（岁）	上呼吸道感染（次 / 年）	下呼吸道感染（次 / 年）
0 ~ 2	7	3
3 ~ 5	5	2
6 ~ 12	5	2

（三）治疗

急性感染可参照上述方法外，还要针对引起反复上感的原因采取防治措施，如增加营养、改善环境因素。应该指出患先天性免疫缺陷的小儿是极少数，大部分还是护理问题，因此，增强患儿体质是治疗及预防之根本。加强体育锻炼及注意户外活动，使患儿增强适应外界环境及气候变化的能力；同时注意对反复呼吸道感染患儿的生活护理，随气候变化增减衣服，切忌过饱，这些都是治疗反复呼吸道感染的关键。

十、护理评估

（一）健康史

询问发病情况，注意有无受凉史，或当地有无类似疾病的流行，患儿发热开始时间、程度，伴随症状及用药情况；了解患儿有无营养不良、贫血等病史。

（二）身体状况

观察患儿精神状态，注意有无鼻塞、呼吸困难，测量体温，检查咽部有无充血和疱疹，扁桃体及颈部淋巴结是否肿大，结合咽喉膜有无充血，皮肤有无皮疹，腹痛及支气管、肺受累的表现。了解血常规等实验室检查结果。

（三）心理社会状况

了解患儿及家长的心理状态和对该病病因、预防及护理知识的认识程度；评估患儿家庭环境及经济情况，注意疾病流行趋势。

十一、常见护理诊断与合作性问题

1. 体温过高

体温过高与上呼吸道感染有关。

2. 潜在并发症（惊厥）

其与高热有关。

3. 有外伤的危险

发生外伤与发生高热惊厥时抽搐有关。

4. 有窒息的危险

窒息与发生高热惊厥时胃内容物反流或痰液阻塞有关。

5. 有体液不足的危险

其与高热大汗及摄入减少有关。

6. 低效性呼吸形态

这与呼吸道炎症有关。

7. 舒适的改变

此与咽痛、鼻塞等有关。

十二、护理目标

（1）患儿体温降至正常范围（36℃ ~ 37.5℃）。

（2）患儿不发生惊厥或惊厥时能被及时发现。

（3）患儿维持于舒适状态无自伤及外伤发生。

（4）患儿呼吸道通畅无误吸及窒息发生。

（5）患儿体温正常，能接受该年龄组的液体入量。

（6）患儿呼吸在正常范围，呼吸道通畅。

（7）患儿感到舒适，不再哭闹。

十三、护理措施

（1）保持室内空气新鲜，每日通风换气 2 ~ 4 次，保持室温 18℃ ~ 22℃，湿度 50% ~ 60%，空气每日用过氧乙酸或含氯制剂喷雾消毒 2 次。有患儿居住的房间最好用空气消毒机，消毒净化空气。

（2）密切观察体温变化，体温超过 38.5℃时给予物理降温，如头部冷敷、腋下及腹股沟处置冰袋，温水或乙醇擦浴。冷盐水灌肠，必要时给予药物降温：扑热息痛、安乃近、柴胡、肌内注射安痛定。

（3）发热者卧床休息直到退热 1 d 以上可适当活动，做好心理护理，提供玩具、画册等有利于减轻焦虑，不安情绪。

（4）防止发生交叉感染，患儿与正常小儿分开，接触者戴口罩，防止继发细菌感染。

（5）保持口腔清洁，每天用生理盐水漱口 1 ～ 2 次，婴幼儿可经常喂少量温开水以清洗口腔，防止口腔炎的发生。

（6）保持鼻咽部通畅，鼻腔分泌物和干痂及时清除，鼻孔周围应保持清洁，避免增加鼻腔压力，使炎症经咽管向中耳发展引起中耳炎。鼻腔严重时于清洁鼻腔分泌部后用 0.5% 麻黄碱液滴鼻，每次 1 ～ 2 滴；对鼻塞而妨碍吸吮的婴幼儿，宜在哺乳前 10 ～ 15 min 滴鼻，使鼻腔通畅，保持吸吮。

（7）多饮温开水，以加速毒物排泄和降低体温，患儿衣着、被子不宜过多，出汗后及时给患儿用温水擦干汗液，更换衣服。

（8）每 4 h 测体温 1 次，体温骤升或骤降时要随时测量并记录，如患儿病情加重，体温持续不退，应考虑并发症的可能，需要及时报告医生并及时处理，如病程中出现皮疹，应区别是否为某种传染病的早期征象，以便及时采取措施。

（9）注意观察咽部充血、水肿等情况，咽部不适时给予润喉含片或雾化吸入（雾化吸入药物可用病毒唑、糜蛋白酶、地塞米松加 20 ～ 40 mL 注射用水，2 次 /d）。

（10）室内安静减少刺激，发生高热惊厥时按惊厥护理常规。

（11）给予易消化和富含维生素的清淡饮食，必要时静脉补充营养和水分。

（12）病儿安置在有氧气、吸痰器的病室内。

（13）平卧、头偏向一侧，注意防止舌咬伤。防止呕吐物误吸，防止舌后倒引起窒息，应托起患儿下颌同时解开衣物及松开腰带，以减轻呼吸道阻力。

（14）密切观察患儿病情变化，防止发生意外，如坠床或摔伤等。

（15）患儿抽搐时上、下牙之间放牙垫，防止舌及口唇咬伤，患儿持续发作时，可按照医嘱给予对症处理。

（16）按医嘱用止惊药物，如地西泮、苯巴比妥等，观察患儿用药后的反应，并记录。

（17）治疗、护理等集中进行，保持安静，减少刺激。

（18）保持呼吸道通畅，及时吸痰，发绀者给予吸氧，窒息者给人工呼吸，注射呼吸兴奋剂。

（19）高热者给予物理降温或退热剂降温，在严重感染并伴有循环衰竭，抽搐、高热者，可行冬眠疗法，冬眠期间不能搬动患儿或突然竖起，防止直立性休克。

（20）详细记录发作时间，抽动的姿势、次数及特点，因有的患儿抽搐时间相当短暂，虽有几秒钟，抽搐姿势也不同，有的像眨眼一样，有的口角微动，有的肢体像无意乱动一样等，因此需仔细注视才能发现。

（21）密切观察患儿血压、呼吸、脉搏、瞳孔的变化，并做好记录。

十四、健康教育

（1）指导家庭护理。因上呼吸道感染患儿多不住院，要帮助患儿家长掌握上呼吸道感染的护理要点：让患儿多饮水，促进代谢及体内毒素的排泄；饮食要清淡，少食多餐，给高蛋白、高热量、高维生素的流质或半流质饮食；要注意休息，避免剧烈活动，防止咳嗽加重。患儿鼻塞时呼吸不畅可在哺乳及临睡前用 0.5% 的麻黄碱溶液滴鼻，每次 1 ～ 2 滴，可使鼻腔通畅。但不能用药过频，以免引起心悸等表现。

（2）指导预防并发症的方法，以免引起中耳炎、鼻窦炎，介绍如何观察并发症的早期表现. 如高热持续不退而复升，淋巴结肿大，耳痛或外耳道流脓，咳嗽加重、呼吸困难等，应及时与医护人员联系并及时处理。

（3）介绍上呼吸道感染的预防重点，增加营养和体格锻炼，避免受凉；在上呼吸道感染流行季节避免到人多的公共场所；有流行趋势时给易感儿服用板蓝根、金银花、连翘等中药汤剂预防，对反复发生上呼吸道感染的小儿应积极治疗原发病，改善机体健康状况。鼓励母乳喂养，积极防治各种慢性病，如维生素 D 缺乏性佝偻病、营养不良及贫血等，在集体儿童机构中，有如上感流行趋势，应早期隔离患儿，室内用食醋熏蒸法消毒。

（4）用药指导。指导患儿家长不要给患儿滥服感冒药，如成人速效伤风胶囊以及其他市场流行各种感冒药、消炎药、抗病毒药，必须在医生指导下服药，服药时不要与奶粉、糖水同服，两种药物必须间隔半小时以上再服用。

第三节　小儿心律失常

正常心律起源于窦房结，心激动按一定的频率、速度及顺序传导到结间传导束、房室束、左右束支及普肯耶纤维网而达心室肌。如心激动的频率、起搏点或传导不正常都可造成心律失常（cardiac arrhythmia）。

一、期前收缩

期前收缩是由心脏异位兴奋灶发放的冲动所引起，为小儿时期最常见的心律失常。异位起搏点可位于心房、房室交界或心室组织，分别引起房性、交界性及室性期前收缩，其中室性期前收缩为多见。

（一）病因

其常见于无器质性心脏病的小儿。可由疲劳、精神紧张、自主神经功能不稳定引起，但也可发生于病毒性心肌炎、先天性心脏病或风湿性心脏病。另外，拟交感胺类洋地黄、奎尼丁、锑剂中毒及缺氧、酸碱平衡失调、电解质紊乱（低血钾等）、心导管检查、心脏手术等均可引起期前收缩。健康学龄儿童 1% ~ 2% 有期前收缩。

（二）症状

年长儿可诉述心悸、胸闷、不适。听诊可发现心律不齐，心搏提前，其后常有一定时间的代偿间歇，心音强弱也不一致。期前收缩常使脉律不齐，若期前收缩发生过早，可使脉搏短绌，期前收缩次数因人而异，且同一患儿在不同时期亦可有较大出入。某些患儿于运动后心率增快时期前收缩减少，但也有些反而增多，前者常提示无器质性心脏病，后者则可能同时有器质性心脏病存在。为了明确诊断，了解期前收缩的性质，必须作心电图检查。根据心电图上有无 P 波、P 波形态、P–R 的长短以及 QRS 波的形态，来判断期前收缩属于何型。

1. 房性期前收缩的心电图特征

（1）P 波提前，可与前一心动的 T 波重叠，形态与窦性 P 波稍有差异，但方向一致。

（2）P–R $>$ 0.10 s。

（3）期前收缩后的代偿间歇往往不完全。

（4）一般 P 波、QRS–T 正常，若不继以 QRS–T 波，称为阻滞性期前收缩；若继以畸形的 QRS–T 波，为心室差异传导所致。

2. 交界性期前收缩的心电图特征

（1）QRS–T 波提前，形态、时限与正常窦性基本相同。

（2）期前收缩所产生的 QRS 波前或后有逆行 P 波，P–R $<$ 0.10 s，R–P $<$ 0.20 s，有时 P 波可与 QRS 波重叠，辨认不清。

（3）代偿间歇往往不完全。

3. 室性期前收缩的心电图特征

（1）QRS 波提前，形态异常、宽大、QRS 波 $>$ 0.10 s，T 波与主波方向相反。

（2）QRS 波前多无 P 波。

（3）代偿间歇完全。

（4）有时在同一导联出现形态不一、配对时间不等的室性期前收缩，称为多源性期前收缩。

（三）治疗

必须针对基本病因治疗原发病。一般认为若期前收缩次数不多、无自觉症状者可不必用药。若期前收缩次数 > 10 次 /min，有自觉症状，或在心电图上呈多源性者，则应予以治疗。可选用普罗帕酮（心律平）口服，每次 5 ~ 7 mg/kg，每 6 ~ 8 h 1 次。亦可服用 β 受体阻滞剂普萘洛尔（心得安）每日 1 mg/kg，分 2 ~ 3 次；房性期前收缩若用之无效可改用洋地黄类。室性期前收缩必要时可每日应用苯妥英钠 5 ~ 10 mg/kg，分 3 次口服；胺碘酮 5 ~ 10 mg/kg，分 3 次口服；普鲁卡因胺 50 mg/kg，分 4 次口服；或奎尼丁 30 mg/kg，分 4 ~ 5 次口服。后者可引起心室内传导阻滞，需心电图随访，在住院观察下应用为妥。对洋地黄过量或低血钾引起者，除停用洋地黄外，应给予氯化钾口服或静滴。

（四）预后

其预后取决于原发疾病。有些无器质性心脏病的患儿期前收缩可持续多年，不少患儿最后终于消失，个别患儿可发展为更严重的心律失常，如室性心动过速等。

二、阵发性心动过速

阵发性心动过速是异位心动过速的一种，按其发源部位分室上性（房性或房室结性）和室性两种，绝大多数病例属于室上性心动过速。

（一）室上性阵发性心动过速

室上性阵发性心动过速是由心房或房室交界处异位兴奋灶快速释放冲动所产生的一种心律失常。本病虽非常见，但属于对药物反应良好、可以完全治愈的儿科急症之一，若不及时治疗易致心力衰竭。本病可发生于任何年龄，容易反复发作，但初次发病以婴儿时期为多见，个别可发生于胎儿末期（由胎儿心电图证实）。

1. 病因

其可在先天性心脏病、预激综合征、心肌炎、心内膜弹力纤维增生症等疾病基础上发生，但多数患儿无器质性心脏疾患。感染为常见的诱因，也可由疲劳、精神紧张、过度换气、心脏手术时和手术后、心导管检查等诱发。

2. 临床表现

临床表现小儿常突然烦躁不安，面色青灰或灰白、皮肤湿冷、呼吸增快、脉搏细弱，常伴有干咳，有时呕吐，年长儿还可自诉心悸、心前区不适、头晕等。发作时心率突然增快，为 160 ~ 300 次 /min，多数 > 200 次 /min，一次发作可持续数秒钟至数日。发作停止时心率突然减慢，恢复正常。此外，听诊时第一心音强度完全一致，发作时心率较固定而规则等均为本病的特征。发作持续超过 24 h 者，容易发生心力衰竭。若同时有感染存在，则可有发热、周围血象白细胞增高等表现。

3. X 线检查

X 线检查取决于原来有无心脏器质性病变和心力衰竭，透视下见心脏搏动减弱。

4. 心电图检查

心电图检查中 P 波形态异常，往往较正常时小，常与前一心动的 T 波重叠，以致无法辨认。如能见到 P 波，则 P–R 间期常为 0.08 ~ 0.13 s。虽然根据 P 波和 P–R 间期长短可以区分房性或交界性，但临床上常有困难。QRS 波形态同窦性，发作时间持久者，可有暂时 ST 段及 T 波改变。部分患儿在发作间歇期可有预激综合征。

5. 诊断

发作的突然起止提示这是心律失常，以往的发作史对诊断很有帮助。体格检查：心律绝对规律、匀齐，心音强度一致，心率往往超出一般窦性范围，再结合上述心电图特征，诊断不太困难，但需与窦性心动过速及室性心动过速鉴别。

6. 治疗

可先采用物理方法以提高迷走神经张力，如无效或当时有效但很快复发时，需用药物治疗。

（1）物理方法：①冰水毛巾敷面法对新生儿和小婴儿效果较好。用毛巾在4℃～5℃水中浸湿后，敷在患儿面部，可强烈兴奋迷走神经，每次10～15 s。如1次无效，可隔3～5 min再用，一般不超过3次。②压迫颈动脉窦法在甲状软骨水平扪得右侧颈动脉搏动后，用大拇指向颈椎方向压迫，以按摩为主，每次时间不超过5～10 s，一旦转律，便停止压迫，如无效，可用同法再试压左侧，但禁忌两侧同时压迫。③以压舌板或手指刺激患儿咽部使之产生恶心、呕吐。

（2）药物治疗：①洋地黄类药物：对病情较重，发作持续24 h以上，有心衰表现者，宜首选洋地黄类药物。此药能增强迷走神经张力，减慢房室交界处传导，使室上性阵发性心动过速转为窦性心律，并能增强心肌收缩力，控制心力衰竭，室性心动过速或洋地黄引起室上性心动过速禁用此药。低钾、心肌炎、室上性阵发性心动过速伴房室传导阻滞或肾功能减退者慎用，常用制剂有地高辛口服、静注或毛花－毛花甙丙静注，一般采用快速饱和法。②β受体阻滞剂：可试用普萘洛尔，小儿静注剂量为每次0.05～0.15 mg/kg，以5%葡萄糖溶液稀释后缓慢推注，不少于5～10 min，必要时每6～8 h重复1次。重度房室传导阻滞，伴有哮喘症及心力衰竭者禁用。③维拉帕米（异搏定）：即戊胺安（verapamil）。此药为选择性钙离子拮抗剂，抑制Ca^{2+}进入细胞内，疗效显著。不良反应为血压下降，并能加重房室传导阻滞。剂量：每次0.1 mg/kg，静滴或缓注，每分钟不超过1 mg。④普罗帕酮：有明显延长传导作用，能抑制旁路传导。剂量为每次1～3 mg/kg，溶于10 mL葡萄糖液中，静脉缓注10～15 min；无效者可于20 min后重复1～2次；有效时可改为口服维持，剂量同治疗期前收缩。⑤奎尼丁或普鲁卡因胺：此两药能延长心房肌的不应期和降低异位起搏点的自律性，恢复窦性节律。奎尼丁口服剂量开始为每日30 mg/kg，分4～5次，每2～3 h口服1次，转律后改用维持量；普鲁卡因胺口服剂量为每日50 mg/kg，分4～6次服；肌注用量每次6 mg/kg，每6 h一次，至心动过速停止或出现中毒反应为止。

（3）其他：对个别药物疗效不佳者可考虑用直流电同步电击转复心律，或经静脉插入起搏导管至右心房行超速抑制治疗。近年来对发作频繁、药物难以满意控制的室上性阵发性心动过速采用射频消融治疗取得成功。

7. 预防

发作终止后可口服地高辛维持量1个月，如有复发，则于发作控制后再服1个月。奎尼丁对预激综合征患者预防复发的效果较好，可持续用半年至1年，也可用普萘洛尔口服。

（二）室性心动过速

凡有连续3次或3次以上的室性期前收缩发生时，临床上称为室性心动过速，小儿时期较少见。

1. 病因

室性心动过速可由心脏手术、心导管检查、严重心肌炎、先天性心脏病、感染、缺氧、电解质紊乱等原因引起，但不少病例的病因不易确定。

2. 临床表现

临床表现与室上性阵发性心动过速相似，唯症状较严重。小儿烦躁不安、脸苍白、呼吸急促；年长儿可诉心悸、心前区痛，严重病例可有晕厥、休克、充血性心力衰竭等。发作短暂者血流动力学的改变较轻，发作持续24 h以上者则可发生显著的血流动力学改变，且很少有自动恢复的可能。体检发现心率增快，常大于150次/min，节律整齐，心音可有强弱不等现象。

3. 心电图检查

心电图中心室率常在150～250次/min之间。R–R间期可略有变异，QRS波畸形，时限增宽（0.10 s），P波与QRS波之间无固定关系，心房率较心室率缓慢，有时可见到室性融合波或心室夺获现象。

4. 诊断

心电图是诊断室性心动过速的重要手段，但有时与室上性心动过速伴心室差异传导的鉴别比较困难，必须结合病史、体检、心电图特点、对治疗的反应等仔细加以区别。

5. 治疗

药物治疗可应用利多卡因0.5～1.0 mg/kg静滴或缓慢推注，必要时可每10～30 min重复，总量不超过5 mg/kg。此药能控制心动过速，但作用时间很短，剂量过大能引起惊厥、传导阻滞等毒性反应，少数患者对此药有过敏反应。普鲁卡因胺静脉滴也有效，剂量 1.4 mg/kg，以 5% 葡萄糖稀释成 1% 溶液，在心电图监测下以每分钟 0.5 ~ 1 mg/kg 速度滴入，如出现心率明显改变或 QRS 波增宽，应停药；此药不良反应较利多卡因大，可引起低血压，抑制心肌收缩力。美西律（mexiletine）口服，每次 100 ~ 150 mg，每 8 h 一次，对某些利多卡因无效者可能有效；若无心力衰竭存在禁用洋地黄类药物。对病情危重、药物治疗无效者，可应用直流电同步电击转复心律。个别患者采用射频消融治疗获得痊愈。

6. 预后

本病的预后比室上性阵发性心动过速严重。同时有心脏病存在者病死率可达 50% 以上，原无心脏病者也可发展为心室颤动，甚至死亡，所以必须及时诊断，予以适当处理。

三、房室传导阻滞

心脏的传导系统包括窦房结、结间束（前、中、后束）、房室结、房室束、左右束支以及普肯耶纤维。心脏的传导阻滞可发生在传导系统的任何部位，当阻滞发生于窦房结与房室结之间，便称为房室传导阻滞。阻滞可以是部分性的（第一度或第二度），也可能为完全性的（第三度）。

（一）第一度房室传导阻滞

其在小儿中比较常见。大都由急性风湿性心肌炎引起，但也可发生于发热、心肌炎、肾炎、先天性心脏病以及个别正常小儿，在应用洋地黄时也能延长 P–R 间期。由希氏束心电图证实阻滞可发生于心房、房室交界或希氏束，其中以房室交界阻滞者最常见。第一度房室传导阻滞本身对血流动力学并无不良影响，临床听诊除第一心音较低钝外，无其他特殊体征，诊断主要通过心电图检查，心电图表现为 P–R 间期延长，但小儿 P–R 间期正常值随年龄、心率不同而不同，必须加以注意。部分正常小儿静卧后在 P–R 间期延长，直立或运动后可使 P–R 间期缩短至正常，此种情况说明 P–R 间期延长与迷走神经的张力过高有关。第一度房室传导阻滞应着重病因治疗，其本身无须治疗，预后较好，部分可发展为更严重的房室传导阻滞。

（二）第二度房室传导阻滞

第二度房室传导阻滞时窦房结的冲动不能全部传到心室，因而造成不同程度的漏搏。

1. 病因

产生原因有风湿性心脏病，各种原因引起的心肌炎、严重缺氧、心脏手术后及先天性心脏病（尤其是大动脉错位）等。

2. 临床表现及分型

临床表现取决于基本心脏病变以及由传导阻滞而引起的血流动力学改变。当心室率过缓时可引起胸闷、心悸，甚至产生眩晕和昏厥。听诊时除原有心脏疾患所产生的改变外，尚可发现心律不齐、脱漏搏动。心电图改变可分为两种类型：①第 1 型（文氏型）：R–R 间期逐步延长，终于 P 波后不出现 QRS 波；在 P–R 间期延长的同时，R–R 间期往往逐步缩短，而且脱落的前、后两个 P 波的距离，小于最短的 P–R 间期的两倍。②第 Ⅱ 型（莫氏 Ⅱ 型）：此型 P–R 间期固定不变，但心室搏动呈规律地脱漏，而且常伴有 QRS 波增宽。近年来，通过希氏束心电图的研究发现第 Ⅰ 型比第 Ⅱ 型为常见，但第 Ⅱ 型的预后比较严重，容易发展为完全性房室传导阻滞，导致阿 – 斯综合征。

3. 治疗

第二度房室传导阻滞的治疗应针对原发疾病。当心室律过缓，心脏搏出量减少时可用阿托品、异丙肾上腺素治疗。病情轻者可以口服，后者舌下含用，情况严重时则以静脉输药为宜，有时甚至需要安装起搏器。

4. 预后

预后与心脏的基本病变有关。由心肌炎引起者最后多完全恢复；当阻滞位于房室束远端，有 QRS 波增宽者预后较严重，可能发展为完全性房室传导阻滞。

（三）第三度房室传导阻滞

这又称完全性房室传导阻滞，小儿较少见。完全性房室传导阻滞时心房与心室各自独立活动，彼此无关，此时心室率比心房率慢。

1. 病因

病因可分为获得性和先天性两种。获得性者以心脏手术后引起的最为常见，尤其是发生于大型室间隔缺损，法洛四联症、主动脉瓣狭窄等心脏病的手术后；其次则为心肌炎，如病毒性或白喉引起的心肌炎；此外，新生儿低血钙与酸中毒也可引起暂时性第三度房室传导阻滞。先天性房室传导阻滞中约有50% 患儿的心脏无形态学改变，部分患儿合并先天性心脏病或心内膜弹力纤维增生症等。

2. 临床表现

临床表现不一，部分小儿并无主诉，获得性者和伴有先天性心脏病者病情较重。患儿因心搏出量减少而自觉乏力、眩晕、活动时气短。最严重的表现为阿—斯综合征发作，小儿检查时脉率缓慢而规则，婴儿 < 80 次 /min，儿童 < 60 次 /min，运动后仅有轻度或中度增加；脉搏多有力，颈静脉可有显著搏动，此搏动与心室收缩无关；第一心音强弱不一，有时可闻及第三心音或第四心音；绝大多数患儿心底部可听到Ⅰ ~ Ⅱ级喷射性杂音，为心脏每次搏出量增加引起的半月瓣相对狭窄所致。由于经过房室瓣的血量也增加，所以可闻及舒张中期杂音。可有心力衰竭及其他先天性、获得性心脏病的体征。在不伴有其他心脏疾患的第三度房室传导阻滞患儿中，X 线检查可发现约 60% 有心脏增大。

3. 诊断

心电图是重要的诊断方法。由于心房与心室都以其本身的节律活动，所以 P 波与 QRS 波之间彼此无关。心房率较心室率快，R–R 间期基本规则。心室波形有两种形式：① QRS 波的形态、时限正常，表示阻滞在房室束之上，以先天性者居多数。② QRS 波有切迹，时限延长，说明起搏点在心室内或者伴有束支传导阻滞，常为外科手术所引起。

4. 治疗

凡有低心排血量症状或阿 – 斯综合征表现者需进行治疗。少数患者无症状，心室率又不太缓慢，可以不必治疗，但需随访观察。纠正缺氧与酸中毒可改善传导功能。由心肌炎或手术暂时性损伤引起者，肾上腺皮质激素可消除局部水肿，恢复传导功能。起搏点位于希氏束近端者，应用阿托品可使心率增快。人工心脏起搏器是一种有效的治疗方法，可分为临时性与永久性两种。对急性获得性第三度房室传导阻滞者临时性起搏效果很好；对第三度房室传导阻滞持续存在，并有阿 – 斯综合征发作者需应用埋藏式永久性心脏起搏器。有心力衰竭者，尤其是应用人工心脏起搏器后尚有心力衰竭者，需继续应用洋地黄制剂。

5. 预后

非手术引起的获得性者，可能完全恢复，手术引起者预后较差。先天性第三度房室传导阻滞，尤其是不伴有其他先天性心脏病者，则预后较好。

四、护理相关知识

（一）护理评估

1. 健康史

（1）了解既往史，根据患者情绪、心慌气急、头晕等表现进行评估。

（2）应注意评估可能存在的诱发心律失常的因素：如情绪激动、紧张、疲劳、消化不良、饱餐、用力过猛、洋地黄、奎尼丁、普鲁卡因胺、麻醉药等毒性作用及低血钾、心脏手术或心导管检查。

2. 身体状况

（1）主要表现：①窦性心律失常。窦性心动过速患者可无症状或有心悸感；窦性心动过缓，心率过慢时可引起头晕、乏力、胸痛等。②期前收缩。患者可无症状，亦可有心悸或心跳暂停感，尤其频发室早可致心悸不适、胸闷、乏力、头晕，甚至晕厥，室早持续时间过长，可因此诱发或加重心绞痛、心力衰竭。③异位性心动过速。室上性阵发性心动过速在器质性心脏病的患者，大多有心悸、胸闷、乏力，而心脏病患者发作时可出现头晕、黑蒙、晕厥、血压下降、心力衰竭。室性阵发性心动过速发作时多有晕厥、呼吸困难、低血压，甚至晕厥、抽搐、心绞痛等。④心房颤动。多有心悸、胸闷、乏力，严重者发生心力衰竭、休克、晕厥及心绞痛发作。⑤心室颤动。室颤一旦发生，患者立即出现阿—斯综合征，表现为意识丧失、抽搐、心跳呼吸停止。

（2）症状、体征：护士应重点检查脉搏频率及节律是否正常，结合心脏听诊可发现：①期前收缩时心律不规则，期前收缩后有较长的代偿间歇，第一心音增强，第二心音减弱，桡动脉触诊有脉搏缺如。②室上性阵发性心动过速心律规则，第一心音强度一致；室性阵发性心动过速心律可略不规则，第一心音强度不一致。③心房颤动时心音强弱不等、心律绝对不规则、脉搏短绌、脉率 < 心率。④心室颤动患者神志丧失、大动脉摸不到搏动，继以呼吸停止、瞳孔散大、发绀。⑤第一度房室传导阻滞，听诊时第一心音减弱；第二度Ⅰ型者听诊有心搏脱漏，第二度Ⅱ听诊心律可慢而整齐或不齐；第三度房室传导阻滞时，听诊心律慢而不规则，第一心音强弱不等，收缩压增高，脉压增宽。

3. 社会、心理因素

患者可由于心律失常引起的胸闷、乏力、心悸等而紧张不安。期前收缩患者易过于注意自己脉搏，思虑过度；房颤患者可因血栓脱落导致栓塞，使患者致残而忧伤、焦虑；心动过速发作时病情重，患者有恐惧感；严重房室传导阻滞患者不能自理生活，需使用人工起搏器者对手术及自我护理缺乏认识，因而情绪低落、信心不足。

（二）护理诊断与合作性问题

1. 心排出量减少

患者出现心慌、呼吸困难、血压下降，这与严重心律失常有关。

2. 焦虑

患者因发生心绞痛、晕厥、抽搐而产生情绪紧张、恐惧感，其与严重心律失常致心跳不规则、停跳感有关。

3. 活动无耐力

此与心律失常导致心排血量减少有关。

4. 并发症

并发症有晕厥、心绞痛，与严重心律失常导致心排出量降低，脑和心肌血供减少有关。

5. 潜在并发症

其包括心搏骤停，与心室颤动、缓慢心律失常或心室停搏、持续性室性心动过速使心脏射血功能突然中止有关。

（三）预期目标

（1）血压稳定，呼吸平稳，心慌、乏力减轻或消失。

（2）忧虑恐惧情绪减轻或消除。

（3）保健意识增强，病情稳定。

（四）护理措施

1. 减轻心脏负荷，缓解不适

（1）对功能性心律失常患者，应鼓励其正常生活，注意劳逸结合。频发期前收缩、室性阵发性心动过速或第二度Ⅱ型及第三度房室传导阻滞患者，应绝对卧床休息，为患者创造良好的安静休息环境，协助做好生活护理，关心患者，减少和避免任何不良刺激，促进身心休息。

（2）遵医嘱给予抗心律失常药物治疗。

（3）患者心悸、呼吸困难、血压下降、发生晕厥时，及时做好对症护理。

（4）终止室上性阵发性心动过速发作者，尚可试用兴奋迷走神经的方法：①用压舌板刺激悬雍垂，诱发恶心呕吐。②深吸气后屏气，再用力作呼气动作。③颈动脉窦按摩，患者取仰卧位，先按摩右侧约 5 ~ 10 s，如无效再按摩左侧，不可两侧同时进行，按摩同时听诊心率，当心率减慢，立即停止。④压迫眼球，患者平卧，闭眼并眼球向下，用拇指在一侧眼眶下压迫眼球，每次 10 s，青光眼或高度近视者禁忌。

（5）嘱患者当心律失常发作导致胸闷、心悸、头晕等不适时采取高枕卧位、半卧位或其他舒适体位，尽量避免左侧卧位，因左侧卧位时患者常能感受到心脏的搏动而使不适感加重。

（6）伴有气促、发绀等缺氧指征时，给予氧气持续吸入。

（7）评估患者活动受限的原因和体力活动类型，与患者及家属共同制定活动计划，告诉患者限制最大活动量的指征。对无器质性心脏病的良好心律失常患者，鼓励其正常工作和生活，建立健康的生活方式，避免过度劳累。

（8）保持环境安静、限制探视，保证患者充分的休息睡眠。给予高蛋白、高维生素、低钠饮食，多吃新鲜蔬菜和水果，少量多餐，避免刺激性食物。

（9）监测生命体征，皮肤颜色及温度、尿量有无改变；监测心律、心率、心电图，判断心律失常的类型；评估患者有无头晕、晕厥、气急、疲劳、胸痛、烦躁不安等表现；严密心电监护，发现频发、多源性、第二度Ⅱ型房室传导阻滞，尤其是室性阵发性心动过速、第三度房室传导阻滞等，应立即报告医师，协助采取积极的处理措施；监测血气分析结果、电解质及酸碱平衡情况；密切观察患者的意识状态、脉率及心率，血压等，一旦发生如意识突然丧失、抽搐、大动脉搏动消失、呼吸停止等猝死表现，立即进行抢救，如心脏按压、人工呼吸、非同步直流电复律或配合临时起搏等。

2. 调整情绪

患者焦虑、烦躁和恐惧情绪不仅加重心脏负荷，更易诱发心律失常，故须给予必要的解释和安慰。说明心律失常的可治性，稳定的情绪和平静的心态对心律失常的治疗是必不可少的，以消除患者思想顾虑和悲观情绪，使其乐于接受和配合各种治疗。了解患者思想动态和生活上的困难，进一步给予帮助，增加患者的安全感。

3. 协助完成各项检查及治疗

（1）心电监护：对严重心律失常患者必须进行心电监护，护理人员应熟悉监护仪的性能、使用方法和观察结果。特别要密切注意有无引起猝死的危险征兆：①潜藏着引起猝死危险的心律失常，如频发性、多源性、成联律的室性期前收缩，室上性阵发性心动过速，心房颤动，第二度Ⅱ型房室传导阻滞。②随时有猝死危险的严重心律失常，如室性阵发性心动过速、心室颤动、第三度房室传导阻滞等。一旦发现应立即报告医生，紧急处理。

（2）特殊检查护理：心律失常的心脏电学检查除常规心电图、动态心电图记录外，还有其他如经食管心脏调搏术、记录心室晚电位等。护士应了解这些检查具有无创性、安全可靠、易操作、有实用性。向患者解释其作用目的和注意事项，鼓励患者消除顾虑配合检查。

（3）特殊治疗的护理配合：电复律为利用适当强度的高压直流电刺激，使全部心肌纤维瞬间同时除极，消除异位心律，转变为窦性心律，与抗心律失常药物联合应用，效果更为满意。人工心脏起搏器已广泛应用于临床，它能按一定的频率发放脉冲电流刺激心脏，引起心脏兴奋和收缩；安置起搏器后可能发生感染、出血、皮肤压迫坏死等不良反应，护士应熟悉起搏器性能并做好相应护理。介入性导管消融术是使用高频电磁波的射频电流直接作用于病灶区，治疗快速心律失常，不需开胸及全麻；安全有效，可告知患者大致过程、需要配合的事项及疗效，避免患者因精神紧张而影响配合。术前准备除一般基本要求外，需注意检查患者足背动脉搏动情况，以便与术中、术后搏动情况相对照；术中、术后加强心电监护和仔细观察患者有无心慌、气急、恶心、胸痛等症状，及时发现心脏穿孔和心包填塞等严重并发症的早期征象；术后注意预防股动脉穿刺处出血，局部压迫止血 20 min，再以压力绷带包扎，观察 15 min，然后用沙袋压迫 12 h，术侧肢体伸直制动，并观察足背动脉和足温情况，利于早期发现栓塞症状并及时作溶栓处理，常规应用抗生素和清洁伤口，预防感染，卧床 24 h 后如无并发症可下地活动。

五、健康教育

（1）积极防治原发疾病，避免各种诱发因素如发热、疼痛、寒冷、饮食不当、睡眠不足等的出现。应用某些药物后产生不良反应及时就医。

（2）适当休息与活动。无器质性心脏病者应积极参加体育锻炼，调整自主神经功能；器质性心脏病者可根据心功能情况适当活动，注意劳逸结合。

（3）教会患者及家属检查脉搏和听心律的方法，每天至少 1 次，每次 1 min 以上。向患者及家属讲解心律失常的常见病因、诱因及防治知识。

（4）指导患者正确选择食谱。饱食、刺激性饮料均可诱发心律失常，应选择低脂、易消化、清淡、富营养、少量多餐饮食。合并心力衰竭及使用利尿剂时应限制钠盐摄入及多进含钾的食物，嘱患者多食纤维素丰富的食物，保持大便通畅，心动过缓患者避免排便时屏气，以免兴奋迷走神经而加重心动过缓，以减轻心脏负荷和防止低钾血症诱发心律失常，保持大便通畅。嘱患者注意劳逸结合、生活规律；保持乐观、稳定的情绪。

（5）让患者认识服药的重要性，按医嘱继续服用抗心律失常药物，不可自行减量或撤换药物，如有不良反应及时就医。

（6）教给患者自测脉搏的方法，以利于自我病情监测；教会家属心肺复苏术以备急用；定期随访，经常复查心电图，及早发现病情变化。

第四节　小儿肺炎

肺炎系指不同病原体或其他因素所致的肺部炎症，以发热、咳嗽、气促、呼吸困难和肺部固定湿啰音为共同临床表现，该病是儿科常见疾病中能威胁生命的疾病之一。据联合国儿童基金会统计，全世界每年有350万左右小于5岁儿童死于肺炎，约占小于5岁儿童总死亡率的28%；我国每年小于5岁儿童因肺炎死亡者约35万，约占全世界儿童肺炎死亡数的10%。因此积极采取措施，降低小儿肺炎的死亡率，是21世纪世界儿童生存、保护和发展纲要规定的重要任务。

目前，小儿肺炎的分类尚未统一，常用方法有四种，各种肺炎可单独存在，也可两种同时存在。①按病理分类：可分为支气管肺炎、大叶性肺炎、间质性肺炎等。②按病因分类：感染性肺炎，如病毒性肺炎、细菌性肺炎、支原体肺炎、衣原体肺炎、真菌性肺炎、原虫性肺炎；非感染性肺炎，如吸入性肺炎、坠积性肺炎等。③按病程分类：急性肺炎（病程＜1个月），迁延性肺炎（病程1～3个月），慢性肺炎（病程＞3个月）。④按病情分类：轻症肺炎（主要为呼吸系统表现）、重症肺炎（除呼吸系统受累外，其他系统也受累，且全身中毒症状明显）。

临床上若病因明确，则按病因分类，否则按病理分类。

一、病因与发病机制

引起肺炎的主要病原体为病毒和细菌，病毒中最常见的为呼吸道合胞病毒，其次为腺病毒、流感病毒等；细菌中以肺炎链球菌多见，其他有葡萄球菌、链球菌、革兰阴性杆菌等。低出生体重、营养不良、维生素D缺乏性佝偻病、先天性心脏病等患儿易患本病，且病情严重，容易迁延不愈，病死率也较高。

病原体多由呼吸道入侵，也可经血行入肺，引起支气管、肺泡、肺间质炎症，支气管因黏膜水肿而管腔变窄，肺泡壁因充血水肿而增厚，肺泡腔内充满炎症渗出物，影响了通气和气体交换；同时由于小儿呼吸系统的特点，当炎症进一步加重时，可使支气管管腔更加狭窄、甚至阻塞，造成通气和换气功能障碍，导致低氧血症及高碳酸血症。为代偿缺氧，患儿呼吸与心率加快，出现鼻翼扇动和三凹征，严重时可产生呼吸衰竭。由于病原体作用，重症常伴有毒血症，引起不同程度的感染中毒症状。缺氧、二氧化碳潴留及毒血症可导致循环系统、消化系统、神经系统的一系列症状以及水、电解质和酸碱平衡紊乱。

（一）循环系统

缺氧使肺小动脉反射性收缩，肺循环压力增高，形成肺动脉高压；同时病原体和毒素侵袭心肌，引起中毒性心肌炎。肺动脉高压和中毒性心肌炎均可诱发心力衰竭。重症患儿常出现微循环障碍、休克甚至弥散性血管内凝血。

（二）中枢神经系统

缺氧和高碳酸血症使脑血管扩张、血流减慢，血管通透性增加，致使颅内压增高。严重缺氧和脑供氧不足使脑细胞无氧代谢增加，造成乳酸堆积、ATP生成减少和Na-K离子泵转运功能障碍，引起脑细胞内水、钠潴留，形成脑水肿。病原体毒素作用亦可引起脑水肿。

（三）消化系统

低氧血症和毒血症可引起胃黏膜糜烂、出血、上皮细胞坏死脱落等应激性反应，导致黏膜屏障功能破坏，使胃肠功能紊乱，严重者可引起中毒性肠麻痹和消化道出血。

（四）水、电解质和酸碱平衡紊乱

重症肺炎可出现混合性酸中毒，因为严重缺氧时体内需氧代谢障碍、酸性代谢产物增加，常可引起代谢性酸中毒；而 CO_2 潴留、H_2CO3 增加又可导致呼吸性酸中毒。缺氧和 CO_2 潴留还可导致肾小动脉痉挛而引起水钠潴留，重症者可造成稀释性低钠血症。

二、临床表现

（一）支气管肺炎

支气管肺炎为小儿最常见的肺炎。多见于 3 岁以下婴幼儿。

1. 轻症

以呼吸系统症状为主，大多起病较急。主要表现为发热、咳嗽和气促。

（1）发热：热型不定，多为不规则热，新生儿或重度营养不良儿可不发热，甚至体温不升。

（2）咳嗽：较频，早期为刺激性干咳，以后有痰，新生儿则表现为口吐白沫。

（3）气促：多发生在发热、咳嗽之后，呼吸频率加快，每分钟可达 40 ～ 80 次，可有鼻翼扇动、点头呼吸、三凹征、唇周发绀。肺部可听到较固定的中、细湿啰音，病灶较大者可出现肺实变体征。

2. 重症

重症肺炎常有全身中毒症状及循环、神经、消化系统受累的临床表现。

（1）循环系统：常见心肌炎、心力衰竭及微循环障碍。心肌炎表现为面色苍白、心动过速、心音低钝、心律不齐，心电图显示 ST 段下移和 T 波低平、倒置；心力衰竭表现为呼吸突然加快，大于 60 次 /min；极度烦躁不安，明显发绀，面色发灰；心率增快，大于 180 次 /min，心音低钝有奔马率；颈静脉怒张，肝脏迅速增大，尿少或无尿，颜面或下肢水肿等。

（2）神经系统：表现为烦躁或嗜睡，脑水肿时出现意识障碍、反复惊厥、前囟膨隆、脑膜刺激征等。

（3）消化系统：常有纳差、腹胀、呕吐、腹泻等；重症可引起中毒性肠麻痹和消化道出血，表现为严重腹胀、肠鸣音消失、便血等。

若延误诊断或病原体致病力强，可引起脓胸、脓气胸、肺大泡等并发症，多表现为体温持续不退，或退而复升，中毒症状或呼吸困难突然加重。

（二）几种不同病原体所致肺炎的特点

1. 呼吸道合胞病毒性肺炎

其由呼吸道合胞病毒感染所致，多见于 2 岁以内婴幼儿，尤以 2 ～ 6 个月婴儿多见。常于上呼吸道感染后 2 ～ 3 d 出现干咳、低或中度发热，喘憋为突出表现，2 ～ 3 d 后病情逐渐加重，出现呼吸困难和缺氧症状。肺部听诊可闻及多量哮鸣音、呼气性喘鸣，肺基底部可听到细湿啰音。喘憋严重时可合并心力衰竭、呼吸衰竭。

临床上有两种类型：

（1）毛细支气管炎：有上述临床表现，但中毒症状不严重，当毛细支气管接近完全阻塞时，呼吸音可明显减低，胸部 X 线常显示不同程度的梗阻性肺气肿和支气管周围炎，有时可见小点片状阴影或肺不张。

（2）间质性肺炎：全身中毒症状较重，呼吸困难明显，肺部体征出现较早，胸部 X 线呈线条状或单条状阴影增深，或互相交叉成网状阴影，多伴有小点状致密阴影。

2. 腺病毒性肺炎

此为腺病毒引起，在我国以 3、7 两型为主，11、12 型次之。本病多见于 6 个月 ~ 2 岁的婴幼儿。起病急骤，呈稽留高热，全身中毒症状明显，咳嗽较剧，可出现喘憋、呼吸困难、发绀等。肺部体征出现较晚，常在发热 4 ～ 5 d 后出现湿啰音，以后病变融合而呈现肺实变体征，少数患儿可并发渗出性胸膜炎。胸部 X 线改变的出现较肺部体征为早，可见大小不等的片状阴影或融合成大病灶，并多见肺气肿，病灶吸收较缓慢，需数周至数月。

3. 葡萄球菌肺炎

这主要包括金黄色葡萄球菌及白色葡萄球菌所致的肺炎，多见于新生儿及婴幼儿。临床起病急，病情重，进展迅速；多呈弛张高热，婴儿可呈稽留热；中毒症状明显，面色苍白、咳嗽、呻吟、呼吸困难，皮肤常见一过性猩红热样或荨麻疹样皮疹，有时可找到化脓灶，如疖肿等。肺部体征出现较早，双肺可闻及中、细湿啰音，易并发脓胸、脓气胸等，可合并循环、神经及胃肠功能障碍。胸部X线常见浸润阴影，易变性是其特征。

4. 流感嗜血杆菌肺炎

此类肺炎由流感嗜血杆菌引起。近年来，由于广泛使用广谱抗生素和免疫抑制剂，加上院内感染等因素，流感嗜血杆菌感染有上升趋势，多见于4岁以下的小儿，常并发于流感病毒或葡萄球菌感染者。临床起病较缓，病情较重，全身中毒症状明显，有发热、痉挛性咳嗽、呼吸困难、鼻翼扇动、三凹征、发绀等。体检肺部有湿啰音或肺实变体征，易并发脓胸、脑膜炎、败血症、心包炎、中耳炎等。胸部X线表现多种多样。

5. 肺炎支原体肺炎

本型肺炎由肺炎支原体引起，多见于年长儿，婴幼儿发病率也较高。以刺激性咳嗽为突出表现，有的酷似百日咳样咳嗽，咯出黏稠痰，甚至带血丝；常有发热，热程1 ~ 3周。年长儿可伴有咽痛、胸闷、胸痛等症状，肺部体征不明显，常仅有呼吸音粗糙，少数闻及干湿啰音。婴幼儿起病急，呼吸困难、喘憋和双肺哮鸣音较突出。部分患儿出现全身多系统的临床表现，如心肌炎、心包炎、溶血性贫血、脑膜炎等。胸部X线检查可分为4种改变：①肺门阴影增浓。②支气管肺炎改变。③间质性肺炎改变。④均一的实变影。

6. 衣原体肺炎

沙眼衣原体肺炎多见于6个月以下的婴儿，可于产时或产后感染，起病缓，先有鼻塞、流涕，后出现气促、频繁咳嗽，有的酷似百日咳样阵咳，但无回声，偶有呼吸暂停或呼气喘鸣，一般无发热。可同时患有结合膜炎或有结合膜炎病史。胸部X线呈弥漫性间质性改变和过度充气。肺炎衣原体肺炎多见于5岁以上小儿，发病隐匿，体温不高，咳嗽逐渐加重，两肺可闻及干湿啰音。X线显示单侧肺下叶浸润，少数呈广泛单侧或双侧浸润。

三、治疗要点

采取综合措施，积极控制感染，改善肺的通气功能，防止并发症。

（一）控制感染

根据不同病原体选用敏感抗生素积极控制感染，使用原则为：早期、联合、足量、足疗程，重症宜静脉给药。

WHO推荐的4种第1线抗生素为：复方磺胺甲基异恶唑、青霉素、氨苄西林、阿莫西林，其中青霉素为首选药，复方磺胺甲基异恶唑不能用于新生儿。怀疑有金葡菌肺炎者，推荐用氨苄西林、氯霉素、苯唑西林或氯唑西林和庆大霉素。我国卫计委对轻症肺炎推荐使用头孢氨苄（先锋霉素Ⅳ）。大环内酯类抗生素如红霉素、交沙霉素、罗红霉、阿奇霉素素等对支原体肺炎、衣原体肺炎等均有效；除阿奇霉素外，用药时间应持续至体温正常后5 ~ 7 d，临床症状基本消失后3 d。支原体肺炎至少用药2 ~ 3W。应用阿奇霉素3 ~ 5 d一疗程，根据病情可再重复一疗程，以免复发。葡萄球菌肺炎比较顽固，疗程宜长，一般于体温正常后继续用药2周，总疗程6周。

病毒感染尚无特效药物，可用利巴韦林、干扰素、聚肌胞、乳清液等，中药治疗有一定疗效。

（二）对症治疗

止咳、止喘、保持呼吸道通畅；纠正低氧血症、水电解质与酸碱平衡紊乱；对于中毒性肠麻痹者，应禁食、胃肠减压，皮下注射新斯的明。对有心力衰竭、感染性休克、脑水肿、呼吸衰竭者，采取相应的治疗措施。

（三）肾上腺皮质激素的应用

若中毒症状明显，或严重喘憋，或伴有脑水肿、中毒性脑病、感染性休克、呼吸衰竭等以及胸膜有渗出者，可应用肾上腺皮质激素，常用地塞米松，每日 2 ~ 3 次，每次 2 ~ 5 mg，疗程 3 ~ 5 d。

（四）防治并发症

对并发脓胸、脓气胸者及时抽脓、抽气；对年龄小、中毒症状明显、脓液黏稠经反复穿刺抽脓不畅者，以及有张力气胸者进行胸腔闭式引流。

四、护理措施

（一）改善呼吸功能

（1）保持病室环境舒适，空气流通，温湿度适宜，尽量使患儿安静，以减少氧的消耗。不同病原体肺炎患儿应分室居住，以防交叉感染。

（2）置患儿于有利于肺扩张的体位并经常更换，或抱起患儿，以减少肺部淤血和防止肺不张。

（3）给氧。凡有低氧血症，有呼吸困难、喘憋、口唇发绀、面色灰白等情况立即给氧；婴幼儿可用面罩法给氧，年长儿可用鼻导管法；若出现呼吸衰竭，则使用人工呼吸器。

（4）正确留取标本，以指导临床用药；遵医嘱使用抗生素治疗，以消除肺部炎症，促进气体交换；注意观察治疗效果。

（二）保持呼吸道通畅

（1）及时清除患儿口鼻分泌物，经常协助患儿转换体位，同时轻拍背部，边拍边鼓励患儿咳嗽，以促使肺泡及呼吸道的分泌物借助重力和震动易于排出；病情许可的情况下可进行体位引流。

（2）给予超声雾化吸入，以稀释痰液，利于咳出，必要时予以吸痰。

（3）遵医嘱给予祛痰剂，如复方甘草合剂等；对严重喘憋者，遵医嘱给予支气管解痉剂。

（4）给予易消化、营养丰富的流质、半流质饮食，少食多餐，避免过饱影响呼吸；哺喂时应耐心，防止呛咳引起窒息；重症不能进食者，给予静脉营养。保证液体的摄入量，以湿润呼吸道黏膜，防止分泌物干结，利于痰液排出；同时可以防止发热导致的脱水。

（三）加强体温监测

观察体温变化并警惕高热惊厥的发生，对高热者给予降温措施，保持口腔及皮肤清洁。

（四）密切观察病情

（1）如患儿出现烦躁不安、面色苍白、气喘加剧、心率加速（ > 160 ~ 180 次 /min）、肝脏在短时间内急剧增大等心力衰竭的表现，及时报告医生，给予氧气吸入并减慢输液速度，遵医嘱给予强心、利尿药物，以增强心肌收缩力，减慢心率，增加心搏出量，减轻体内水钠潴留，从而减轻心脏负荷。

（2）若患儿出现烦躁或嗜睡、惊厥、昏迷、呼吸不规则等，提示颅内压增高，立即报告医生并共同抢救。

（3）患儿腹胀明显伴低钾血症时，及时补钾；若有中毒性肠麻痹，应禁食、予以胃肠减压，遵医嘱皮下注射新斯的明，以促进肠蠕动，消除腹胀，缓解呼吸困难。

（4）如患儿病情突然加重，出现剧烈咳嗽、烦躁不安、呼吸困难、胸痛、面色发绀、患侧呼吸运动受限等，提示并发脓胸或脓气胸，应及时配合进行胸穿或胸腔闭式引流。

（五）健康教育

向患儿家长讲解疾病的有关知识和护理要点，指导家长合理喂养，加强体格锻炼，以改善小儿呼吸功能；对易患呼吸道感染的患儿，在寒冷季节或气候骤变外出时，应注意保暖，避免着凉；定期健康检查，按时预防接种；对年长儿说明住院和注射等对疾病痊愈的重要性，鼓励患儿克服暂时的痛苦，与医护人员合作；教育患儿咳嗽时用手帕或纸捂嘴，不随地吐痰，防止病原菌污染空气而传染给他人。

第十一章

五官科疾病的护理

第一节　鼻腔冲洗操作指引

1. 概述　鼻腔冲洗是治疗鼻腔、鼻窦疾病的一种常用方法，具有良好的疗效和耐受性。
2. 程序　操作流程和要点说明如下。

操作流程	要点说明
核对 医嘱、治疗单、患者。	1. 严格执行查对制度。 2. 药物必须经由2人核对。
评估 1. 病人的病情及用药目的。 2. 病人鼻腔情况。 3. 病人对操作的认知程度及自理能力。	1. 与病人有效沟通，病人能理解操作目的和方法。 2. 评估有无禁忌症，如鼻腔出血、鼻腔急性炎症等。
告知 1. 操作需要的时间，询问二便。 2. 治疗的目的及配合要点。	
准备 1. 操作者：洗手、戴口罩。 2. 环境：清洁、明亮、适合无菌操作。 3. 用物：鼻腔冲洗器、外用生理盐水。500~1000ml（按医嘱）、治疗巾、小方纱、水温计。 4. 患者：取坐位或站立，头前倾。	

操作流程	要点说明
步骤 1.携用物至床旁，核对患者、药物。 2.病人胸前铺治疗巾，取坐位或站立于洗手池旁，头前倾，保持张口动作。 3.将鼻腔冲洗器先接无橄榄头一端v放入生理盐水并挤压皮球。 4.见水柱流出，挤压，将接有橄榄头一端放入一侧鼻孔(橄榄头部分放人)。 5.有节奏的轻柔挤压皮球，嘱病人张口呼吸，勿说话或吞咽，同时做擤鼻涕动作，将鼻腔内分泌物或痂皮经对侧冲出。 6.再次核对患者，用温开水将鼻腔冲洗器清洁后甩干积水，妥善保管待下次使用，其它物品按院感分类处置。 7.洗手。	1.冲洗液温度在37~38°C为宜。 2.如果双侧冲洗，应先冲洗病变较重一侧，再洗病变较轻一侧，然后交替，如单侧冲洗，应由健侧往患侧冲。 3.将鼻腔冲洗器先接无橄榄头一端 4.注意挤压皮球时用力不宜过猛，防止冲洗液通过咽鼓管进入鼓室。 5.如用灌洗袋或灌洗桶冲洗液，则悬挂于输液架，上，液面距病人头部40~60cm。 6.冲洗时如有鼻腔出血，应立即停止冲洗并报告医生进行相应处理。 7.病人操作过程中如弄湿衣物应予更换。
观察与记录 1.观察鼻腔冲洗液的颜色及性质，病人有无自觉不适，以及鼻腔有无出血。 2.记录观察结果。	1.护士注意加强观察，必要时请医生共同处理。

第二节　鼻咽纤维血管瘤

鼻咽纤维血管瘤（angiofibroma of nasopharynx）为鼻咽部最常见的良性肿瘤，由致密结缔组织，大量弹性纤维和血管组成，常发生于 10 ～ 25 岁青年男性，故又名“男性青春期出血性鼻咽血管纤维瘤”。发病原因不明。男女之比（14 ～ 20）：1。

一、病理

肿瘤多起源于枕骨底部、蝶骨体及翼突内侧的骨膜。瘤体主要由胶原纤维及多核成纤维细胞组成网织基质，其间分布大量管壁薄且无弹性的血管，该血管受损后极易出血。肿瘤常向邻近组织扩张生长，通过裂孔侵入鼻腔、鼻窦、眼眶、翼腭窝及颅内。肿瘤中纤维组织与血管的构成比，常有个体差异。故有学者提出如纤维组织占优势者称为纤维血管瘤，血管占优势者则称为血管纤维瘤。

二、护理评估

（一）健康史

询问患者发病前的健康状况，性别及年龄特征，出血频次及出血量等。临床疾病护理常规。

（二）临床表现

1. 症状

（1）出血：阵发性鼻腔和（或）口腔出血，出血可为鲜红色血液，常为病人首要主诉。由于反复多次大出血，病人常有不同程度的贫血。多面色苍白，呈贫血貌。

（2）鼻塞：肿瘤堵塞后鼻孔或侵入鼻腔，引起一侧或双侧鼻塞，常伴有流鼻涕、闭塞性鼻音、嗅觉减退等。

（3）其他症状：肿瘤压迫咽鼓管，引起耳鸣、耳闭及听力下降。肿瘤侵入邻近结构则出现相应症状：如侵入眼眶，则出现眼球突出，视力下降；侵入翼腭窝、颞下窝引起面颊部隆起；侵入颅内压迫神经，引起头痛及脑神经瘫痪。

2. 体征　鼻咽镜下可见表面光滑圆形或呈结节状的肿瘤，色淡红，表面有明显的血管纹。有时可见肿瘤侵入鼻腔或推压软腭突出于口咽。手指触诊，典型者质硬如骨，不能移动，可触知根部在颅底，与周围组织可有粘连，但血管成分较多者，则质较软（见图 11-1）。

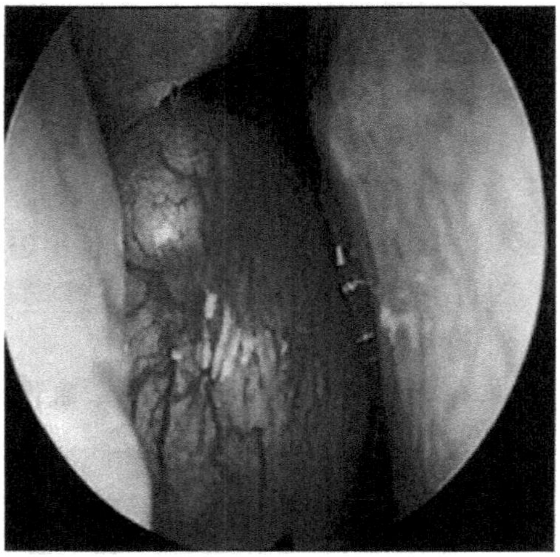

图 11-1　鼻内镜下鼻咽纤维血管瘤

（三）辅助检查

1. 前鼻镜检查　常见一侧或双侧鼻腔有炎性改变，收缩下鼻甲后，可见鼻腔后部淡红色肿瘤。

2. 间接鼻咽镜检查　可见鼻咽部圆形或分叶状红色肿瘤，表面光滑而富有血管，瘤组织侵入鼻腔可引起外鼻畸形或软腭塌陷。

3. 触诊　手指触诊可触及肿块基底部，瘤体活动度小，中等硬度，若瘤体侵入颊部，通过触诊可了解瘤体蒂部与邻近部位粘连情况。但触诊应轻柔，因触诊易引起大出血，临床应尽量少用。

4. 影像学检查　CT 和 MRI 检查可清晰显示瘤体位置、大小、形态，了解肿瘤累及范围、骨质破坏程度和周围解剖结构之间的关系。

5. 数字减影血管造影　可了解肿瘤的供血动脉并可对供血血管进行栓塞，以减少术中出血。

（四）心理 – 社会状况

该病多以鼻塞及阵发性鼻腔和（或）口腔出血而就诊，绝大多数病人能够积极就诊。但由于病因不明，加之反复出血，病人及家属多存在不同程度的紧张、恐惧心理。因此，护士应评估病人对疾病的认知程度，对治疗的配合程度，受教育水平以及其情绪状况。

（五）治疗要点

主要采取手术治疗。肿瘤较小者，可行放射治疗后再以电凝固术破坏之。根据肿瘤的范围和部位采取不同的手术路径。如肿瘤位于鼻咽部或侵入鼻腔、鼻窦者，可采用硬腭进路；如肿瘤侵入翼腭窝者，则采用硬腭进路加颊侧切口或面正中揭翻进路；若肿瘤侵入颅内者，则需采用颅颌联合进路。为防止术中大出血，可采用术前行数字减影血管造影及血管栓塞术和术中进行控制性低血压等方法。鼻咽纤维血管瘤切除术多在鼻内镜下进行。手术适应证应严格掌握，侵入颅内者不宜单独使用，需与相关科室配合进行。

三、常见的护理诊断 / 护理问题

1. 恐惧　与疾病导致鼻腔和（或）口腔出血以及对手术不了解有关。
2. 疼痛　与手术创伤及鼻腔填塞有关。
3. 潜在并发症　术后切口出血、感染、低氧血症等。
4. 知识缺乏　缺乏有关手术治疗及术后自我保健的知识。

四、护理措施

1. 术前护理

（1）密切观察病人鼻腔出血情况，定时测量血压、脉搏，及时记录出血次数与出血量。

（2）按医嘱协助完善各项术前检查。

（3）积极进行术前准备，术前日予修剪鼻毛、交叉配血，必要时取皮区备皮。做好相应术前指导。

（4）按医嘱准确执行术前用药。

（5）心理护理了解病人的心理状态，及时给予心理疏导。有针对性地向病人介绍疾病相关知识、手术的目的和意义、手术地点、手术时间及麻醉方式，配合要点及注意事项。介绍成功病例，鼓励病人积极配合治疗。

（6）治疗护理行数字减影血管造影或血管栓塞者，做好相应护理，警惕栓子发生异位。

2. 术后护理

（1）术后密切观察伤口出血情况，嘱病人及时吐出口中分泌物，全麻病人未清醒前注意病人有无频繁的吞咽动作，以观察有无活动性出血。严密监测生命体征，吸氧，准确记录。

（2）肿瘤侵及颅内者，应密切观察意识、瞳孔、视力及生命体征的变化，以了解有无颅内并发症的发生。注意观察病人有无头痛、恶心、喷射性呕吐的表现，避免使用散瞳、缩瞳等药物，以免掩盖病情。

（3）病人清醒后取半卧位，以减轻鼻部伤口肿胀。

（4）遵医嘱给予抗生素治疗以预防感染。做好口腔护理，每次进食后用漱口水漱口。

（5）术后进食半流或流质饮食，食物温度不宜过高。

（6）前后鼻孔填塞的病人应严密观察病人的呼吸、血氧饱和度，注意后鼻孔纱球的丝线是否牢固，有无断裂，防止坠落引起窒息。

（7）术后第一天开始向鼻腔内滴液状石蜡润滑填塞纱条至纱条抽出。

（8）出院护理指导。

第三节　鼻咽癌

鼻咽癌（carclnoma of nasopharynx）是我国高发肿瘤之一，占头颈部肿瘤发病率首位，我国广东、广西壮族自治区、湖南、福建、江西为世界鼻咽癌高发区，发病率居世界首位；男性发病率约为女性的2 ~ 3倍，40 ~ 50岁为高发年龄组。目前认为鼻咽癌发生与遗传、病毒及环境因素等有关。

一、病因

本病病因尚未明确，可能与下列因素有关。

（一）遗传因素

鼻咽癌有种族易感性和家族聚集现象。鼻咽癌主要见于黄种人，少见于白种人。鼻咽癌具有垂直和水平的家庭发生倾向。

（二）病毒因素

主要为 EB 病毒。从鼻咽癌病人的血清中查出 EB 病毒抗体，并且抗体滴度随病情发展而升高。从鼻咽癌活组织培养的淋巴母细胞中也分离出 EB 病毒。

（三）环境因素

有报告显示移居国外的中国人，其鼻咽癌死亡率随遗传代数逐渐下降。反之，生于东南亚地区的白种人，患鼻咽癌的危险性却有所升高。提示环境因素可能在鼻咽癌的发病过程中起重要作用。另外，流行病学调查发现，广东省鼻咽癌高发区的婴儿，在断奶后首先接触的食物中便有咸鱼，而鱼干、广东腊味也与鼻咽癌发病有关，这些食品在腌制中均有亚硝胺前提物亚硝酸盐。当人体胃液 pH 在 1 ～ 3 时，亚硝酸或亚硝酸盐可与细胞中的仲胺合成亚硝胺类化合物。这类物质有较强的致癌作用。

（四）微量元素

某些微量元素，如镍等在食物中含量超标，也有可能诱发鼻咽癌。

二、病理

鼻咽癌多发生于鼻咽部咽隐窝及顶前壁，病灶可呈结节型、溃疡型和黏膜下浸润型多种形态。鼻咽癌 98% 属低分化鳞状细胞癌。

虽然目前对鼻咽癌确切的病理分型尚无国际公认的统一方案，但基本分类为鳞状细胞癌、腺癌、泡状核细胞癌和未分化癌等。

三、护理评估

（一）健康史

询问病人发病前的健康状况、有无 EB 病毒感染史，是否经常食用腌制、腊味食品，是否经常接触被污染空气及饮用水，有无家族史等。

（二）临床表现

1. 症状　鼻咽癌多发生于鼻咽顶前壁和咽隐窝，位置隐蔽，所以早期症状不典型。

（1）鼻部症状：本病早期有易出血倾向，常出现晨起回缩涕血，或擤出血性涕，但量少且会自行停止，故容易被忽视。晚期则出血量较多。肿瘤阻塞后鼻孔，出现单侧鼻塞。当瘤体增大时，则出现双侧鼻塞。

（2）耳部体征：肿瘤阻塞或压迫咽鼓管咽口，可引起该侧耳鸣、耳闷塞感及听力减退或伴有鼓室积液，临床上易误诊为分泌性中耳炎。

（3）颈部出现无痛性肿块：鼻咽癌早期即可向颈淋巴结转移，这是本病重要临床特征之一，颈淋巴结转移率高达 79.37%（单侧转移 44.20%，双侧 35.17%）。颈部出现转移性肿块为其首发症状者占 60%，常发生在颈内静脉淋巴结上群，位于乳突尖部的下方。肿大淋巴结界限不清，表面不平，无压痛且进行性增大，质硬，早期可活动，晚期与皮肤或深层组织粘连而固定，始为单侧，继之发展为双侧。

（4）头痛及脑神经症状：肿瘤经咽隐窝的破裂孔侵入颅内。侵犯第Ⅱ～Ⅶ、Ⅸ、Ⅹ脑神经而产生头痛、面部麻木、眼球外展受限、上睑下垂、复视、软腭麻痹、反呛、声嘶、伸舌偏移等脑神经症状。

（5）远处转移症状：晚期鼻咽癌可发生肺、肝、骨等处转移，出现相应症状和体征。

2. 体征　鼻咽癌好发于鼻咽顶前壁及咽隐窝，常表现为小结节状或肉芽肿样隆起，表面粗糙不平，易出血，有时表现为黏膜下隆起，表面光滑。早期病变不典型，仅表现为黏膜充血、血管怒张或一侧咽隐窝较饱满。

（三）辅助检查

1. 鼻咽部检查间接鼻咽镜、纤维鼻咽镜检查可见肿瘤呈菜花状、结节状或溃疡状，常位于鼻咽顶前壁或咽隐窝，易出血。见图 11-2 和图 11-3。

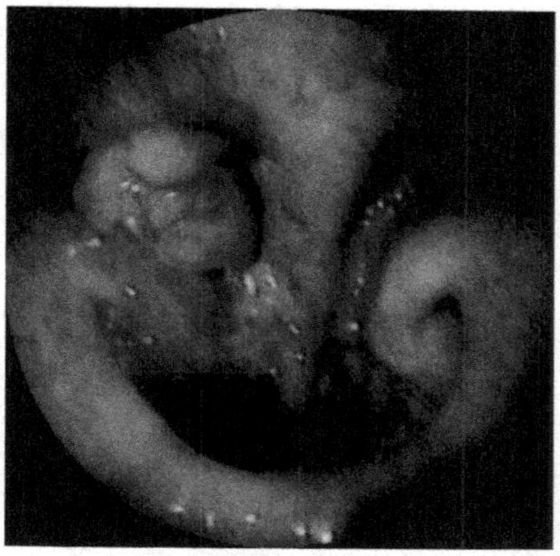

图 11-2　鼻咽癌的间接鼻咽镜表现

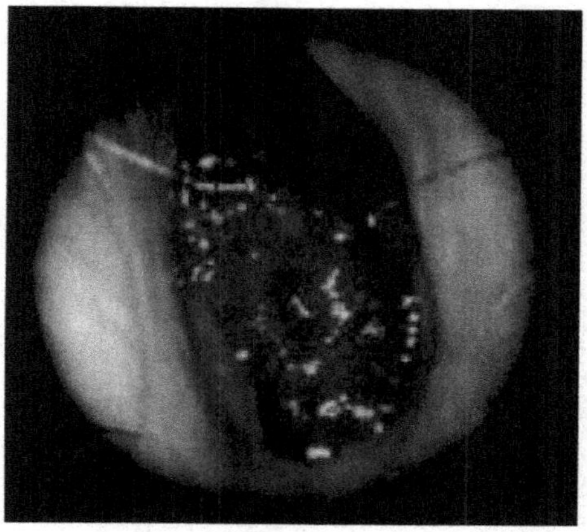

图 11-3　鼻咽癌的鼻内镜下表现

2. 颈部触诊　颈上深部可触及质硬、活动度差或不活动、无痛性肿大淋巴结。

3. 影像学检查　CT 和 MRI 鼻咽颅底扫描检查，可了解肿瘤侵犯的范围及颅底骨质破坏的程度。

4. EB 病毒血清学检查　EB 病毒血清可以作为鼻咽癌诊断的辅助指标。因此，病毒壳抗原 – 免疫球蛋白 A（EBVCA – IgA）抗体测定为鼻咽癌诊断、普查和随访监视的重要手段。

5. 活检　为确诊鼻咽癌的依据。应尽可能做鼻咽部原发灶的活检，一次活检阴性不能否定鼻咽癌的存在，少数病例需多次活检才能明确诊断。

（四）心理 – 社会状况

鼻咽癌所在部位深而隐蔽，早期症状仅为少量鼻出血，病人常不给予重视，早期诊断率低。当出现头痛、脑神经侵犯症状时，疾病已达晚期。反复多次活检，给病人造成极大的痛苦和精神压力。一旦确诊，病人对放射治疗、化疗有不同程度的恐惧心理。疗效不佳时病人有悲观绝望心理。因此，应注意评估病人的年龄、性别、文化层次、对疾病的认知程度、情绪状况、压力应对方式和经济状况等。

（五）治疗要点

鼻咽癌大多属低分化鳞癌（98%），对放射治疗敏感，因此，放射治疗为首选方案，其次为化疗或手术治疗。

1. 放射治疗　常采用 60 钴或直线加速器高能放射治疗。原则上采用面颈联合野，即包括鼻咽腔、颅底、咽旁间隙及上颈深淋巴结，颈部照射有颈部切线野和颈部垂直侧野。鼻咽癌常规放射治疗照射野见图 11-4 和图 11-5。随着放射技术的不断发展，临床已开始应用新的投照技术“调强适型放射治疗

（ intensity modulated radiation therapy IMRT）”。通过计算机系统将 CT 模拟定位传输到治疗系统，设计照临床疾病护理常规射野及照射剂量。采用这项技术治疗鼻咽癌区域控制率能达到 90%，而且放射性脑病、咽干等并发症明显降低。

2. 手术　放射治疗后残留或局部复发灶，挽救性手术仍为一有效手段，其适应证包括：①根治性放射治疗后 3 个月鼻咽部原发灶残留，病变局限。②根治性放射治疗后，颈淋巴结残留或局部复发。

3. 化疗　鼻咽癌化疗疗效不高，主要用于中、晚期病例，放射治疗后未能控制及复发者，是一种辅助性或姑息性的治疗。

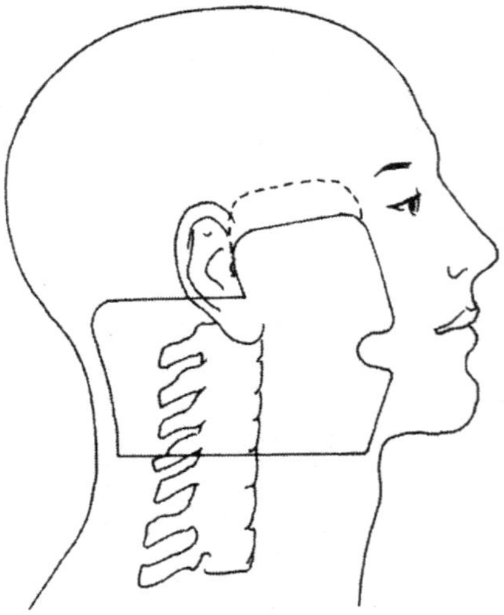

图 11-4　面颈联合野

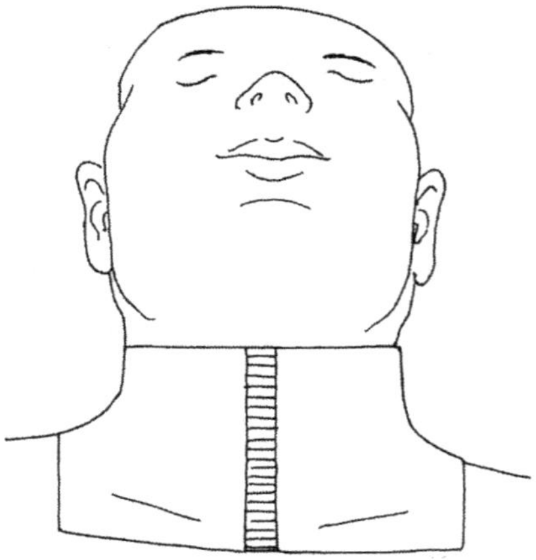

图 11-5　下颈切线野

四、常见的护理诊断 / 护理问题

1. 潜在并发症　鼻部出血。
2. 急性疼痛　与放射治疗损伤、肿瘤侵犯脑神经和脑实质有关。
3. 恐惧　与被诊断为恶性肿瘤，对放射治疗与化疗不了解有关。
4. 口腔黏膜受损　与放射治疗损伤黏膜及唾液腺有关。
5. 知识缺乏　缺乏有关鼻咽癌的防治知识。

五、护理措施

1. 鼻出血的处理　积极协助医生止血，密切观察病人鼻腔出血情况，记录出血次数与出血量。

（1）急救用物准备：床边备吸痰、吸氧用物，前、后鼻孔填塞用物，必要时备气管切开用物，做好配血、输血的准备。

（2）建立静脉通道，根据医嘱准确用药。

（3）体位清醒者取坐位或半卧位；意识障碍者去枕平卧位；有休克症状取休克卧位，头偏向一侧。

（4）保持呼吸道通畅，避免血液下咽，可嘱病人吐出口内分泌物，必要时负压吸引。

（5）少量出血者，可冰敷额部、使用药物保守治疗；出血量多时，配合医生进行鼻腔填塞止血，反复严重出血者按医嘱做好介入栓塞治疗的准备。

（6）按需做好生活护理。

2. 疼痛护理　疼痛严重者遵医嘱及时给予镇静药或止痛药，帮助病人尽可能完成放射治疗及化疗的正规疗程。多数病人经治疗后疼痛能够明显减轻或消失。

3. 放射治疗护理

（1）一般护理：①每日监测生命体征一次，如发现体温高于38℃，并伴有全身症状者应暂停放射治疗，待身体恢复正常后继续进行。②每周检查一次血常规，观察血象变化，如发现白细胞低于3×10^9/L或血小板低于60×10^9/L时应该及时报告医生，确定是否暂停放射治疗，同时给予对症处理。

（2）饮食护理：①予高热量、高蛋白、高维生素、低脂肪、宜消化的清淡食物，多进食蔬菜水果以增加维生素的摄取。可指导病人选用鱼肉、牛奶、牛肉等蛋白质含量丰富的食物以提高机体免疫力。多饮水，每日水分摄入≥ 3 000 mL。忌食辛辣刺激食物。②为减轻病人进食时疼痛，保证病人的营养供应，可在进食前用2% 利多卡因 10 ～ 15 mL 加入生理盐水 250 mL 配制的溶液漱口。

（3）皮肤护理：保持照射野标记的清晰，不能私自涂改。指导病人穿宽松棉衣，不应穿高领或硬领衣服，以减少对放射野皮肤的摩擦。应保持放射野皮肤清洁、干燥，防止因水份电离加重皮肤损伤。勿用肥皂水擦洗或搓洗，不宜用粗毛巾、热水擦洗，以避免术野皮肤过冷、过热刺激或外伤。勿随意涂抹药膏或润肤霜，避免阳光暴晒，外出时做好防晒。

（4）常见并发症的预防护理

①鼻咽癌面颈联合野、鼻前野照射时，鼻腔受到照射，在剂量达肿瘤量 3 000cGy 左右时，可出现鼻黏膜反应。鼻腔黏膜干燥，可用棉签蘸温水轻轻湿润，或涂以薄荷油等，并指导病人勿抠鼻、勿用力擤鼻涕。保持病室空气清洁湿润，天气干燥时，可在室内置一盆水或使用加湿器以保持空气湿度。

②在放射治疗前仔细检查口腔牙齿，有龋齿者应在放射治疗前修补，不能修补的牙齿或残根应给予拔除，消除口腔牙龈一切疾患，再进行放射治疗。放射线会造成唾液腺的损伤，使唾液分泌明显减少，口腔干燥，可嘱病人多饮水。在放射治疗 1 ～ 2 周后，口腔黏膜出现红肿、疼痛、破溃，出现明显的黏膜炎反应，见图 11-6。每日用淡盐水漱口或朵贝氏液漱口，餐后及睡前用软毛牙刷刷牙，保持口腔清洁，减少破溃面的感染。随着放射治疗的继续进行，累积剂量不断增加，口腔黏膜可发生大小不同的片状薄层白膜形成，黏膜糜烂，疼痛加重，此时可用生理盐水 20 mL 加庆大霉素 8 万 U 加地塞米松 10 mL 雾化吸入，每日 2 次，可达到消炎，消肿，减少感染的发生，并可配合口腔护理，每日 2 次。

③病人在接受放射治疗一周内，有可能出现腮腺急性反应。自觉放射侧腮腺区肿胀、疼痛，或局部压痛，第二周后逐渐加重，若不及时处理或治疗，腮腺导管可出现红肿，个别病人并发感染，出现溢脓伴全身寒颤、发热、白细胞升高，称为放射治疗并发症。故应在放射治疗前适当给病人讲解放射治疗后可能出现的不适，使其有心理准备，减少恐慌；出现局部或全身感染症状时，应抗感染止痛治疗，给予特殊口腔护理，必要时暂停放射治疗。

④面颈联合野、耳前野、耳后野照射时，剂量达肿瘤量 4 000cGy 左右时，可出现耳道湿性反应或中耳积液，或穿破鼓膜形成耳道溢液。指导病人勿挖耳，避免外耳道进水，防止外来感染。如有感染发生遵医嘱给予抗生素滴耳剂局部滴耳，必要时予全身抗感染治疗。有外耳道流脓者选用 3% 的过氧化氢溶

液冲洗外耳道后，再用复方新霉素液滴耳。

⑤鼻咽癌放射治疗后病人常会有恶心、呕吐、腹泻等胃肠道反应，通常于治疗开始后 2 ~ 3 d 发生，治疗结束后一般可恢复。照射后应静卧 30 min，对预防上述反应有一定帮助，反应剧烈时可遵医嘱使用止呕及胃肠黏膜保护剂等药物。对预防上述反应有一定帮助，反应剧烈时可遵医嘱

⑥放射治疗可引起头颈部和颌颞关节功能障碍，导致张口困难，颈部活动受限。放射治疗期间应根据病人身体情况，指导其适当运动及练习颈部缓慢旋转动作。放射治疗结束后应行张口锻炼，可口含小网型的塑料瓶或光滑的小网木等，并按摩颌颞关节。

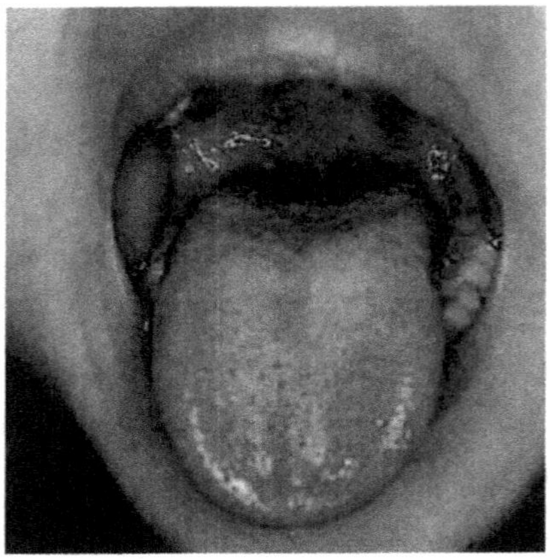

图 11-6　口腔及口腔黏膜急性反应

4. 心理护理

（1）鼓励病人说出恐惧的原因及心理感受，评估恐惧的程度，采取疏导措施。让成功病例现身说法，以提高病人对治疗的信心。

（2）行诊断性检查及放射治疗前，应说明目的和注意事项。放射治疗 1 周后病人可能出现头痛、恶心、食欲减退等全身反应，护理人员应耐心解释和安慰，可遵医嘱使用药物以减轻其痛苦。

（3）对晚期病人，应及时观察其病情和心理变化，以防病人因癌痛难忍、瘫痪、失明等产生悲观、厌世情绪。

（4）争取家属亲友及有关社会团体的关心，陪伴病人，给予心理支持。

（5）鼓励病人运用合适的方法转移情感，分散恐惧，如下棋、打扑克、听音乐以及放松疗法等。

5. 健康指导

（1）向病人说明鼻咽癌对放射治疗较为敏感，疗效好，应及时接受治疗。

（2）放射治疗中，注意骨髓抑制、消化道反应、皮肤反应、唾液腺萎缩等并发症。定期检查血常规，防止感染，注意口腔卫生，适当选择中药调理等。

（3）进食高蛋白、高热量、高维生素饮食，以改善营养状态，增强机体抵抗力。

（4）定期复查，建议随访时间分别为出院后 3 个月、半年、1 年。

第四节　喉癌

一、概述

喉癌（carcinoma of larynx）是耳鼻喉科常见的肿瘤之一，发病率仅次于鼻咽癌和鼻腔癌而居第三位，占全身恶性肿瘤的 2.1%。喉癌的发病依不同地区、不同性别及年龄有较大的差异。发病多在 40 岁以上，尤以 60 岁以上发病率较高。男性与女性之比约为 2：1，但随着女性吸烟族的增加，欧、美、大洋洲等国

家的女性患者均有增加趋势。

（一）病因及危险因素

喉癌的病因尚不完全明了，但已公认与烟酒及空气污染关系密切。

1. 吸烟　世界各地大量的研究表明，吸烟与喉癌的发生有密切关系，喉癌的发病率与每日吸烟的量和吸烟的总时间成正比。烟草燃烧时所产生的烟草焦油中苯并芘有致癌作用。长期被动吸烟亦可致癌。

2. 饮酒　饮酒者患喉癌的危险度较不饮酒者高 3 ~ 4 倍，而且烟酒致喉癌的协同作用已被一些学者所证实。声门上型喉癌可能与饮酒有关。

3. 空气污染　长期吸入生产性粉尘或废气可导致呼吸道肿瘤的发生。

4. 性激素及体内微量元素　喉癌患者喉组织雌激素受体阳性细胞百分率明显高于健康人喉组织，其血清睾酮水平亦高于正常人。喉是人类第二性征器官，也被认为是性激素的靶器官，喉癌患者男性显著多于女性，可能提示性激素在喉癌发生机制中有一定的影响。

5. 病毒感染　有研究表明高危型人乳头状瘤病毒（HPV－16/18 型）与喉癌和下咽癌的发生有密切联系。

6. 癌前期病变喉　白斑病是一种声带黏膜上皮角化不良、在黏膜上出现白色斑块的病变。由长期上呼吸道感染、吸烟、有害气体刺激、用声过度等慢性刺激所引起，往往最后发生癌变。有人亦将成人的喉乳头状瘤视为癌前病变。

7. 癌基因的影响　在人体的真核细胞基因组中存在着癌基因和抑癌基因，上述基因与癌症的发生、发展有密切的关系。

（二）病理生理

原发性喉癌中以鳞状细胞癌常见，约占 90%，腺癌约占 2%，未分化癌、淋巴肉瘤、纤维肉瘤少见。喉癌可发生于喉内所有区域，但多见为声门区癌和声门上区癌，声门下区癌仅占喉癌的 0% ~ 8%。原位癌属浸润性癌的前期，局限于上皮层中发生癌变，基底膜未受侵犯是一种最早期的喉癌。

（三）转移途径

1. 直接扩散　晚期喉癌常向黏膜下浸润扩散。位于会厌之声门上型癌，可向前侵入会厌前间隙、会厌谷和舌根。杓会厌襞部癌向外扩散至梨状窝、咽喉侧壁。声门型癌可向前侵及前连合，扩散至对侧声带；亦可向前破坏甲状软骨，使喉体膨大，并有颈前软组织浸润。声门下型癌向下蔓延至气管，亦可穿破环甲膜至颈前肌层，向两侧发展，侵及甲状腺；向后累及食管前壁。

2. 颈淋巴结转移　转移部位多见于颈深上组的颈总动脉分叉处之淋巴结，然后再沿颈内静脉向上、下部之淋巴结发展。声门上区淋巴管丰富、肿瘤的分化程度低，因而颈淋巴结转移癌发病率高。声带癌因分化程度高，声门区淋巴管稀少而很少发生转移。声门下型癌常转移至气管旁淋巴结。

3. 血行转移　肿瘤可沿着血循环向全身转移，常见部位为肺、肝、肾、骨、脑垂体等。

（四）临床症状和体征

喉癌症状以声音嘶哑、呼吸困难、咳嗽、吞咽困难及颈淋巴结转移为主，有时尚可发生咽异物感、口臭及少量咯血。上述症状的发生顺序视肿瘤发生的部位而异。

1. 声门上癌　包括原发于声带以上部位的癌肿，如会厌、杓会厌襞、室带等。此型喉癌分化较差，发展较快，较早发生淋巴结转移。早期症状仅觉喉部有异物感、咽部不适，以后癌肿表面溃烂时，则有咽喉痛，可放射至耳部，甚至影响吞咽。晚期癌肿侵蚀血管后，则有痰中带血，并常有臭痰咳出；侵及声门时，则有声嘶、呼吸困难等。

2. 声门型癌　局限于声带的癌肿，以前、中 1/2 处较多，分化较好，发展较慢，较少出现淋巴结转移。主要症状为声嘶，并逐渐加重，肿瘤增大时阻塞声门，可出现喉鸣和呼吸困难，晚期有血痰和喉阻塞。

3. 声门下癌　即位于声带以下，环状软骨下缘以上部位的癌肿。因位置隐蔽，早期症状不明显，不易在常规喉镜检查中发现。早期可无症状，以后则发生咳嗽、血痰。晚期由于声门下区被癌肿堵塞，常有呼吸困难。

4. 跨声门癌　是指肿瘤原发于喉室并沿声门上下纵向扩展。未在 UICC TNM 分期中列出这一类型，但它具有不同于其他类型的特点，在最新的分类中主张将其独列一型。其临床特点为肿瘤位置深在隐蔽，且均有声门旁间隙侵犯，致声带固定、声门及声门下狭窄，常因呼吸困难就诊需行紧急气管切开。

喉癌可致喉部呼吸通道发生狭窄或阻塞而引起呼吸困难，使机体缺氧，二氧化碳潴留，表现为耳鼻喉科特征性喉阻塞。

喉阻塞的主要临床表现：

（1）吸气性呼吸困难：是喉阻塞的主要症状。表现为患者吸气运动增强，吸气时间延长，吸气深而慢，但通气量并不增加。

（2）吸气性喉喘鸣：为吸气时气流不能顺利通过狭窄的声门裂而形成气流漩涡反击声带，使声带颤动所发出的声音。

（3）吸气性软组织凹陷：因患者吸气困难，吸入气体不易进入肺部，所以胸腹部辅助呼吸肌均加强运动，辅助呼吸，但肺叶因气体量不足不能相应膨胀，故胸腔内负压增高，使胸壁及其周围软组织凹陷，临床上称为“四凹征”。

（4）声音嘶哑。

（5）发绀。

二、案例与案例分析

第一幕：门诊就诊阶段

陈某，男，59岁，患者于四周前无明显诱因出现持续性声音嘶哑，偶有咳嗽、咳痰，无咽喉疼痛、呼吸困难，无气急、胸闷，无痰中带血，无进食梗阻，无鼻塞、脓涕，无发热、意识障碍，遂于门诊就诊。体格检查示：患者神志清，应答切题，生命体征平稳，自发病以来食欲、睡眠可，大小便及体重无明显变化。专科体检（间接喉镜检查）见：会厌抬举正常，右侧见软组织样肿块，表面粗糙；双声带略增厚、慢性充血；余未见异常。右颈部可扪及一直径1 cm大小的淋巴结。为进一步明确诊断，医师拟定进一步检查计划：喉窥镜检查，增强CT，以明确诊断。

（一）案例引导

患者面对医师开具的喉窥镜检查、增强CT检查，不明白检查的目的，并希望了解检查前注意点和配合事项。

（二）护理诊断 / 护理问题

知识缺乏：缺乏对喉部疾病常用检查的目的、流程和注意事项的了解。

（三）护理措施

1. 告知患者间接喉镜检查的相关知识　间接喉镜是临床最常用、最简便的检查法。该方法为将间接喉镜置于口咽部，观察镜中喉的影像。

护士在检查前协助受检者正坐，张口，伸舌，检查者调整额镜对光聚焦在悬雍垂，用纱布包裹舌前部1/3，左手拉舌并固定，右手按执笔姿势持间接喉镜，稍加热镜面，手背试温后放入咽部，镜面朝前下方，一一观察喉及喉咽部。若受检者咽反射敏感，可于悬雍垂、软腭和咽后壁处喷1%丁卡因2 ~ 3次表面麻醉后再进行检查。检查时应注意舌体牵拉力度适当，以免损伤舌系带；间接喉镜温度适宜以防造成烫伤。

2. 告知患者喉窥镜检查的相关知识　喉窥镜是硬质内镜、频闪光源、摄像系统及显示系统组成，其原理是借助某种方法造成使声带的快速振动减慢的假象，从而研究声带运动。

护士在行喉窥镜检查前应先用1%丁卡因溶液喷雾进行黏膜表面麻醉，一般1 ~ 2次，告知患者麻醉生效时会感到咽下或咳嗽困难。检查时患者取坐位，下颌略向前伸的姿势最为适宜。检查中，患者用右手将舌的前部用纱布包住向前方牵拉，并张口呼吸，遵医嘱配合发“啊”音等。检查后2 h可进食温凉饮食，避免粗糙食物。

3. 告知患者增强CT检查的有关知识　目前CT是喉部最常用的影像学检查方法。它能明确肿瘤的部位、大小、判断癌肿浸润的深度、喉旁间隙的侵犯、喉软骨的破坏及颈部淋巴结转移等，对喉癌的TNM

分期有很大帮助。

第二幕：住院治疗阶段

陈先生完善各项门诊检查，检查结果分别为：喉窥镜示：会厌喉面右侧不规则软组织肿块，表面粗糙，双声带活动尚可；增强CT提示：会厌右侧肿块，声带前连合及右侧声带累及，增强后强化，考虑为MT；右侧中颈部颈内静脉前方见一1.4 cm×1.0 cm肿大淋巴结影，密度不均。

陈先生被诊断为“喉部新生物”，收治入院。为进一步明确诊断，医师开具了各项术前检查的医嘱，如血、尿常规，血液生化检查，心电图，胸部X线等，并安排在全麻下行显微喉镜下喉部新生物活检术，以及表麻下行纤维喉镜检查术。

（一）案例引导

责任护士在患者入院后与之沟通发现其有如下疑惑：

（1）患者担心自己的疾病，不明白“新生物”是什么意思，不知道接下来的治疗过程是怎样的。

（2）患者希望了解各项检查和活检手术的意义是什么？要接受哪些准备工作？

（3）患者对陌生的医院环境表现出担忧，夜间睡眠受到影响。

（二）护理诊断/护理问题

1. 焦虑　与不适应住院环境以及担忧疾病治疗的疗效有关。

2. 知识缺乏　缺乏有关喉部疾病治疗的相关知识，以及全麻下行显微喉镜活检手术术前、术后护理的要点。

（三）护理措施

1. 入院宣教　入院当天由责任护士为患者作详细的入院介绍，包括病区的各项制度和病区环境，主管医师、护士的姓名；在交流中注意评估患者的全身状况，了解既往健康史等。

2. 心理护理　在患者入院等待治疗的过程中，责任护士应加强巡回，倾听患者主诉，取得患者的信任，寻觅适当的机会告知患者耐心等待以及尽力配合医师完成治疗乃当务之急，教会患者寻找听音乐、玩电脑等休闲方式更好地度过等待治疗的阶段。

3. 向患者介绍术前各项检查的意义及目的　术前完善各项检查，以便医师对全麻手术和治疗的耐受程度有全面评估，为全程制订治疗方案提供依据。术前检查的项目包括：血、尿常规，血液生化检查，心电图，胸片等，有助于正确评估患者对手术的耐受程度，确保手术安全。

责任护士在对患者做检查前宣教时，应告知患者在接受血液生化检查前应禁食、禁水8 h以上。

4. 向患者介绍显微喉镜活检术的相关知识　显微喉镜手术（microlaryngos－copicsurgery）是通过特殊设计的支撑或悬吊喉镜，在手术显微喉镜观察下，用特制的微型手术器械进行的喉部手术。它有两个最大的优点：一是手术者不必一手持喉镜，可双手同时操作手术器械；二是由于显微镜的放大作用和手术器械的微型化，不但可以进行一般常规喉窥镜所不能完成的手术，而且大大提高了手术的精细度，还可发现和处理一些精细或较隐蔽的病变。由于活体组织检查是喉癌确诊必不可少的依据，在显微喉镜下取标本活检，可大大提高阳性率。

（1）显微喉镜手术的适应证与禁忌证

①适应证：a. 声带某些良性增生性病变因体积过大或过小，用间接喉镜或普通直达喉镜难以彻底切除者；b. 声带结构特殊异常者；c. 喉部某些良性肿瘤及早期恶性肿瘤、癌前病变患者；d. 声带麻痹行声带注射或杓状软骨切除者；e. 患者因肥胖、颈短粗等特殊体型，间接喉镜及普通直达喉镜不能良好的暴露术野者。

②禁忌证：a. 明显心、肺、肾疾病；b. 重度颈椎病。

（2）麻醉方式及手术体位：多采用全身麻醉，常规行静脉诱导后作气管插管，然后用静脉复合麻醉维持。术中多采用去枕平卧，头部后仰的体位。

（3）告知患者显微喉镜活检术前准备事宜：①术前与患者充分沟通，让患者了解手术目的、过程以便与医师配合；②完善各项全麻手术前常规检查，了解有否手术禁忌；③嘱患者术前禁食、禁饮6 h以上；④注意评估患者颈部活动情况，了解有否颈椎活动障碍等疾患，及时与手术医师沟通；⑤告知患者喉镜可能对患者上齿造成损伤，了解患者的牙齿缺损情况，提醒医师术中注意保护，必要时使用牙齿保护器。

（4）告知患者术后的注意事项：①全麻术后平卧 3 h，注意观察颈部活动情况，尤其是婴幼儿或有颈椎病史的患者，如发现患者颈部活动受限，可能为颈椎脱位，应及时通知医师处理；②嘱患者吐出口中分泌物，以便观察分泌物的色、质、量，对全麻未醒或婴幼儿还应观察有否频繁的吞咽动作，警惕有否出血；③告知患者全麻清醒后 3 h 可进食温凉半流质，避免过热，过硬、辛辣刺激性食物；④ 1 周内减少讲话次数，减轻声带充血；⑤告知患者注意休息，避免上呼吸道感染，必要时遵医嘱使用抗生素，并注意观察药物疗效；⑥告知患者活检后的病理报告一般需 3 ~ 5 个工作日正式发放，耐心等待，必要时向医师咨询相关结果。

5. 向患者介绍纤维喉镜检查的相关知识　软管纤维内镜，简称纤维喉镜，镜体柔软，纤细、可曲且照明度强，可经鼻或经口置入，尽可能地接近声带、喉室、声门下腔、气管以及支气管等部位进行观察，也可经鼻置入，开口困难的病例选用此法最为适宜。通常将纤维喉镜与电视摄像系统连接，可动态观察病变的过程。

（1）主要适应证：观察前连合、声门下腔等部位有否癌组织的浸润，以及详细了解其浸润界限。

（2）麻醉方式及手术体位：一般采用 1% 丁卡因溶液行黏膜表面麻醉法。检查时取坐位，如患者一般情况差，也可酌情取卧位。

（3）告知患者术前和术后注意事项：①术前应告知患者禁食、禁饮 6 h；②术中配合医师完成呼吸、发音、吞咽等动作，发音与静静呼吸慢慢交替进行，以便医师可以细致地观察发音时声带的闭合以及呼吸时声带的开大情况；③术后 2 h 嘱患者进食温凉饮食，避免硬、热、烫的食物。

第三幕：住院手术阶段

陈先生完善各项术前检查、纤维喉镜检查及活检手术，喉镜结果显示：会厌喉面新生物，涉及假声带，双声带尚光滑、活动可。病理报告结果：（会厌喉面）黏膜鳞状上皮不规则增生伴不典型增生，小区癌变。

陈先生被诊断为“喉癌”，声门上型（$T_4N_1m_0$），医师建议患者行全喉切除 + 右颈淋巴结清扫术。

（一）案例引导

责任护士通过与患者交流、沟通后发现患者存在如下疑惑：

（1）患者得知自己被确诊为癌症，认为自己罹患了不治之症，害怕疾病的预后，对接下来的治疗感到没有头绪，没有信心。

（2）患者希望了解喉癌治疗的相关知识，不知道手术方式有哪些，有什么区别。

（3）患者希望知道全喉切除术后是否永久失去发音功能，是否有办法重建。

（二）护理诊断 / 护理问题

1. 恐惧　与癌症的恐惧、担心术后失语及颈部永久性造瘘口有关。

2. 知识缺乏　缺乏有关喉癌治疗的相关知识，包括手术方式选择等。

（三）护理措施

1. 心理护理　做好喉癌患者术前心理关爱工作，注意评估患者健康教育方面的需求，尽力耐心为患者做好相关解答。必要时可提供成功治疗的老患者的相关信息，帮助患者树立信心。针对患者术后不可避免地会出现失语现象，主动正确地向患者介绍重建发音的多种途径，术前即可请专职的语言康复师或成功重建发音的喉切除患者至病区与患者面对面沟通；嘱咐患者购买可反复擦拭的写字板以备术后通过纸笔沟通所需；对于没有读写能力的患者教会简单的手势，如大拇指示大便，示指示小便，空心拳表示饥饿，握拳表示疼痛，以便于手术后的沟通。通过耐心与患者沟通的方式了解患者心理动态，及时解除患者疑虑，不能解决的问题向手术医师或手术室工作人员、术后监护室等部门反馈，帮助建立最良好的术前心理状态。

2. 健康宣教　如下所述。

（1）介绍疾病相关知识：喉癌为发生于喉腔黏膜的恶性肿瘤，以鳞状上皮细胞癌多见。喉由甲状软骨、环状软骨支架构成，上通咽腔，下接气管，外有肌肉及韧带连接并固定于舌骨。腔内被覆黏膜，黏膜下的弹力纤维组织构成声门前方的前连合腱、声带的声韧带、环甲膜（又称弹力圆锥和三角形膜）及位于杓会厌皱襞和假声带黏膜下的方形膜。喉的弹性膜在喉癌早期有一定的限制肿瘤扩展作用。喉腔的声门上区来自胚胎的颊咽原基，声门及声门下区来自胚胎的气管支气管原基。

（2）介绍喉癌治疗的相关知识：喉癌一经确诊，按照不同类型不同分期选择单纯放疗、单纯手术、放疗合并手术或诱导化疗合并放疗的治疗方案。目前多主张手术加放疗的综合疗法：T_1 喉癌用放射治疗；T_2、T_3 的病变，应在根治性切除的前提下，做喉功能再造；T_4 的晚期喉癌以全喉切除加放疗为宜。选择合适的治疗，喉癌的五年无瘤生存率可达 65%，早期治疗者可高达 95%，晚期则不及 50%。影响患者获得长期生存效果的因素有：①有淋巴结转移，特别是转移淋巴结已有被膜外扩散者预后差。在喉癌患者死亡原因中颈淋巴结复发占第一位；②肿瘤呈浸润性生长及溃疡型者以及癌周纤维及间质淋巴细胞反应差的类型，预后较差；③测定肿瘤细胞核 DNA 含量表明：多倍体肿瘤的预后较二倍体肿瘤预后差；④第二重复癌的发生及远端转移也影响患者的长期存活。

3. 向患者介绍喉癌的手术治疗方式　手术为喉癌治疗的主要手段，常根据病变的范围，肿瘤的生物学行为，患者的全身状况，机体的免疫力及有否颈淋巴结转移等综合因素来选用不同的术式。其总的原则是在根治性切除肿瘤的前提下尽量保留或再造喉的发音功能，以便提高患者的生存质量。

（1）CO_2 激光手术：是将 CO_2 激光器与手术显微镜耦合，使其激光光束与显微镜的光束同轴，通过调节方向，灼击肿瘤部位，可用于治疗早期声门上喉癌和声门癌。喉内激光手术可根据病变情况及设备条件达到不损伤正常组织的目的，故现已广泛应用于临床。CO_2 激光手术通过喉镜进行操作，术后颈部不留下切口，无须佩戴喉部气管套管。具有术后发音功能好，手术创伤小，术后恢复快的独特优点。

（2）喉裂开术（laryngofissurt）：是将甲状软骨从中线切开，暴露喉腔，可用以单纯切除病变组织或进一步作简单的喉部分切除术。适用于声带原位癌或局限于一侧声带前 2/3 而未侵及深层组织，声带运动未受限的声门型喉癌患者。其优点在于能暴露喉腔全貌，视野清楚，可避免误伤正常喉腔黏膜，为喉镜下手术所不及。缺点是瘢痕组织形成较多，可后遗持久性声嘶。

（3）垂直半喉切除术：切除范围包括患侧甲状软骨板、声带、喉室、室带、杓状软骨等。适用于声门癌 T_1 期患者及声门上癌限于喉室的早期病例。

（4）额侧部分喉切除术：适用于前连合已侵犯 T_1 和 T_2 的患者。

（5）喉声门上水平部分喉切除术：切除范围包括甲状软骨上半部，以及声带平面以上的喉组织包括室带、杓会厌襞、会厌等。适用于声门上型 T_2 和 T_3 期患者。已有环后区、舌根深部侵犯的声门上喉癌 T_3 期患者以及年老体弱心肺功能差的患者不适于采用此类手术治疗。术后误咽是此型手术最常见的并发症，绝大多数患者在短期内能逐步恢复。

（6）喉垂直水平部分喉切除术（喉 3/4 切除术）：切除范围包括整个会厌、患侧室带、喉室、声带、杓状软骨、杓会厌襞、甲状软骨、整个会厌前间隙和对侧声带以上的喉组织及相对应的甲状软骨板。适用于声门上喉癌已侵犯一侧声带或声带癌已侵犯声门上区，但对侧声带无病变或仅前 1/3 受侵犯者。

（7）喉次全切除术：手术切除 3/4 ~ 4/5 的喉组织，保留较健侧的杓状软骨及甲状软骨后翼 3 mm，然后将会厌下移、重建声门。适用于前连合及双侧声带已受侵犯的 T_2、T_3 期患者。

部分喉切除手术术中一般同时行气管切开，患者术后佩戴气管套管，不同年龄患者按需佩戴不同型号的气管套管。

（8）全喉切除术（total larngectomy）：切除全部喉组织，以及舌根及会厌前间隙组织。适用于 T_3、T_4 期的喉癌患者，喉裂开或喉部分切除术后复发的癌肿以及年老体弱、心肺功能差不宜施行喉部分切除术的病例。由于喉是呼吸的主要通道、发声的重要器官，同时还具有吞咽保护功能，施行全喉切除术的患者术后永久性丧失正常的发音功能。同时喉的吞咽保护功能随之消失，术后无法简单地将气管提到喉的高度并使它直接与下咽相连，因为这将造成食物落入气管，引发吸入性肺炎，因此术中必须将气管残端直接造瘘于颈前并与皮肤缝合，呼吸及排痰将终生由气管造瘘口完成，术后患者佩戴全喉套管。

（9）颈淋巴结清扫术（neck dissection）：又称颈淋巴清除术，颈廓清术等，是头颈部肿瘤行颈淋巴结转移后较有效的治疗方法。按手术切除时是否保留胸锁乳突肌、颈内静脉和副神经，分为根治性颈淋巴结清扫术和功能性颈淋巴结清扫术，功能性颈淋巴结清扫术通过保留上述组织达到既彻底切除颈淋巴结转移癌，又最大限度地保留颈部功能和外观的作用。术后常见并发症有出血、感染、乳糜漏及上肢功能障碍等。

陈先生被诊断为喉癌（声门上型，T_4N_1 m_0），故医师建议患者施行全喉切除 + 右颈淋巴结清扫术，术后酌情行放化疗综合治疗。

4. 完善术前准备　喉切除 + 颈淋巴结清扫术前准备包括：①皮肤准备：包括剃去术侧颈上 5 ~ 6 cm 的头发；②按需配血、备血等。

第四幕：喉切除术后阶段

陈先生完善了术前检查和准备，在全麻下行全喉切除 + 右侧颈淋巴结清扫术，术后生命体征平稳，全喉套管固定通畅；右侧颈部切口内置负压引流管一根，接负压引流球，第一天引流出约 85 mL 的血性液体，3 d 后减少至 6.5 mL 淡血性液体，拔除引流管；鼻饲管固定通畅，进食鼻饲饮食；切口敷料包扎固定，无渗血、渗液，术后 10 d 开始间断拆除颈部切口缝线及造口线；术后 12 d 开始经口试吃，过食后无咽瘘，拔除鼻饲管，术后第 14 d 遵医嘱出院。

（一）案例引导

患者在术后阶段存在如下疑惑：

（1）患者术后颈部形成造瘘口，不知道如何对其进行护理。

（2）患者术后留置鼻饲管期间，担心营养不足，又不知道何时能拔除鼻饲管开始经口进食。

（3）患者切口处负压引流管一根，不知该如何对其进行保护。

（4）患者及家属希望了解术后有关康复的知识，以及回家后如何进行自我护理、功能锻炼。

（5）患者术后失去发音功能，突然失去了与人沟通的方法，希望了解如何能重建发音。

（二）护理诊断 / 护理问题

1. 低效性呼吸形态　与呼吸通道改变有关。

2. 营养失调：低于机体需要量　与经鼻饲进食有关。

3. 沟通障碍　与术后失去发音功能有关。

4. 自我形象紊乱　与颈部遗留造瘘口有关。

5. 潜在并发症　出血、感染和乳糜漏。

6. 知识缺乏　缺乏有关术后自我护理、功能锻炼与复查时间选择等相关知识。

（三）护理措施

1. 保持呼吸道通畅的护理　如下所述。

（1）向患者讲解新的呼吸方式：气体不再从鼻进出而从颈部气管造口进出，不要遮盖或堵塞颈部造口，不可自行松动固定气管筒的系绳，不要将棉签等物伸入气管筒内擦拭，防止掉入。

（2）加强观察：观察患者的呼吸节律和频率，监测氧饱和度，必要时给氧，保持室内一定的温湿度。

（3）湿化吸痰：气管套管内定时湿化吸痰，保持套管通畅，可采用间歇滴入湿化药水（如 0.9% 生理盐水、0.45% 生理盐水）的方法，每 20 ~ 30 min1 次，每次 2 ~ 3 mL。目的是稀释套管内分泌物，预防感染；定期清洗全喉套管或气管套管的内套管，同时鼓励患者深呼吸和咳嗽，排除气道分泌物，保持呼吸道通畅。

2. 做好鼻饲护理　如下所述。

（1）鼻饲管护理：喉切除术后留置鼻饲管 10 ~ 14 d，期间每天 2 次做好鼻饲管护理，更换固定处的胶布贴；注意鼻饲管留置的刻度，正常人保持在 45 ~ 55 cm 之间，每次进食鼻饲饮食前确定鼻饲管是否在胃内，鼻饲后应用少量温水冲洗管腔，保持管腔的通畅。

（2）饮食指导：术后 3 h 起开始给予鼻饲饮食，原则为高热量均衡流质饮食。鼻饲饮食第一次宜少量，避免因空腹时间过长、应激状态等，使患者产生不适。一般情况下鼻饲量为每日 4 ~ 6 次，每次 400 ~ 500 mL，鼻饲间隔期喂水、果汁、蔬菜汁等，每次不超过 200 mL。

（3）加强观察：①鼻饲饮食期间应注意观察患者营养状况，及时与医师或营养师联系，合理安排当前饮食内容及饮食量；②注意观察鼻饲饮食期间患者有否出现恶心、呕吐、腹痛、腹泻等胃肠道不适症状，一旦出现应及时寻找原因，给予对症处理。

（4）营养支持护理：对于鼻饲饮食不能接受的患者，可依据病情考虑应用胃肠全营养素，或配合完全胃肠外营养支持，并做好对症护理，满足机体及手术创伤后的需要。

3. 语言交流障碍护理　教会患者术后可使用写字板、笔或纸做简单的交流沟通，主动关心患者，满足其需要；鼓励患者与医护人员交流，给予患者足够的交流时间，表示耐心和理解；告知患者部分喉切除术后失语是暂时的，待切口拆线后，用示指堵住气管筒的管口即可发音；告知全喉切除术后患者待康复出院后，可按需选用食管发音，人工电子喉或通过发音重建术等重建发音。

4. 颈部造瘘口的护理　如下所述。

（1）加强观察：①术后 3 d 内密切观察颈部切口有否红肿，有否渗液及渗出液的色、质、量等，以及体温有否持续升高超过 38.5℃，及时发现切口出血、感染等发生；②观察患者颈部、头面部肿胀情况，给予适当体位，利于引流及循环。同时向患者解释肿胀的原因，取得其理解并配合治疗和护理。

（2）防止感染：各项治疗操作注意无菌，颈部造瘘口处每天清洁换药，气管垫潮湿或污染后及时更换，嘱患者有唾液及时吐出，术后一周内不做吞咽动作，加强口腔护理，遵医嘱全身使用抗生素，防止切口感染的发生。

（3）帮助患者适应自己形象的改变：鼓励患者倾诉自己的感受，避免流露出嫌弃、厌恶或不耐烦，教会患者照镜子观察自己的切口，面对现实，教患者一些修饰颈部的方法，如自制的饰品，围巾或竖领衣物来掩饰造瘘口。

5. 手术后常见并发症及护理　如下所述。

（1）皮下气肿：部分喉切除患者，术后应观察颈部皮肤有否肿胀，皮肤按压时有否捻发音，如发生皮下气肿，应密切观察有否进行性加重，必要时通知医师及时处理，以防出现更为严重的气胸、纵隔气肿等。

（2）咽瘘：术后留置鼻饲管期间严禁经口进食，保持口腔清洁，拔出鼻饲管前经口试吃，选择质地柔软的流质或半流质饮食，注意观察进食后造瘘口周围的皮肤颜色，分泌物颜色、性状；若无异常可拔除鼻饲管，但仍要避免过硬或粗糙的食物。一旦发生咽瘘，应勤换药保持创面清洁，注意清除创面的坏死组织，加强抗感染和支持治疗。

6. 出院前的健康教育　如下所述。

（1）喉套管的护理：教会患者及家属喉套管的更换及清洗、消毒的方法。

（2）造瘘口的清洁换药：可用无菌棉签，必要时用乙醇棉球擦拭，保持局部清洁、干燥。

（3）防止异物进入气管造瘘口：禁止游泳、淋浴；外出时用纱布遮挡；避免用棉签等伸入造瘘口内擦拭。

（4）保持呼吸道通畅：根据气候条件、环境湿度及患者具体情况，定时向气道内滴入湿化液；教会患者有效咳嗽咳痰；家属协助翻身拍背使痰液松动易咳出。

（5）切口及喉套管的护理：做到无菌、勤更换，预防切口感染；指导患者少去公共场所及人群密集处，居室内定时通风换气，保持正常的温湿度，预防肺部感染。同时指导患者如何早期识别感染征象，如痰液的色、质、量、气味，体温的变化等，以便及早发现及时治疗。

（6）加强营养：多进高热量、高蛋白、富含维生素及纤维素的饮食。术后为防止咽瘘，早期可食用半流质，逐渐改为软食或普食，忌烟酒和辛辣刺激性食物。吃饭时专心，以防呛咳。

（7）养成良好生活习惯：生活有规律，早睡早起，劳逸结合，适当体育锻炼，有助于体力恢复，增强机体免疫力。

7. 语言康复的相关知识介绍　主要针对全喉切除术后失去发音功能的患者，评估患者不同情况及生活背景，建议选择食管发音、人工电子喉或安装发音假体手术等重建发音。

第五幕：术后放化疗治疗阶段

陈先生，手术后2周经口进食无咽瘘及其他不适主诉，拔除鼻饲管，切口拆线后干燥无渗血，全喉筒固定通畅，少量白色稀痰。术后病理示：肿块位于声门上区，最近切缘0.5 cm。颈部淋巴标本提示：肿瘤转移性淋巴结1枚，2.0 cm×1.3 cm×1.0 cm与静脉壁粘连。根据声门上型喉癌，切缘不足1 cm，术前为T_4期患者，有术后放疗指征。医师为陈先生制定了放化疗方案。

（一）案例引导

（1）面对手术后还需进行的放化疗治疗，患者存在担忧，不知为什么还要进行治疗，是否手术并不成功，不知预后如何。

（2）患者不知放化疗期间要做哪些准备，可能会出现什么不良反应，该如何应对。

（二）护理诊断／护理问题

1. 焦虑　与担忧放化疗引起的不适和预后有关。

2. 知识缺乏　与患者缺乏放化疗相关知识有关。

（三）护理措施

1. 放射治疗护理　如下所述。

（1）向患者讲述放疗前所需做的各项准备。

（2）喉癌放射治疗的适应证：①早期喉癌（Ⅰ、Ⅱ期），特别是声门癌T_1期患者，首选放疗。

②低分化癌或未分化癌可首选放疗；③Ⅲ、Ⅳ期患者可做计划性术前或术后放疗；④喉癌术后切缘不净、术后有残留、切缘距肿瘤较近（＜5 mm）、颈清扫术后有广泛淋巴转移者应行术后放疗；⑤复发或晚期患者不能手术者可行姑息性化疗；⑥Ⅲ、Ⅳ期患者行诱导化疗后，对化疗有效的患者可行根治性放疗。

（3）喉癌放射治疗相对禁忌证及注意事项：

①放射治疗的相对禁忌证：肿瘤或肿瘤周围组织有广泛坏死或严重感染或有明显的水肿者。

②有气道严重阻塞伴明显呼吸困难的喉癌患者：应行气管切开后再放疗以避免放疗中发生急性喉水肿、窒息等危急情况。

③有颈部淋巴结转移的喉癌患者：颈部淋巴结转移灶通常对放射线不敏感，主张手术治疗为主，放疗仅作为辅助手段。

④喉癌术后戴有气管套管的放疗患者：放疗中为避免金属套管影响疗效及可能产生次级射线对局部造成损伤，部分喉切除术后佩戴气管套管的患者应更换塑料或硅胶套管，全喉切除术后佩戴全喉套管的患者可每次放疗时取下套管。

⑤术后放疗的时间：应在手术后3～4周开始为好，利于术后正常组织消炎，避免过早放疗带来组织愈合延迟、感染、坏死等。

（4）放射治疗的并发症：单纯放疗、化疗与手术综合治疗后会引起急性及晚期放射反应。放射反应的程度与许多因素有关，包括放疗总剂量、单次剂量、放射治疗体积、治疗总时间、肿瘤分期、手术技术方法等。患者若有糖尿病、免疫系统疾病、胶原血管等疾病会加重急性及晚期放射反应。

①急性放射反应：在早期声门癌患者放疗中通常不严重，在放疗的第3周开始，表现为声音嘶哑加重、咽喉部疼痛、恶心、黏膜炎、皮肤红斑、色素沉着等，上述症状会随放疗继续渐加重并趋于平稳，在放疗结束后6～8周可完全消失，但声音嘶哑会持续到放疗后数月。声门上癌放疗时因照射体积较大，其急性反应往往加重，表现为声嘶、咽喉疼痛、味觉改变或消失、口干、恶心、体重下降等都比声门癌放疗时重。

②晚期放射反应：喉癌放疗后出现各种程度的喉水肿是最常见的晚期放射反应。声门癌放疗后，轻度和中度喉水肿持续3个月以上的发生率为15.4%～25.0%。严重喉水肿发生率大约为1.5%～4.5%。喉水肿的发生与放疗总剂量、放射野大小及肿瘤分期有关。

2. 化疗的相关护理　如下所述。

（1）诱导化疗：是指术前或放疗前采用的化疗，目的是控制原发病灶，使肿瘤缩小，降低分期，减少手术范围或缩小放射野，保全喉功能，防止或清除微小转移灶，清除复发根源，减少转移机会。主要采用的药物是顺铂和 5－FU。

（2）同步性化疗：能降低放疗野外的微小转移灶，提高局部控制和生存率，与单纯放疗相比提高 10%～20% 的生存率。有研究表明，化疗以顺铂和 5-FU 为主，放疗剂量 70Gy 左右，与单纯放疗相比明显提高了喉功能的保留率，但毒副反应也有增加。

化疗虽然对鳞癌有一定的治疗效果，在控制肿瘤的远处转移方面有一定的作用，但在治疗头颈鳞癌上仍不能作为单一的治疗手段。

3. 定期随访　喉癌患者在接受手术、放化疗等综合治疗的过程中，还必须坚持做到定期随访。因此护士需要为患者建立随访计划表，内容包括：①随访时间：一月内每两周一次，三月内每月一次，一年内每三个月一次，一年后每半年一次。②检查内容：颈部扪诊，检查有无肿大的淋巴结；CT 等影像学检查；同步放化疗的患者定期检查血常规和胸片。③告知患者如出现颈部肿块、脖子肿胀不减轻反而加重、呼吸困难、咯血、口腔臭味，应随时到医院就诊。

三、案例总结

诊断：喉癌伴右颈淋巴结转移（声门上型 $T_4N_1m_0$）

（一）主诉

声音嘶哑 4 周。

（二）诊断要点

专科体检（间接喉镜检查）见：会厌右侧见软组织肿块，表面粗糙，双声带略增厚、慢性充血、活动可。右颈部扪及一直径 1 cm 大小的淋巴结。CT 提示：会厌右侧肿块，声带前连合及右侧声带累及，增强后强化，考虑为 MT；右侧中颈部颈内静脉前方见一 1.4 cm × 1.0 cm 肿大淋巴结影，密度不均。病理结果提示会厌喉面：黏膜鳞状上皮不规则增生伴不典型增生，小区癌变。

（三）治疗方案

全喉切除 + 右颈淋巴结清扫术；术后同步放化疗。

（四）护理要点

1. 门诊护理　告知患者喉部疾病常用检查方法及检查配合。

2. 术前护理　做好患者入院，术前的各项心理护理、健康指导，完善术前各项准备。

3. 术后护理　完善做好气管造瘘口护理，保持呼吸道通畅，注意各类并发症的观察和预防。失语患者做好语言康复方面的指导，出院前健康指导，以及下一步治疗指导。

4. 放化疗治疗阶段的护理　告知患者放化疗的目的，作用及治疗期间注意事项，为患者制定随访计划。

总之，在治疗的不同阶段，评估患者需求和身体情况，制定护理计划，解决护理问题，以患者需求为中心，并在治疗全程进行干预，使喉癌患者顺利完成整个治疗过程。

第十二章

护理与管理

第一节　整体护理

一、整体护理的概念

整体护理是以现代护理观为指导，以人的健康为目标，以护理程序为核心，以科学的思维方法为基础，为患者提供包括生理、心理、社会、文化等各方面的整体护理服务及护理教育模式。

护理学是现代科学体系中的一门独立的应用科学，现代护理学囊括了社会科学、自然科学两方面的内容。而以现代护理观为指导的整体护理，正是现代护理学在护理实践中的运用。它已超越了责任制以患者为中心的护理形式，而进入了以人的健康为目的的护理全过程。现代护理工作环境也已从医院发展到了家庭、社会。护理不再是一种附属医疗的技术性职业，而是一门独立的和医疗共同为人类健康服务的专业。

二、整体护理的特点

整体护理的特点就是以患者为中心，以现代护理观为指导，以护理程序为基础框架，并系统地整体地运用到临床护理和护理管理的行为中去，具有以下特点。

（1）明确现代护理观，以护理哲理作为护理职业所特有的指导思想和行为方针，形成护理专业信念，有利于加强职业道德建设和专业形象的培养。

长期以来，护理是以疾病为中心，把机械地执行医嘱和技术操作作为护理工作的根本目标，难以体现护士的价值与信念。而现代护理观是以服务对象为中小，有自己的护理哲理。“哲理”就是信念，是一个人的思想与行为的价值取向。“护理哲理”就是护理专业的价值观和专业信念，它是由各部门的护理人员共同制订的，它集中了全体护士的意愿，代表了全体护士的共同信念，所以在执行的过程中能充分发挥每个成员的积极性、主动性和创造性，且有利于把职业道德建设和业务技术建设有机地融入临床护理工作的每个环节中去。

（2）以护理程序为核心，以护理理论为指导，以为患者或服务对象解决问题为护理目标，符合我国经济体制改革的思想，体现了护理工作的真正重点。

系统化整体护理是以患者为中心，以护理程序为核心，使护理工作摆脱了多年来只靠医嘱加常规的被动工作局面。护理程序的运用扩大了护理专业的自主权和独立性，从而调动护理人员的工作积极性和主动性，不断提高护理质量。逐步改变以疾病为中心，把执行医嘱指定的工作和技术操作作为护士工作的根本目标的状况。确保护士作用的最大限度发挥，保证患者得到最佳的高水平的服务。

（3）以“护理程序、护理诊断”为护理工作理论依据，有利于促进护理理论建设和护理科研。

护理学作为一门独立的学科体系，有其独特的服务范畴、理论体系。护理诊断的形成可促使护士主动地考虑一些疾病治疗问题以外的患者的健康问题，激发临床护理人员的工作积极性，激发学习热情，使护理理论得到进一步的发展和完善，推动护理科研向深度和广度发展。

（4）科学的护理程序，标准的护理计划，规范的教育计划及一系列的规范表格，推动了护理工作规范化、科学化、标准化管理的进程，体现了护理专业在人类健康体系中的重要作用，使护理改革落到实处，而不是停留在一般要求和号召上。

制订标准的护理计划和护理教育计划，使护士在对患者做护理和宣教时，无须花费很多的时间，投入很大的精力去书写，既统一了标准，又节省了时间。另外规范表格及各种评估表，使以护理程序为基础的服务具有连续性、可操作性，更有利于同行间、上下级间的工作评价，同时各种记录还具有一定的法律效力。

（5）考评护士的专业行为，利于护理质量的提高。在以往的护理管理中，对护士的考核重视护理人员的技术，而不重视护士自身的专业地位和专业形象，从而导致了护理人员重技术轻基础的错误倾向。系统化整体护理强调从患者身心、社会、文化的需要出发去考虑患者的健康问题。要求护理人员知识面广泛、经验丰富，在工作中不断充实理论知识和技术，不断更新护理知识。因此要求护士本人、护士之间及护士长对护理工作进行评价。通过相互间的思想沟通、理论的切磋，有助于护理人员发挥主观能动性，使她们不仅能“自主”地计划工作，自觉约束自己的专业行为，而且不断提高专业知识和技术，养成扎实稳定的工作作风，从而提高护理质量。

（6）有利于护理教育的整体改革。以往护理教育偏重于职业技术教育，缺少对社会、心理、人际沟通等学科的内容护理教育的重点。对护理程序、诊断、系统论这些先进的内容加以介绍，还应充填“整体护理”、现代化思维方式的教学内容。

（7）有利于推动我国护理科研队伍的发展和专家队伍的壮大，为使护理事业在我国真正成为一门独立学科和独立的专业，争取护理工作应有的专业地位做出贡献。

第二节　门诊护理管理

一、门诊护士服务规范

（一）护士仪表

（1）护士仪表端庄文雅，淡妆上岗，给人以亲切、纯洁、文明的形象。

（2）工作衣帽干净、整洁，勤换洗，正确佩戴胸牌（左上方）。

（3）头发保持清洁、整齐，短发前不遮眉，后不过领，长发者需盘起。

（4）保持手部清洁，不留长指甲，不涂指甲油。

（5）穿护理部、门诊部统一发放的白色鞋子和肤色袜子，并保持鞋子、袜子清洁无破损，不穿高跟鞋、响声鞋。

（6）饰物：上班期间除项链、耳钉外，不佩戴其他首饰。

（7）外出期间着便装，不穿工作服进食堂就餐或出入其他公共场所。

（二）文明服务规范

（1）仪表端庄、整洁，符合医院职业要求，挂胸牌上岗。准时到岗，不擅离工作岗位，不聚堆聊天，专心工作。

（2）接待患者态度亲切，服务热心。有问必答，首句普通话，首问负责制，主动服务，语言规范。

（3）预检护士熟悉普通、专科、专家门诊出诊时间，为患者提供正确的预检服务。

（4）巡回护士站立服务，根据就诊患者人数，及时进行引导和疏导服务，并保持两次候诊秩序良好。

（5）对政策照顾对象，按政策要求予以照顾就诊。

（6）对老、弱、残、孕等行动不便患者提供迎诊服务及搀扶服务和陪诊服务。

（7）各楼层免费提供饮用水和一次性水杯，并实行其他便民服务措施。

（8）发现问题主动联系相关部门，尽可能为患者提供方便，帮助解决问题，不推卸责任，不推诿患者，构建和谐医患关系。

（9）尊重患者的人格与权利，尊重其隐私，保守医密。

（10）注重自我修养，树立为患者服务意识，展现良好的医德、医风和精益求精的职业风范。

（11）开展健康教育，以不同形式：讲座、咨询等。

（12）接待患者和服务对象时，使用礼貌用语，语言坦诚亲切，带有安慰性的讨论，电话热线等，为患者提供健康教育服务。

（三）护士礼貌用语

（1）护士与人交谈时要保持稳定情绪和平和心态，做到自然大方。

（2）牢记和熟练运用服务用语"十声九字"，不对患者使用"四语"，具体见下：①"十声"：问候声、欢迎声、尊称声、致谢声、征询声、应答声、称赞声、祝贺声、道歉声、送别声。②"九字"：您好、欢迎、谢谢、对不起。③"四语"：蔑视语、烦躁语、否定语、斗气语。

二、门诊护理工作质量标准

（1）护士岗位要求：仪表端庄，挂胸牌上岗，准时到岗，不擅离岗位。

（2）对患者态度亲切，服务热情，不生硬、不推诿。

（3）主动服务，语言规范，有问必答，首句普通话，首问负责制，无患者投诉。

（4）患者就诊服务流程为预检、挂号、候诊、就诊。

（5）预检护士挂号前 10 min 开始预检。护士熟悉普通、专科、专家门诊时间。正确分诊，做到"一看、二问、三检查、四分诊、五请示、六登记"。对传染病患者及时分诊隔离。

（6）巡回护士站立服务，根据就诊人数，及时进行疏导，并根据工作安排，进行健康教育。

（7）候诊区环境整洁，就诊秩序良好，有两次候诊流程。

（8）各诊室内环境整洁，秩序良好，单人诊室内一医一患；多人诊室内诊台、诊察床有遮隔设施、诊察床单位整洁，患者使用后及时更换。

（9）治疗室清洁、整洁，物品放置有序，标识清楚，严格按《医院消毒隔离质量标准》工作。医用垃圾分类正确。

（10）各楼层有"便民服务措施"，对政策照顾对象按政策照顾就诊。对病重、老、弱、残、孕和行动不便者提供迎诊服务、陪诊服务和搀扶服务。免费提供饮用水和一次性水杯。

三、门诊预检分诊管理

（1）预检护士由资深护士担任，同时具有高度的责任心。严格遵守卫生管理法律、法规和有关规定，认真执行临床技术操作规范以及有关工作制度。

（2）患者来院就诊，预检护士严格按照"一看、二问、三检查、四分诊、五请示、六登记"原则，正确分诊。

（3）根据《中华人民共和国传染病防治法》有关规定，预检护士对来就诊患者预先进行有关传染病方面的甄别、检查与分流。发现传染病或疑似传染病患者，通知专科医师到场鉴别，排除者到相应普通科就诊；疑似者发放口罩、隔离衣等保护用具，专人护送到特定门诊，并对接诊区进行消毒处理。由特定门诊预检护士按要求通知医务处、防保科、门诊办公室，并做好传染病登记工作。

（4）如遇患者病情突变急需抢救时，预检护士立即联系医师就地抢救；同时联系急诊，待病情许可，由专人护送至急诊。

（5）遇突发事件，预检护士立即通知医务处、护理部、门诊办公室，按相关流程启动应急预案。

四、发热门诊管理

（1）在门诊部和急诊室设立预检分诊处，在醒目处悬挂清晰的发热预检标识。急诊室预检工作实行 24 h 值班制，做好患者信息登记。经预检查出的发热患者，由预检处的工作人员陪送到发热门诊。

（2）发热门诊相对独立，并有明显标识，配有专用诊室、留观室、抢救设施、治疗室、放射线摄片机、检验室、厕所。

（3）发热门诊设有双通道，工作人员和患者从不同路径出入发热门诊。有明确的清洁、半污染和污染区划分，设置有效屏障，安装非接触式洗手装置。

（4）医师和护士须经过专业培训，合格后方可上岗。

（5）医务人员须准时上岗，24 h 均按排班表落实。不擅自离岗，不以任何理由延误开诊。如确有特殊情况，必须提前一天向医务部及门诊部请假，由医务部安排其他人员。

（6）坚持首诊负责制，对每个发热患者必须首先进行详细的流行病学资料收集及认真检查，根据流行病学资料、症状和体征、实验室检查和肺部影像学检查综合判断进行临床诊断，避免漏诊。

（7）严格执行疫情报告制度，一旦出现可疑患者，在第一时间内进行隔离观察、治疗（一人一室一消毒），并立即向医务科报告。遇有疑难病症，及时会诊，以免延误病情。

（8）确诊或疑似病例，必须立即按程序上报，6 h 内报当地疾病控制中心，并同时填写传染病疫情报告卡，不得延误或漏报。

（9）严格执行交接班制度，并做好患者信息登记以及转运交接记录。

（10）医务人员在岗时做好个人防护，接触患者（含疑似患者）后，及时更换全套防护物品。

（11）进入发热门诊就诊患者应在医务人员指导下做好相应防护。

（12）诊室保证通风良好和独立的空调系统，每天常规进行空气消毒、定时消毒地面、物品表面。患者离去后立即进行终末消毒处理。

（13）医务人员防护、设备消毒、污染物品处理等，按卫计委统一文件执行。

五、肠道门诊管理

（1）认真学习《中华人民共和国传染病防治法》及有关肠道传染病业务知识，按要求完成培训。

（2）认真填写门诊日志。对前来就诊的腹泻患者建立肠道门诊卡，并逐例按腹泻患者专册登记项目要求登记，每天核对。专卡、专册、登记册保存 3 年。

（3）做好肠道传染病的登记工作。按规定时间向防保科报出传染病报告卡，并做好交接记录。疑似或确诊甲类传染病立即电话报告防保科。

（4）每月填写“肠道门诊月报表”交防保科、卫生防疫站，并留存一份。

（5）肠道门诊对就诊患者认真询问腹泻病史、流行病史及进行必须体征、粪常规检查，做到“有泻必采，有样必检”。对 6 种可疑对象进行霍乱弧菌培养。对确诊或疑似细菌性痢疾患者及重点职业（幼托儿童保育员、饮食从业人员、水上作业人员、与粪便接触从业人员）腹泻患者需进行细菌性痢疾培养。

（6）发现食物中毒、集体性腹泻（3 例以上，含 3 例）病例立即电话报告卫生防疫站和卫生监督所。

（7）加强肠道门诊日常消毒隔离工作，严格按“消毒隔离规范”“肠道门诊医院感染管理制度”执行，防止医院内感染发生。对患者呕吐物、粪便和“检后标本”，以及被污染物品、场所及废弃物应立即进行相应消毒隔离处理。对重症腹泻患者立即隔离，防止疾病蔓延、扩散。

六、门诊换药室、治疗室管理

（1）换药室、治疗室的布局合理，清洁区、污染区分区明确，标志清楚。

（2）环境清洁、干燥，有专用清洁工具，每天 2 次清洁地面。如有脓、血、体液污染，及时用 2 000 mg/L 含氯消毒液擦拭消毒。

（3）护士按各自岗位职责工作，无关人员不得入内。

（4）严格执行无菌技术操作规程，每次操作前后洗手。各种治疗、护理及换药操作按清洁伤口、感染伤口分区域进行，无菌物品必须一人一用，换药时要戴手套。

（5）无菌物品按消毒日期前后顺序使用，摆放整齐，有效期为 2 周，梅雨季节为 1 周。使用后的器械、换药用具等物品，统一送供应室处理。置于无菌罐中的消毒物品（棉球、纱布等）一经打开，使用时间最长不超过 24 h，提倡使用小包装。疑似过期或污染的无菌物品需重新消毒，不得使用。

（6）治疗车上物品应摆放有序，上层为清洁区、下层为污染区。车上应备有快速手消毒液或消毒手套。

（7）破伤风、气性坏疽、铜绿假单胞菌、传染性等特殊伤口应在特殊感染换药室进行。使用一次性换药器具。换药后敷料及换药器具放入带有警示标识的双层黄色垃圾袋，换药室进行紫外线空气消毒，地面用 2 000 mg/L 含氯消毒液擦拭。

（8）污染敷料和使用过的一次性医疗废弃物丢入黄色垃圾袋，由专人收取、处理并交接登记。

（9）换药室、治疗室每天紫外线进行空气消毒，做好记录。

（10）每天开窗通风，保持空气流通。

七、入院处管理

入院处是医院的一个特殊窗口，是住院患者必经的中间环节，与医院其他部门有着纵横交错的联系。为确保患者的合法权利，提高入院处的服务质量，制订下列管理规范。

（一）常规工作规范

（1）每天上班即与各病区办公室护士或护士长联系当日出院情况，了解床位调整情况，确定收治床位。按流程为已有确定床位的患者办理全套入院手续。

（2）接受患者入院登记，填写入院须知（兼入院通知单）并交给患者。对于要办理特殊手续患者作重点指导。

（3）普通患者住院采取预约制，按照时间先后顺序处理；在入院通知单上告知住院需等待以及办理入院时所需要携带的相关证件和日常生活必需品；对急诊或有紧急需求患者，优先安排入院。

（4）按照当天床位情况，尽早安排。及时通知患者入院，使患者有较充裕的准备时间。

（5）热情接待登记患者，如无床位，做好解释工作，帮助患者了解入院手续。

（6）热情接待患者的查询（来电、来人），耐心听取患者倾诉。对患者及家属提出的疑问耐心解释，做到有问必答。

（7）加强与各科医师及病区护士联系，根据登记患者的男女比例及时调整床位。

（8）每天整理各科入院登记卡，对于登记时间较长的入院登记卡要定期处理、清理。

（二）办理登记流程

（1）患者首先在门诊或急诊挂号、就诊。

（2）医师评估患者疾病后，对于符合收治标准的患者开具入院登记卡，入院处按相关规定安排入院。

（3）核对医师在入院登记卡上填写的基本信息、科别、疾病诊断、医师签名、入院前相关内容告知等。项目无遗漏，由患者或其家属签名确认，并在入院卡上填写联系电话。

（4）入院处工作人员收下住院卡，认真填写入院须知（兼入院通知单），交给患者，并告知患者相关内容：等候入院电话通知，办理入院手续时带好相关证件、预付款、物品。

（三）办理入院流程

（1）患者接到电话通知后，持入院通知单到入院处办理入院手续，同时出示门诊就医磁卡（医保卡）、门诊病历本，患者本人必须到院。

（2）入院处收回入院通知单，电脑登录患者信息（姓名、性别、诊断及病区等），复印患者本次入院的门诊病历，并置于住院病历中。

（3）患者到财务窗口交住院预付款，并正确填写入院凭证上的基本信息（姓名、现住址、联系电话、联系人姓名等）。

（4）患者须出示身份证（医保卡）、入院登记卡、入院凭证，由工作人员电脑输入上述详细信息并打印病案首页、床头卡及腕带。

（5）完成入院登记手续，按照相关规定使患者安全进入病区。如行动不便、病情较重或沟通困难，由入院处工作人员护送至病区，并与病区护士做好交接手续。

八、特需门诊管理

特需门诊是医院为满足患者特殊需求而开设的门诊。除了具备普通门诊的功能之外，更着重于为患者提供优质的一条龙服务，减少就诊中间环节，缩短候诊时间。挂号、就诊、交费、取药等环节均有专人指引、陪伴，过程相对快捷、方便，为患者提供更温馨、舒适的就诊服务。

（一）严格的专家准入条件

特需门诊专家应是副高级以上卫生技术职称并经医院聘任的有长期临床工作经验的医师。医院建立专家准入制，由门诊办公室和所属科室双重审核，根据专业特长、学术成就、科研成果及同行认可，确认专家资格，方可准入。

（二）特需门诊的规范管理

1. 环境管理

特需门诊要有较好的环境，候诊时应有较大的空间。环境布置要人性化，候诊室有鲜花、盆景、软硬候诊椅、饮水机、一次性水杯、中央空调，并设有健康教育栏，并配备多媒体健康宣教；专家介绍栏展出专家照片、简历，公开专家技术职称、专业特长及诊治范围，有利于患者择医，为患者创造一个温馨的就医环境。

2. 诊室管理

开设独立的、符合有关规定的诊室，严格一医一患，制订具体的接诊时间，由专人负责各诊室的管理。

3. 挂号管理

特需门诊的挂号由电脑统一进行，登记姓名、性别、年龄、地址、就诊时间、科别等，防止专家号被倒卖，损害患者利益。同时，开展实名制预约挂号服务，可以定人、定时，使患者有计划就诊。

4. 专家管理

（1）要求专家保证出诊时间，请假需提前 3 个工作日。严格执行工作制度及医疗质量控制标准，做到首诊负责制，合理检查与用药，杜绝人情方、大处方。对就诊人数实行定额管理，以保证特需门诊的诊疗质量。

（2）对违反相应规定的医务人员严肃处理，以保证患者权利。

5. 护理人员管理

仪表端庄、举止优美；资深护士业务能力强，具有全科知识，准确分诊；及时解决各类问题，发现和化解矛盾，合理安排就诊，保证就诊的有序进行。

九、门诊患者及家属健康教育规划

门诊健康教育是通过有计划、有组织、有系统的信息传播和行为干预，促使患者及家属自觉地采纳有益于健康的行为和生活方式，消除或减轻影响健康的危险因素，预防疾病、促进健康、提高生活质量。

（一）门诊健康教育的目的

通过健康教育稳定患者情绪，维持良好医疗程序。同时让患者获得卫生保健知识，树立健康观念，自愿采纳有利于健康的行为和生活方式。

（二）门诊健康教育的服务对象

门诊患者及家属。

（三）门诊健康教育的策略

（1）因人、因病实施健康教育，并将健康教育伴随医疗活动的全过程。在就诊过程中，护士随时与患者进行交谈，针对不同需求，进行必要而简短的解释、说明、指导、安慰。

（2）健康教育内容精炼、形式多样，具有针对性和普遍性。

（四）门诊健康教育的形式

1. 语言教育方法

健康咨询、专题讲座、小组座谈。

2. 文字教育方法

卫生标语、卫生传单、卫生小册子、卫生报刊、卫生墙报、卫生专栏、卫生宣传画。

3. 形象化教育方法

图片、照片、标本、模型、示范、演示等。

4. 电化教育方法

广播、投影、多媒体等。

（五）门诊健康教育的方法

1. 接诊教育

在分诊过程中通过与患者交流，了解患者心理、识别病情的轻重缓急，安排患者就诊科室。

2. 候诊教育

护士对候诊患者进行健康知识宣教，设置固定的健康教育课程，内容以常见病、多发病、流行病的防治知识为主，形式多样、内容精炼、语言通俗易懂。通过健康教育安定患者情绪，向患者及家属传播卫生科学常识及自我保健措施。

第三节　护理防护管理

一、护理人员职业安全防护

护理人员由于其职业的特殊性经常暴露于各种各样的危险中，如会接触到一些体液、血液，甚至被体液、血液污染的锐器刺伤，或接触一些对身体有害的药物和射线等，导致多种职业危害的发生。加强护理人员职业安全防护，避免职业危害的发生具有重要意义。

（一）护理人员职业危害的分类

护理人员职业危害分四类，即生物、化学、物理和心理危害。

1. 生物危害

细菌、病毒、寄生虫等引起的感染性疾病。主要是针刺伤，含锐器损伤所致的血源性传播疾病的感染。护理人员频繁接触患者血液、体液、分泌物及排泄物，受感染的危险性大。大量研究证实，各种污染的针头刺伤是医院内传播乙型肝炎病毒、丙型肝炎病毒和人类免疫缺陷病毒等的重要途径。针刺伤及其有关的侵害已成为护理人员的严重的职业性健康问题。

2. 化学危害

在消毒、洗手、治疗、换药等过程中接触的各种消毒剂、清洁剂、药物及有害物质等引起的疾病。如各种毒物引起的职业中毒、职业性皮肤病、职业肿瘤；一些不溶或难溶的生产性粉尘引起的尘肺。

3. 物理危害

（1）噪声干扰。

（2）高温、低温引起中暑或冻伤。

（3）高湿或化学消毒剂使两手等处发生皮肤糜烂，促使皮肤病的发生。

（4）电离辐射如X线、γ 射线等引起的放射病。

（5）身体长期固定于某一姿势或用力可能导致机械性损伤。

4. 心理危害

主要是精神压力、工作紧张、倒班、生活缺乏规律可致慢性疲劳综合征以及睡眠障碍、代谢紊乱、抑郁等。护理工作的性质是细致的脑力与体力劳动相结合，它要求护理人员思想高度集中，由于精神过度紧张、工作不定时，护理人员易患溃疡病、心脏病、偏头痛、下肢静脉曲张、胃下垂、慢性腰腿痛、慢性肝胆疾病等。同时也会产生不良的心理状态，如精神紧张、焦虑烦躁等。

（二）生物（感染性）危险因素的防护

1. 感染途径

为经血传播疾病。护理人员在治疗护理过程中被锐器损伤，通过黏膜或非完整性皮肤接触引起感染，进行日常护理操作后手的带菌率等。

2. 经血液传播常见疾病

乙型肝炎、丙型肝炎、艾滋病，其他（疟疾、梅毒、埃博拉出血热等）。

3. 职业防护中感染控制的预防原则

护理人员在感染控制的防护中应遵循标准预防的原则。所谓标准预防即认定患者的血液、体液、分泌物、排泄物均具有传染性，需进行隔离，不论是否具有明显的血迹污染或是否接触非完整的皮肤与黏膜，接触者必须采取隔离预防措施。标准预防的基本特点是：既防止血源性疾病的传播又防止非血源性疾病的传播，强调双向防护；既防止疾病从患者传至医务人员，又防止疾病从医务人员传至患者；根据疾病的主要传播途径实施相应的隔离措施，包括接触隔离、空气隔离和微粒隔离。其操作规程包括：①当接触患者的血液、体液、黏膜或破损的皮肤时一定要戴手套。②每次操作完毕或每次脱下手套时彻底洗手。③根据疾病的不同传播途径使用障碍法来保护眼睛、鼻子、嘴和皮肤，如戴双重手套、穿防护衣、戴护目镜或面罩。④严格执行清洁、无菌技术和隔离制度。标准预防的原则主张医护人员要严格执行消毒隔离制度和操作规程，充分利用各种屏障防护用具和设备，减少各种危险行为，最大限度地保护医护人员及患者。

4. 防护措施

（1）正确使用和处理锐器，预防锐器损伤：尽可能减少处理针头和锐器的概率。医护人员在进行侵袭性诊疗和护理操作中要保证充足的光线，特别注意被潜在感染的针头和锐器刺伤。禁止直接用手传递针头、刀片等锐器。针头不能重新盖帽、有意弯曲或折断，或用手将针头从注射器上去除。如必须盖帽要用止血钳或用单手持注射器将针头挑起。也可以使用具有安全性能的注射器、输液器等医用锐器，以防刺伤。使用后的锐器应直接放入一次性的耐刺防渗漏的锐器盆内，锐器盆需放在方便处。

（2）锐器损伤时的应急处理：立即在伤口旁从近心端向远心端轻轻挤压，尽可能挤出损伤处的血液，相对减少受污染的程度；用流动自来水和消毒肥皂液清洗（如溅出，用清水冲洗鼻、眼、嘴和皮肤等直接接触部位）；碘伏等皮肤消毒液涂擦伤口等处理。伤后 48 h 内报告上级并填写临床护士锐器伤登记表，72 h 内做乙型肝炎病毒、丙型肝炎病毒和人类免疫缺陷病毒等基础水平检查。可疑暴露于乙型肝炎病毒感染的血液、体液时，应注射乙型肝炎病毒高价抗体和乙肝疫苗；可疑暴露于丙型肝炎病毒感染的血液、体液时，尽快于暴露后做丙型肝炎病毒抗体检查，追踪丙型肝炎病毒抗体，必要时进行干扰素治疗；可疑暴露于人类免疫缺陷病毒感染的血液、体液时，建议使用免疫治疗，受伤后 1 个月、3 个月、6 个月定期复查追踪；注意不要献血，捐赠器官及母乳喂养，性生活要用避孕套。

（3）正确洗手和手的消毒：洗手是预防感染传播最经济有效的措施，我国卫计委《医院感染管理规范》对洗手的指征、方法、频次有明确规定。

洗手指征：接触患者前后，特别是在接触有破损的皮肤、黏膜和侵入性操作前后；进行无菌操作前后；戴口罩和穿脱隔离衣前后；接触血液、体液和被污染的物品前后；脱手套后。

洗手方法：采用非接触式的洗手装置实施六步洗手法。第一步将手全部用水浸湿取清洁剂，掌心相对，五指并拢，相互揉搓；第二步手心对手背，沿指缝相互揉搓，交换进行；第三步掌心相对，双手交叉沿指缝相互揉搓；第四步一手握另一手大拇指旋转揉搓，交换进行；第五步一手握拳在另一手掌心旋转揉搓，交换进行；第六步将五个手指尖并拢在另一手掌心旋转揉搓，交换进行。用流动水冲洗净，时间不少于 10 ~ 15 s，整个洗手的过程不少于 1 ~ 2 min。正确的洗手技术对消除手上的暂住菌具有重要意义，护理人员每日洗手频率应大于 35 次。①手消毒指征：进入和离开隔离病房、穿脱隔离衣前后；接触血液、体液和被污染的物品前后；接触特殊感染病原体前后。②手消毒方法：用快速手消毒剂揉搓双手；

用消毒剂浸泡 2 min。③常用手消毒剂：氯己定一醇速效消毒剂、0.3% ~ 0.5% 碘伏、75% 乙醇溶液。

（4）选择合适的防护用品：当预料要接触血液或其他体液以及使用被血液或体液污染的物品时应戴手套，手套使用前后，接触无污染的物品前及下一个患者之前应立即脱去；当接触经呼吸道传播和飞沫传播疾病的患者时要戴好口罩和帽子；当预料有可能出现血液或体液溅出时，要加戴眼罩、面置，避免口、鼻、眼黏膜接触污染的血液或体液。在工作区域要穿工作服，进出隔离病房须穿隔离衣，预料有大量的血液、体液溅出时，必须加穿防渗漏的隔离围裙和靴子。

（三）化学危险因素的防护

1. 化学消毒剂灭菌防护

目前医院广泛应用于各种器械、物品、空气消毒灭菌的化学消毒剂为环氧乙烷、戊二醛、臭氧等。国内还有少数医院使用甲醛消毒，这些化学消毒剂可刺激护理人员皮肤，黏膜引起职业性哮喘、肺气肿、肺组织纤维化，能使细胞突变、致癌、致畸，也可引起职业性皮炎。因此，护理人员要认真做好化学消毒剂灭菌的职业防护。选用环氧乙烷灭菌器（12 h 可自动排放毒物），需有专用的房间消毒和排放毒物系统，灭菌后的物品放置一段时间后再使用；接触戊二醛时应戴橡胶手套，防止溅入眼内或吸入，尽量选用对人体无害的消毒剂代替戊二醛；在臭氧消毒期间避免进入消毒区域，消毒后要尽量通风，定期检查空气中臭氧浓度。

2. 麻醉废气的防护

手术室的护理人员每天暴露于残余吸入麻醉药的工作环境中，长期吸入使麻醉废气在机体组织内逐渐蓄积产生慢性中毒和遗传的影响（包括突变、致癌、致畸）。所以要重视麻醉废气的管理，建立良好的麻醉废气排放系统，使用密闭性能好的麻醉机减少泄露，并对麻醉机定期进行检测。尽量采用低流量紧闭式复合麻醉，选用密闭度适宜的麻醉面罩。根据麻醉种类及手术大小合理安排手术间，孕妇不安排进房间工作。

3. 乳胶手套的防护

护理人员使用的手套大多是一般性能的一次性手套，乳胶成分易引起过敏反应。1999 年 5 月，美国感染控制护理协会发表了《手套使用原则》并承诺停止不适当的选择、购买和使用医用手套。英国皇家护理学会和美国感染控制护理协会已经开始全面禁止使用玉米粉末手套。因此，从护理人员健康出发，应尽量选用不含玉米粉的优质手套。

（四）物理危险因素的防护

1. 噪声预防

（1）护理人员应自觉保持室内安静，做到“四轻”（说话轻、走路轻、关门轻、操作轻），减少人员参观及陪护。医院对特殊科室如手术室应安装隔音设备。

（2）加强巡视，降低持续及单调的监护声音，减少报警发生，为患者吸痰及做床上擦浴前，都应先调消音器。

（3）对科室所有仪器、设备进行普查，做好保养与维修，如定时给治疗车轮轴上润滑油。选用噪声小、功能好的新仪器，尽量消除异常噪声。

2. 预防颈椎病、腰肌损伤

（1）合理用力，使用省力原则做一切治疗。

（2）加强腰背肌及颈部运动，下班后进行 15 ~ 20 min 的颈、背部活动，提高肌肉、韧带等组织的韧性及抗疲劳能力，有助于预防颈椎病及腰肌损伤。

（3）睡前用热水袋热敷，以促进局部组织血液循环，有利用组织酸痛消失。

3. 放射损伤的防护

（1）屏障防护：护理人员应穿铅制的防护衣或用铅板屏风阻挡放射线。

（2）距离防护：最有效的减少射线的方法为增加距离，护理人员在为带有放射源的患者进行护理时，应注意保持一定的距离。

（3）时间防护：护理人员在护理带有放射源的患者时要事先做好护理计划，安排好护理步骤，尽量缩短与患者接触时间。

（4）放射源污染的物品：如器械、敷料以及患者的排泄物、体液等必须在去除放射性污染后方能处理或重新使用，处理时应戴双层手套以防手部污染。

（五）心理危害因素的防护

（1）危重患者多、工作量较大时护理管理者要适当增加值班人员，实行弹性排班，合理配置人力，以减轻护理人员的心理压力。

（2）护理人员对生理、心理疲劳要学会自我调节；注意保证充足的休息和睡眠，如感到生活、工作压力过重，可适当休息，以调整体力和情绪。

（3）处理好与上级、同事、患者之间的关系，创造和谐的工作气氛。

（4）多组织集体活动，放松心情，及时释放工作压力，将心理性职业损伤降低到最低限度。

（六）管理层的措施

管理人员要严格执行相关政策及法律法规。思考问题要从防御的角度出发，增强自身的防范意识。认真组织专业人员进行培训教育；提供人力和防护物质上的充分的保障，合理安排，减少忙乱；尽量减少不必要的血液接触；对因工作接触而被感染上的医务人员应有相当优厚的待遇作为保障：如钱的赔偿，终身雇佣等。

二、肿瘤化学治疗的职业防护

化疗是治疗恶性肿瘤的三大手段之一。广泛应用于临床，但化疗药物在杀伤肿瘤细胞的同时，也对接触这类药物的护理人员和环境造成一定的危害。为了避免这些危害的发生，有关护理人员在工作中需严格遵循化疗防护两个原则：工作人员尽量减少不必要的与抗癌药物接触，尽量减少抗癌药物对环境的污染。

（一）加强化疗防护的护理管理

（1）制定化疗药物操作和防护规程，加强专科护理人员化疗防护知识的培训。

（2）化疗药物进行严格分类及专柜保管，在保管储存药品时要做好标识。

（3）药物使用管理采用国际上较通用的集中式管理，所谓集中式管理指在医院内设静脉液体配制中心专职护士完成化疗药物的配制，然后发送到病房使用。

（4）配药室要安装通风设备，所有的化疗药物均在垂直层流生物安全机内配制，以保证环境的洁净度，避免操作者受到伤害。同时备水源作紧急冲洗之用。并定期对室内空气进行检化。

（5）实行轮流配药操作，尽量延长每个人接触化疗药物的周期。

（6）建立健康档案，定期对有关人员进行体格检查，包括白细胞计数、分类及血小板的变化。

（二）化疗操作护理防护措施

（1）个人防护：护理人员在进行化疗操作时，使用一次性防渗漏的隔离衣，戴帽子、口罩及双层手套（一层聚乙烯手套和一层乳胶手套），并戴上眼罩。

（2）配药时的防护。①抽取瓶装化疗药物时，应用无菌纱布裹住针头和瓶塞部位，以防药液外渗或外溅。溶解后的药瓶要抽气，防止瓶内压力过高致药液向外喷溅。②使用冷冻剂安瓿时，先用砂轮轻锯安瓿颈部，然后用无菌纱布包裹掰开。注入溶剂时缓慢由瓶壁注入瓶底，待药粉浸透后再摇动。③抽吸药液不能超过注射器容量的 3/4。

（3）无菌注射盘用聚乙烯薄膜铺盖，用后按化疗废弃物处理。

（4）从滴管内静脉推注药液要缓慢注入，防止药液外溢。如需推排注射器或滴管内的空气，要用无菌纱布覆盖针头和滴管开口，以吸收不小心排出的药液。

（5）如不慎药液溅到皮肤上或眼里，立即用大量清水或生理盐水冲洗。

（6）遇药液溢到桌面或地上，应用吸墨纸吸尽，再用肥皂及水擦洗。

（7）操作完毕脱弃手套后应洗手、洗脸。

（8）护理人员不能在工作区吃东西。

（三）化疗废弃物及污染的处理

（1）化疗废物应与其他垃圾分开管理，存放在坚固、防漏、带盖的容器中，并在上标明“细胞毒性废弃物”，按有毒垃圾处理。

（2）化疗患者的各类标本及排泄物，避免直接接触。水池、抽水马桶用后反复用水冲洗。

三、艾滋病护理防护

维护医护人员的职业安全，杜绝或减少医护人员在工作中职业暴露感染艾滋病及医源性感染的发生，世界卫生组织向全球医护人员推荐“普遍性预防”和“标准预防”的策略；我们要求在“标准预防”的基础上对感染易发因素采取有针对性的防护。

（一）预防暴露

1. 洗手

洗手是控制人类免疫缺陷病毒（human immunodeficiency virus，HIV）传播最重要的方法。接触患者后需严格按照六步洗手法擦洗整个手的皮肤并用流动水彻底冲洗。特别是被血液或其他体液污染时，必须立即洗手或进行手的消毒，脱弃手套后还要洗手。洗手是护理人员接触患者前要做的第一件事，也是离开患者或隔离区域前要做的最后一件事。

2. 使用防护用品

当直接接触到血和体液时，必须使用防护用品，选择何种防护用品或方法需考虑以下内容：接触到血液或体液的可能性，体液的种类，可能遇到血液或体液的量，是否是已知的 HIV 患者。

（1）手套的使用：进行采血、注射、清洁伤口、处理污物等工作估计可能接触到血液或体液时，需戴手套。不同性质的工作采用不同的手套。处理污物、打扫卫生时戴厚手套。做较精细的操作戴薄而合手的手套。无菌手套只用于侵入性操作。一次性手套不可重复使用，戴手套前或脱手套后均要洗手。

（2）口罩、眼罩、面罩的使用：在进行有可能出现血液或体液飞沫溅出的操作中，要戴口罩、眼罩、面罩，避免口、鼻、眼黏膜接触污染的血液或体液。

（3）使用隔离衣、隔离围裙和其他的保护衣：在工作区域要穿工作服，在有可能出现血液或体液外溅时必须穿隔离衣，如果有大量的血液、体液时，必须穿隔离衣、隔离围裙和靴子。

（4）如有皮肤破损时尽量避免进行外科手术等可能接触到血液、体液的操作，如果进行，破损皮肤必须用防水敷料包扎，另戴 2 ~ 3 层手套。

（5）接触过血液、体液又需再用的医疗器械，要先用清水冲洗后再经高温或消毒剂消毒。

3. 使用锐器时的安全操作方法

（1）禁止双手回套针帽，没有可利用的条件，可用单手操作方法。

（2）任何时候，不要弯曲、损坏或剪割针，当拿着一支针不要做与操作无关动作。

（3）不要把针放在任何不适当的地方。

（4）使用不易穿透的容器保存或处理，不要用力将锐利器具放入已经过满的容器，不要将手指伸入容器内。

（5）传递锐器时使用安全的器皿，并在传递的过程中给予提示。

（6）如果可能的话，使用钝针，不要盲缝。

4. 处理使用过锐器时的安全操作方法

（1）使用过的锐器应尽快进行处置。

（2）把注射器与针头的处置作为一个单独的处置步骤。

（3）分类放置用后锐器和其他垃圾的容器结构应符合 BS7320 标准，这是 1990 年制定的并得到了联合国的批准。

（4）搬运锐器盒时护理人员必须穿防护服，并与身体保持一定距离。

（5）在销毁用过的注射器前，锐器盒必须是密封的，并放置在一个可靠的防护严密的区域内。

（二）暴露后预防

医护人员发生艾滋病病毒职业暴露后，应当立即按照实施局部处理、与记录报告、暴露的评估、暴露源的评估、暴露后预防、随访和咨询等步骤进行处理。

1. 局部处理

用肥皂液和流动水清洗污染的皮肤，用生理盐水冲洗黏膜，如有伤口应当在伤口旁轻轻挤压，尽可能挤出损伤处的血液，再用肥皂液和流动水进行冲洗；禁止进行伤口的局部挤压。受伤部位的伤口冲洗后，应当用消毒液，如75%乙醇或者0.5%碘伤进行消毒，并包扎伤口；被暴露的黏膜，应当反复用生理盐水冲洗干净。

2. 记录与报告

（1）记录暴露的基本情况：暴露发生的日期、时间、发生地点，如何发生；暴露部位，有关器具的型号等；污染物的类型、数量，暴露的严重程度。

（2）记录暴露源的情况：污染物是否含有HIV，HBV或HCV，如来源于HIV患者应记录患者的疾病分期、CD_4及病毒载量、抗病毒情况、耐药等信息。

（3）记录暴露者的情况：HBV接种及抗体反应；以前的HIV抗体检测情况；相关病史及用药情况；妊娠或哺乳。

（4）报告：向职业暴露管理部门报告，并注意保密。当地卫生防疫站应建立“艾滋病职业暴露人员个案登记表”。

3. 暴露的评估

HIV职业暴露级别分为三级。

（1）一级暴露：暴露源为体液、血液或含有体液、血液的医疗器械、物品；暴露类型为暴露源污染了有损伤的皮肤或黏膜，暴露量小且暴露时间较短。

（2）二级暴露：暴露源为体液、血液或含有体液、血液的医疗器械、物品；暴露类型为暴露源污染了有损伤的皮肤或黏膜，暴露量大且暴露时间较长，或暴露类型为暴露源刺伤或割伤皮肤，但损伤程度较轻，为表皮擦伤或针刺伤。

（3）三级暴露：暴露源为体液、血液或含有体液、血液的医疗器械、物品；暴露类型为暴露源刺伤或割伤皮肤，但损伤程度较重，为深部伤口或者割伤物有明显可见的血液。

4. 暴露源的评估

暴露源的病毒载量水平可分为三种类型（轻度、重度和暴露源不明）。

（1）轻度类型：经检验暴露源为HIV阳性，但滴度低，HIV感染者无临床症状、CD_4计数正常者。

（2）重度类型：经检验暴露源为HIV阳性，但滴度高、HIV感染者有临床症状、CD_4计数低者。

（3）暴露源不明型：不能确定暴露源是否为HIV阳性。

5. 暴露后预防

根据暴露级别和暴露源病毒载量水平对发生艾滋病病毒职业暴露的医护人员实施预防性用药方案。预防性用药方案分为基本用药程序和强化用药程序。

（1）基本用药程序：为两种逆转录酶制药（如齐多夫定、双脱氧胞苷等），使用常规治疗剂量，连续使用28 d。

（2）强化用药程序：是在基本用药程序的基础上，同时增加一种蛋白酶抑制药（如沙奎那韦、英地那韦等），使用常规治疗剂量，连续使用28 d。

（3）预防性用药：应当在发生艾滋病病毒职业暴露后尽早开始，最好在4 h内实施，最迟不得超过24 h；即使超过24 h，也应实施预防性用药。

6. 随访和咨询

医护人员发生HIV职业暴露后，医疗卫生机构应当给予随访和咨询。随访和咨询的内容包括在暴露后的第4周、第8周、第12周及6个月时对HIV抗体进行监测；对服用药物的毒性进行监控和处理；观察和记录HIV感染的早期症状；追踪暴露源HIV的耐药性等。

（三）血标本及其他标本的处理

（1）血标本应放在带盖的试管内，然后放在密闭的容器中送检，送检时应戴手套。

（2）如果标本的容器外有明显的血液或体液污染，必须用消毒剂消毒清理干净。

（3）所有的标本均应醒目标明“小心血液，提防污染”的标志，以防止标本在运送的过程中溅洒外溢。

（四）血渍及外溅体液的处理

（1）操作者必须戴手套。

（2）含氯消毒剂浸洒在血渍上 15 ～ 30 min，用可弃的纸巾擦去。

（3）再用含氯消毒剂清洗一次，丢弃纸巾和手套按生物废弃物处理。

（4）完成上述工作后彻底清洗双手。

（五）医疗废物的处理

（1）严格分类收集医疗垃圾，对于 HIV 阳性患者使用的生活垃圾按医疗垃圾处理。

（2）一次性的锐器使用完后，应放入锐器盒中，该锐器盒应尽量放在操作区域附近。其他的感染性敷料及手术切除组织器官应放入特制的有黑色的“生物危害”标识黄色垃圾袋内，由专人回收。记录回收数量，做好交接签字。

（3）接触过 HIV 血液或体液的一次性医疗用品用不透水的双层胶袋包好，贴上标志，焚烧处理。

（4）运送人员在运送医疗废物时．应当防止造成包装物或容器破损和医疗废物的流失、泄漏和扩散，并防止医疗废物直接接触身体。

四、呼吸道传染病的护理防护

呼吸道传染病是医院常见的一种传染病，疾病的发生有明显的季节性，好发于冬春两季。如流感、风疹、麻疹、流行性脑脊髓膜炎、腮腺炎、高致病性禽流感等，尤其是给大家留下深刻印象的“传染性非典型肺炎（SARS）”由于强传染性和医护人员的高感染率曾引起社会各界的高度重视，目前我国卫计委已经将 SARS 列为法定传染病。护理人员密切接触患者，属于高度易感人群，必须重视预防工作。认真做好呼吸道传染病的防护，保证护理人员的身体健康。

（一）护理人员防护的总体要求

（1）加强对护理人员呼吸道传染病防护的培训工作。可采用开办学习班、举行座谈会，观看幻灯录像、科技电影，办墙报或黑板报等多种形式，不断增强护理人员呼吸道传染病的自我防护意识。

（2）护理人员是 SARS、流感等呼吸道传染病的高暴露职业人群。因此，应设有感染监控员，负责保证护理人员的健康及感染的控制。建立护理人员观察记录单。每日检测体温及呼吸道相关症状并做好记录，及时掌握护理人员的身体变化情况。并对患病的人员做到早隔离、早治疗，避免医院内发生医源性的呼吸道传染病的流行。

（3）加强通风和空气消毒，特殊病区要安装通风设备，加强空气流通，并根据气候条件适时调节。

（4）护理人员必须掌握消毒隔离知识及技能。①严格区分“三区二线”：即清洁区、污染区、半污染区；清洁路线及污染路线。②做到“四严”：清洁污染划分严，污染物品消毒严，新来人员培训严，互相提醒监督严。③认真执行消毒隔离制度，把好“三关”：即局限污染区，就地消毒；控制中间期，少受污染；保护清洁区，不受污染。

（5）护理人员进出隔离单位要严格按隔离要求着装，从清洁区进入隔离区前要有专人检查是否符合着装标准，下班后要进行卫生通过后方能离开。

（6）隔离服装必须符合中华人民共和国国家标准。严格区分管理，不同区域服装应有标志。不可将污染区服装穿入半污染区或清洁区。

（7）合理安排护理人员的班次，保证护理人员得到充分休息，加强营养并给予预防性用药，做好人群主动免疫和被动免疫。同时在护理人员中，提倡适当的体育锻炼，增强体质，以有效抵御流感等呼吸道传染性疾病。

（8）在 SARS 病区工作的护理人员必须进行医学检测，隔离检测半月后方能解除隔离。

（二）护理人员防护物品的穿脱流程

1. 从清洁区进入半污染区前

洗手→戴工作帽→戴防护口罩（12 层以上棉纱口罩）→穿防护衣→戴手套→换工作鞋。

2. 从半污染区进入污染区前

洗手→戴一次性工作帽→戴一次性 N95 口罩→戴防护眼镜→穿隔离衣→戴外层手套→戴鞋套。

3. 从污染区进入半污染区前

护理人员需戴手套在 2 000 mg/L 含氯消毒液中浸泡 3 min 后依次将外层全部脱掉：摘防护眼镜→摘一次性 N95 口罩→脱一次性工作帽→脱隔离衣→摘鞋套→摘手套。

4. 从半污染区进入清洁区前

先用百能快速消毒液消毒双手：脱防护衣→摘防护口罩（12 层以上棉纱口罩）→摘工作帽→脱工作鞋→摘手套→清洁双手。

（三）卫生员工作流程与污染物品的出入流程

1. 病区卫生员工作流程

按照进工作区要求穿一般工作服和帽子→经清洁路线进入隔离区→打扫清洁区卫生→将清洁区焚烧垃圾装入黄色垃圾袋封口、将回收物品装入黑色垃圾袋封口→移至半污染区门口→按进入半污染区隔离要求穿戴整齐→进入半污染区→将清洁区垃圾移至污染区门口→打扫半污染区卫生→将半污染区垃圾分别装入黄色、黑色垃圾袋封口→移至污染区门口→按进入污染区隔离要求穿戴整齐→进入污染区→打扫污染区卫生→将各区垃圾或回收物品注明标签并在封口处喷上 2 g/L 84 消毒液一并带出污染区→经污染路线送至指定位置处理。

2. 污染物品的处理

（1）所有一次性物品在患者使用后均放入黄色垃圾袋内，双层封扎，在封口处喷上 2 g/L 含氯消毒液放在指定地点，由卫生员送焚烧地点焚烧。

（2）所有使用后的治疗、护理用物（如输液器、注射器、吸氧管等）均放入黄色垃圾袋内按焚烧垃圾处理。注意各种锐器应放在锐器盒内，按使用锐器时的安全操作方法处理。

（3）可回收重复使用的防护物品包括防护服、隔离衣，防护口罩，工作帽等，分类在 2 g/L 含氯消毒液中浸泡 30 min，拧干后用双层布袋扎紧开口，由专人送至指定地点先消毒再洗涤，清洗后的物品送供应室进行高压消毒后备用。

（四）医疗设备的消毒

1. 体温计消毒

使用后用 75% 乙醇浸泡 15 ～ 30 min 后干燥备用。血压计、听诊器每次使用前后用 75% 乙醇擦拭消毒。使用一次性压舌板。

2. 湿化瓶的消毒

将用后的湿化瓶浸泡在 2 g/L 的含氯消毒液中 30 min，清水冲洗后备用。使用一次性鼻导管。

3. 床边 X 线机、心电图机及监护仪的消毒

使用后及时用 0.5 g/L 含氯消毒液进行表面擦拭消毒。各种探头等精密仪器设备表面用 75% 乙醇擦拭消毒 2 次。

（五）环境的消毒保洁

1. 隔离区空气消毒

病房、内走廊空气用 0.5% 过氧乙酸行喷雾消毒或用三氧消毒机照射密闭 2 h，有人的房间用多功能动态杀菌机照射 2 h，2 次 /d。消毒完毕后充分通风，通风是空气消毒最好的方法。外走廊用 0.5% 过氧乙酸行喷雾消毒，2 次 /d。

2. 隔离区内物体表面消毒

用 1 g/L 含氯消毒液擦拭桌、台面、门把手及其他物体表面，2 次 /d。地面用 2 g/L 含氯消毒液拖

地，2 次 /d，污染时随时消毒。清洁用具分区使用。使用后的清洁用具分别浸入 2 g/L 含氯消毒液浸泡 30 min，清水冲净晒干备用。清洁区、污染区、半污染区各区域门口放置浸有 2 g/L 含氯消毒液脚垫，不定时补充喷洒消毒液，保持脚垫湿润。

3. 患者的排泄物、分泌物及时消毒处理

可在患者床旁设置加盖的容器，装入足量的 2 g/L 含氯消毒液，浸泡 30 ~ 60 min 后倾倒。容器再次用 2 g/L 含氯消毒液浸泡 30 ~ 60 min 后使用。

参考文献

［1］彭蔚，王利群. 急危重症护理学［M］. 武汉：华中科技大学出版社，2017.

［2］李小寒，马晓璐，陈金宝. 成人高等教育护理学专业教材护理中的人际沟通学［M］. 上海：上海科学技术出版社，2017.

［3］高丽红，肖适崎，李莉. 成人高等教育护理学专业教材健康评估［M］. 上海：上海科学技术出版社，2017.

［4］江筱潇. 高血压脑出血患者基础护理管理体会［J］. 中医药管理杂志，2016，0（9）：99-100.

［5］张群. 社区护理学［M］. 成都：四川大学出版社，2016.

［6］李海燕. 妇产科护理学实训指导及习题集［M］. 长沙：中南大学出版社，2016.

［7］刘翠. 中西医结合护理学［M］. 北京：科学技术文献出版社，2016.

［8］黄振华，黄春容，周明智. 21世纪医学类规划新教材外科护理学［M］. 武汉：武汉大学出版社，2016.

［9］须维秋. 精细化护理管理模式在手术室中的应用［J］. 护理实践与研究，2017，14（3）：89-91.

［10］李冬华，宁惠娟，张继丹. 护理学基础实用指导［M］. 北京：原子能出版社，2016.

［11］方仕婷，余菊芬，李爱夏. 护理学基础临床案例版［M］. 武汉：华中科技大学出版社，2016.

［12］彭南海，黄迎春. 肠外与肠内营养护理学［M］. 南京：东南大学出版社，2016.

［13］马常兰，许红. 妇产科护理学实训指导［M］. 武汉：华中科技大学出版社，2016.

［14］魏革，刘苏君，王方. 手术室护理学［M］. 北京：人民军医出版社，2014.

［15］杨霞，孙丽. 呼吸系统疾病护理与管理［M］. 武汉：华中科技大学出版社，2016.

［16］陈双春. 护理学基础［M］. 西安：第四军医大学出版社，2015.

［17］庞冬，朱宁宁. 外科护理学［M］. 北京：北京大学医学出版社，2015.

［18］刘德芬. 妇产科护理学［M］. 济南：山东科学技术出版社，2015.

［19］陈洪进. 外科护理学［M］. 济南：山东科学技术出版社，2015.

［20］刘允建. 内科护理学［M］. 济南：山东科学技术出版社，2015.

［21］郭丽. 基础护理学［M］. 济南：山东科学技术出版社，2015.

［22］肖洪玲. 儿科护理学［M］. 郑州：郑州大学出版社，2015.

［23］张洪君. 临床护理与管理信息化实践指南［M］. 北京：北京大学医学出版社，2016.

［24］绳宇. 护理学基础［M］. 北京：中国协和医科大学出版社，2015.

［25］邱建华. 耳鼻咽喉头颈外科临床护理学［M］. 西安：第四军医大学出版社，2014.

［26］孙玉凤. 儿科护理学［M］. 郑州：郑州大学出版社，2014.